L'Aide-Soignant

en

Gériatrie

MARTIN STERLING

Table des matières

Introduction — 15
- Le rôle essentiel de l'aide-soignant en gériatrie — 16
- Les défis du vieillissement de la population — 17
- Objectifs et structure du livre — 20

Chapitre 1 : Comprendre la Gériatrie — 23

Le Vieillissement Physiologique — 24
- Les changements anatomiques et physiologiques — 24
- Les impacts sur les systèmes organiques — 29
- Le concept de fragilité chez la personne âgée — 35

Le Vieillissement Pathologique — 41
- Les maladies chroniques les plus courantes — 41
- Comorbidités et polypathologies — 48
- Différences entre vieillissement normal et pathologique — 54

Aspects Psychologiques du Vieillissement — 60
- Adaptation psychique à l'âge avancé — 60
- Dépression et troubles de l'humeur — 66

- Importance du soutien social et familial — 72

Éthique et Déontologie en Gériatrie — 77

- Respect de la dignité et de l'autonomie — 77
- Consentement éclairé et droits du patient — 81
- Confidentialité et secret professionnel — 86

Chapitre 2 : Le Rôle de l'Aide-Soignant en Gériatrie — 91

Compétences et Qualités Requises — 92

- Connaissances médicales de base — 92
- Aptitudes relationnelles et communicationnelles — 98
- Gestion du stress et résilience — 103

Responsabilités et Limites du Rôle — 107

- Activités autorisées et actes délégués — 107
- Collaboration avec l'équipe soignante — 112
- Responsabilité légale et professionnelle — 118

Relation avec les Familles et les Proches — 124

- Communication empathique — 124
- Gestion des attentes et des émotions — 128
- Accompagnement dans les décisions de soins — 132

Chapitre 3 : Les Soins de Base en Gériatrie — 139

Hygiène et Confort du Patient — 140

- Techniques de toilette adaptée — 140

- Soins de la peau et prévention des escarres — 145
- Installation et réfection du lit médicalisé — 152

Alimentation et Hydratation — 159
- Besoins nutritionnels spécifiques — 159
- Aide à la prise des repas — 165
- Surveillance des apports et des troubles de la déglutition — 170

Mobilisation et Déplacements — 176
- Techniques de manutention sécuritaires — 176
- Utilisation des aides techniques (déambulateurs, fauteuils roulants) — 183
- Prévention des chutes et maintien de l'autonomie — 191

Élimination Urinaire et Fécale — 196
- Assistance aux besoins naturels — 196
- Gestion de l'incontinence — 201
- Surveillance des diurèses et des selles — 206

Repos et Sommeil — 211
- Importance du rythme veille-sommeil — 211
- Aménagement de l'environnement pour favoriser le repos — 218
- Détection des troubles du sommeil — 223

Chapitre 4 : Prise en Charge des Pathologies Courantes — 229

Maladies Neurodégénératives — 230

- Maladie d'Alzheimer : signes et accompagnement — 230
- Démences : types et approches non médicamenteuses — 236
- Communication avec les patients désorientés — 244

Troubles Cardiovasculaires — 249

- Insuffisance cardiaque : surveillance et signes d'alerte — 249
- Hypertension artérielle : mesures de prévention — 256
- Accidents vasculaires cérébraux : prise en charge post-AVC — 263

Affections Respiratoires — 20

- Broncho-pneumopathie chronique obstructive (BPCO) — 270
- Pneumonies : prévention et soins — 278
- Utilisation de l'oxygénothérapie — 285

Troubles Musculosquelettiques — 290

- Arthrose et rhumatismes : gestion de la douleur — 290
- Ostéoporose : prévention des fractures — 294
- Aide à la mobilisation avec respect des limitations — 299

Diabète chez la Personne Âgée — 306

- Surveillance de la glycémie — 306
- Signes d'hypo et d'hyperglycémie — 312

- Régime alimentaire adapté ... 317

Chapitre 5 : Situations d'Urgence et Gestes de Secours ... 325

Reconnaître les Signes d'Urgence ... 326

- Détresse respiratoire ... 326
- Arrêt cardiorespiratoire ... 334
- Chutes et traumatismes ... 340

Premiers Secours et Gestes d'Urgence ... 346

- Réanimation cardio-pulmonaire (RCP) ... 346
- Position latérale de sécurité (PLS) ... 352
- Utilisation du défibrillateur automatisé externe (DAE) ... 356

Procédures d'Alerte et de Signalement ... 362

- Communication rapide avec l'équipe médicale ... 362
- Documentation des incidents ... 368
- Participation aux débriefings post-incident ... 373

Chapitre 6 : Soins Palliatifs et Accompagnement en Fin de Vie ... 379

Principes des Soins Palliatifs ... 380

- Soulagement de la douleur et des symptômes ... 380
- Qualité de vie et respect des souhaits du patient ... 385
- Approche globale : physique, psychologique, sociale et spirituelle ... 390

Accompagnement du Patient en Fin de Vie   395
- Présence et écoute bienveillante   395
- Gestion des manifestations de fin de vie   399
- Respect des rites et des croyances   405

Soutien aux Familles   409
- Communication sur l'évolution de l'état du patient   409
- Aide dans les démarches administratives   415
- Présence lors des derniers instants   420

Chapitre 7 : Technologies et Innovations en Gériatrie   427

E-santé et Télémédecine   428
- Utilisation des dispositifs connectés pour le suivi des patients   428
- Avantages et limites de la télésurveillance   433
- Impact sur le rôle de l'aide-soignant   438

Aides Techniques et Domotique   443
- Présentation des outils facilitant l'autonomie (lits intelligents, capteurs de mouvement)   443
- Formation à l'utilisation des équipements modernes   448
- Intégration des technologies dans les soins quotidiens   453

Applications Mobiles et Logiciels de Suivi   460

- Logiciels de gestion des soins et dossiers patients   460
- Applications pour la stimulation cognitive   467

Robots d'Assistance   474

- Robots compagnons pour lutter contre l'isolement   474
- Perspectives futures de la robotique en gériatrie   480

Chapitre 8 : Autonomie du Patient et Promotion de la Santé   487

Prévention des Pathologies Liées à l'Âge   488

- Vaccinations recommandées   488
- Dépistage précoce des maladies chroniques   492
- Promotion d'un mode de vie sain   494

Activités Sociales et Loisirs Thérapeutiques   496

- Importance des activités récréatives pour le bien-être   496
- Organisation d'ateliers et de sorties   499
- Collaboration avec les animateurs et les bénévoles   501

Chapitre 9 : Gestion des Troubles Cognitifs et Comportementaux   505

Approfondissement sur les Démences   506

- Différenciation entre les types de démences   506

- Évolution des symptômes et stades de la maladie   509
- Stratégies d'intervention adaptées   513

Approches Non Pharmacologiques   517

- Thérapies de réminiscence   517
- Stimulation sensorielle et cognitive   519
- Aménagement de l'environnement pour réduire l'anxiété   522

Gestion des Troubles Psychologiques   524

- Reconnaissance de la dépression et de l'anxiété   524
- Techniques de communication pour apaiser le patient   527
- Collaboration avec les psychologues et psychiatres   530

Remerciements   533

- **À tous les professionnels dévoués qui œuvrent chaque jour auprès des personnes âgées.**   534

« Prendre soin de nos aînés, c'est honorer leur vie et leur offrir la dignité qu'ils méritent en fin de parcours. »

Introduction

- **Le rôle essentiel de l'aide-soignant en gériatrie**

Dans le paysage médical actuel, marqué par un vieillissement croissant de la population, l'aide-soignant en gériatrie occupe une place centrale et irremplaçable. Sa mission dépasse largement le cadre des soins techniques pour embrasser une approche globale de la personne âgée, intégrant des dimensions physiques, psychologiques et sociales.

Au quotidien, l'aide-soignant est le premier interlocuteur des patients âgés. Il établit une relation de confiance fondamentale, basée sur l'écoute, le respect et la bienveillance. Cette proximité lui permet de percevoir les moindres changements dans l'état de santé du patient, qu'ils soient somatiques ou émotionnels. Par exemple, il peut détecter des signes précoces de déshydratation, de douleur non exprimée ou de troubles cognitifs émergents, permettant ainsi une intervention rapide et adaptée.

Son rôle est également préventif. En aidant les patients dans les actes de la vie quotidienne, il contribue à prévenir les complications liées à l'immobilité ou à la dépendance, telles que les escarres, les infections urinaires ou les chutes. Il veille à maintenir le plus haut niveau possible d'autonomie du patient, en le stimulant et en l'encourageant à participer activement à ses soins. Cette approche favorise non seulement le bien-être physique, mais aussi l'estime de soi et la qualité de vie du patient.

L'aide-soignant en gériatrie doit posséder une solide connaissance des pathologies spécifiques au grand âge, comme les démences, la maladie de Parkinson ou l'insuffisance cardiaque. Il doit comprendre les particularités du vieillissement physiologique pour adapter ses interventions. Par exemple, il saura que la peau du patient âgé est plus fragile, nécessitant des soins de toilette délicats pour éviter les lésions cutanées.

Sur le plan relationnel, il joue un rôle clé dans le soutien psychologique du patient. Les personnes âgées peuvent éprouver de l'angoisse, de la solitude ou de la dépression face à la perte d'autonomie ou à la maladie. L'aide-soignant est là pour offrir une présence rassurante, pour écouter sans jugement et pour apporter du réconfort. Il favorise également le maintien des liens sociaux, en encourageant la participation aux activités de groupe ou en facilitant les contacts avec la famille.

En équipe pluridisciplinaire, l'aide-soignant est un maillon essentiel. Il collabore étroitement avec les infirmiers, les médecins, les kinésithérapeutes et les autres professionnels de santé. Il participe aux transmissions orales et écrites, partageant ses observations précieuses qui contribuent à la prise de décisions cliniques. Sa connaissance approfondie du patient est un atout pour adapter les plans de soins de manière personnalisée.

L'éthique occupe une place importante dans sa pratique. Respecter la dignité, l'intimité et les droits du patient est au cœur de ses préoccupations. Il doit être attentif au consentement de la personne âgée, même lorsque celle-ci présente des troubles cognitifs. Il est également confronté à des situations délicates, comme le refus de soins ou les directives anticipées, nécessitant une réflexion éthique approfondie et une communication adaptée.

Enfin, l'aide-soignant en gériatrie est confronté à des défis émotionnels importants, notamment lors de l'accompagnement en fin de vie. Il doit gérer ses propres émotions tout en offrant un soutien de qualité au patient et à sa famille. Cela requiert une grande maturité professionnelle, une capacité de résilience et un engagement personnel fort.

- **Les défis du vieillissement de la population**

Le XXIe siècle est marqué par une transformation démographique majeure : le vieillissement accéléré de la population mondiale. Cette évolution pose des défis significatifs aux systèmes de santé, aux structures sociales et, en particulier, aux professionnels engagés dans les soins gériatriques, tels que les aides-soignants. Comprendre ces défis est essentiel pour adapter les pratiques et répondre efficacement aux besoins croissants des personnes âgées.

Le vieillissement de la population résulte d'une combinaison de facteurs, notamment l'allongement de l'espérance de vie grâce aux progrès médicaux et la diminution des taux de natalité. Selon les projections démographiques, la proportion de personnes âgées de 65 ans et plus ne cesse d'augmenter, entraînant une modification profonde de la structure par âge de la société. Cette transition démographique engendre une demande accrue en soins de longue durée, en prévention des maladies chroniques et en soutien aux activités de la vie quotidienne.

Sur le plan médical, le vieillissement s'accompagne d'une prévalence plus élevée de pathologies chroniques telles que les maladies cardiovasculaires, le diabète, les affections neurodégénératives comme la maladie d'Alzheimer, et les troubles musculosquelettiques. Les personnes âgées présentent souvent des comorbidités complexes, rendant les prises en charge thérapeutiques plus délicates. Les aides-soignants doivent ainsi acquérir une expertise approfondie dans la reconnaissance des signes cliniques atypiques, souvent masqués ou atténués chez le patient gériatrique.

Par ailleurs, le phénomène de polymédication est fréquent chez les personnes âgées, augmentant le risque d'effets indésirables et d'interactions médicamenteuses. Les aides-soignants jouent un rôle crucial dans la surveillance de l'observance thérapeutique, la détection des effets secondaires et la communication avec l'équipe pluridisciplinaire pour ajuster les traitements si nécessaire.

Les défis ne sont pas uniquement médicaux. Le vieillissement s'accompagne souvent de pertes fonctionnelles et cognitives, impactant l'autonomie des individus. La fragilité, syndrome gériatrique caractérisé par une diminution des réserves physiologiques, accroît la vulnérabilité aux stress mineurs et prédispose à des issues défavorables comme les chutes, les hospitalisations répétées et la dépendance accrue. Les aides-soignants doivent être formés à des approches préventives, centrées sur le maintien de l'autonomie et la réhabilitation fonctionnelle.

Sur le plan psychosocial, l'isolement et la solitude constituent des problématiques majeures. Le réseau social des personnes âgées peut se restreindre en raison du décès de proches, de la mobilité réduite ou du retrait social lié à des troubles sensoriels ou cognitifs. Les aides-soignants sont souvent en première ligne pour pallier ce manque, offrant non seulement des soins physiques mais aussi une présence empathique et un soutien moral.

Les enjeux économiques sont également significatifs. Le financement des soins gériatriques représente une part croissante des dépenses de santé. Les structures de soins doivent s'adapter pour offrir des services efficaces tout en maîtrisant les coûts. Cela implique une optimisation des ressources, une coordination accrue entre les différents acteurs du système de santé et une valorisation du rôle des aides-soignants comme éléments clés dans la chaîne de soins.

La dimension éthique ne peut être ignorée. Les aides-soignants sont confrontés à des situations complexes impliquant le respect de l'autonomie, le consentement éclairé, la gestion des directives anticipées et la prise en charge de patients en fin de vie. Ils doivent naviguer entre les obligations professionnelles, les attentes des patients et de leurs familles, et les contraintes institutionnelles.

De plus, le vieillissement de la population met en lumière les disparités en matière de santé. Les inégalités socio-économiques influencent l'accès aux soins, la qualité de la prise en charge et les résultats de santé chez les personnes âgées. Les aides-soignants doivent être sensibles à ces enjeux pour promouvoir l'équité et adapter leurs interventions en fonction des besoins spécifiques de chaque patient.

Enfin, les avancées technologiques offrent des opportunités mais posent aussi des défis. L'intégration de la télémédecine, des dispositifs connectés et de l'intelligence artificielle dans les soins gériatriques nécessite une formation adaptée des professionnels de santé. Les aides-soignants doivent se familiariser avec ces outils pour améliorer la qualité des soins tout en assurant le respect de la confidentialité et de l'éthique.

- **Objectifs et structure du livre**

La conception de cet ouvrage s'inscrit dans une volonté profonde d'accompagner et de valoriser le rôle de l'aide-soignant en gériatrie, un métier au cœur des enjeux de santé publique actuels. Face au vieillissement démographique et à la complexification des besoins des personnes âgées, il est essentiel de fournir aux professionnels des outils concrets et une compréhension approfondie de leur pratique. Les objectifs de ce livre sont multiples et visent à offrir une ressource exhaustive, pratique et inspirante pour les aides-soignants, qu'ils soient étudiants, novices ou expérimentés.

Le premier objectif est de **fournir un guide complet et détaillé** qui couvre l'ensemble des aspects du métier d'aide-soignant en gériatrie. Cela inclut non seulement les connaissances médicales et les techniques de soins, mais aussi les compétences relationnelles, éthiques et organisationnelles nécessaires pour exceller dans ce domaine. En consolidant ces informations dans un format accessible, nous souhaitons faciliter l'apprentissage et le perfectionnement continu des professionnels.

Ensuite, il s'agit de **refléter la réalité quotidienne du service gériatrique**, en allant au-delà des théories pour aborder les situations concrètes auxquelles les aides-soignants sont confrontés. À travers des exemples pratiques, des études de cas et des témoignages, nous cherchons à illustrer les défis et les satisfactions inhérentes à ce métier. Cette approche immersive vise à préparer les lecteurs aux situations complexes et à leur donner les outils pour y faire face avec compétence et confiance.

Un autre objectif clé est de **promouvoir une approche humaniste et centrée sur le patient**, en mettant l'accent sur la dignité, l'autonomie et le bien-être des personnes âgées. Nous souhaitons sensibiliser les aides-soignants à l'importance de la communication empathique, du respect des diversités culturelles et des besoins spécifiques de chaque individu. En développant ces aspects, le livre encourage une pratique des soins qui est à la fois professionnelle et profondément humaine.

De plus, nous visons à **stimuler la réflexion éthique et professionnelle** des aides-soignants. Les situations rencontrées en gériatrie sont souvent complexes et requièrent une prise de décision éclairée. En abordant les dilemmes éthiques, les droits des patients et les obligations légales, nous souhaitons guider les professionnels dans une pratique conforme aux normes déontologiques les plus élevées.

Enfin, le livre a pour objectif de **préparer les aides-soignants aux évolutions futures** de leur métier, en intégrant des chapitres sur les innovations technologiques, les recherches en soins gériatriques et les perspectives démographiques. Il encourage une attitude proactive face aux changements, en soulignant l'importance de la formation continue et de l'adaptation aux nouvelles pratiques.

Concernant la **structure du livre**, elle est conçue pour offrir une progression logique et cohérente, permettant au lecteur de construire ses connaissances de manière fluide. Le livre est divisé en plusieurs parties principales, chacune abordant des thématiques essentielles du métier d'aide-soignant en gériatrie.

La première partie pose les **fondations théoriques**, en explorant la compréhension du vieillissement, qu'il soit physiologique, pathologique ou psychologique. Cette section fournit les bases indispensables pour appréhender les spécificités des patients âgés et adapter les soins en conséquence.

La deuxième partie est dédiée au **rôle de l'aide-soignant**, détaillant les compétences requises, les responsabilités et les limites du métier. Elle met l'accent sur le travail en équipe pluridisciplinaire et la communication avec les familles, éléments cruciaux pour une prise en charge holistique.

La troisième partie aborde les **soins de base et la prise en charge des pathologies courantes**, offrant des protocoles détaillés et des conseils pratiques pour les interventions quotidiennes. Cette section vise à renforcer les compétences techniques et à promouvoir les meilleures pratiques en matière de soins.

La quatrième partie se concentre sur la **communication et la relation d'aide**, reconnaissant l'importance de l'aspect humain dans les soins gériatriques. Elle explore les techniques de communication thérapeutique, la gestion des troubles du comportement et le soutien psychologique des patients et de leurs proches.

La cinquième partie traite des **situations particulières**, telles que les urgences médicales, les soins palliatifs et l'accompagnement en fin de vie. Elle offre des directives pour agir avec efficacité et compassion dans des contextes souvent difficiles.

Les parties suivantes intègrent des **thématiques contemporaines et innovantes**, comme l'usage des technologies en gériatrie, la prise en compte de la diversité culturelle, les aspects juridiques et éthiques, ainsi que la recherche et les pratiques fondées sur les preuves. Ces sections visent à élargir la perspective des aides-soignants et à les préparer aux défis futurs de leur profession.

Enfin, le livre se conclut par des **témoignages, des cas pratiques et des annexes**, fournissant des ressources supplémentaires pour approfondir les connaissances et s'inspirer de l'expérience de collègues.

Chapitre 1

Comprendre la Gériatrie

Le Vieillissement Physiologique

- Les changements anatomiques et physiologiques

Le vieillissement est un processus naturel qui entraîne une série de modifications progressives au sein de l'organisme, affectant tant la structure anatomique que le fonctionnement physiologique des différents systèmes. Comprendre ces changements est essentiel pour l'aide-soignant en gériatrie, car ils influencent la manière dont les soins doivent être adaptés pour répondre aux besoins spécifiques des personnes âgées.

Système tégumentaire

Avec l'âge, la peau subit des transformations notables. Elle devient plus fine et moins élastique en raison d'une diminution de la production de collagène et d'élastine dans le derme. La perte de tissu adipeux sous-cutané réduit la protection contre les traumatismes et les variations de température, rendant la peau plus vulnérable aux blessures, aux ulcérations et aux infections. Les glandes sébacées et sudoripares sont moins actives, ce qui entraîne une sécheresse cutanée accrue et une capacité réduite à réguler la température corporelle. De plus, la diminution du nombre de mélanocytes affecte la pigmentation de la peau, la rendant plus sensible aux rayons ultraviolets et prédisposée aux lésions précancéreuses et cancéreuses.

Système musculosquelettique

Le système musculosquelettique est également affecté par le vieillissement. La masse musculaire diminue progressivement, un phénomène connu sous le nom de sarcopénie, conduisant à une réduction de la force et de l'endurance musculaires. Cette perte musculaire est souvent associée à une diminution de l'activité physique et à des modifications métaboliques. Les os deviennent plus fragiles en raison d'une diminution de la densité minérale osseuse, augmentant le risque d'ostéoporose et de fractures, en particulier au niveau de la hanche, du poignet et des vertèbres. Les articulations subissent une dégénérescence du cartilage articulaire et des modifications de la synoviale, ce qui peut entraîner de l'arthrose, caractérisée par des douleurs, une raideur et une limitation des mouvements.

Système cardiovasculaire

Le vieillissement du système cardiovasculaire se manifeste par une rigidification progressive des parois artérielles due à l'accumulation de collagène et à la perte d'élasticité des fibres élastiques, un processus appelé artériosclérose. Cette rigidité artérielle contribue à une augmentation de la pression artérielle systolique et à une charge accrue sur le cœur. Le myocarde peut s'épaissir, notamment au niveau du ventricule gauche, réduisant la capacité du cœur à se remplir efficacement. La fréquence cardiaque maximale diminue, et la réponse du cœur aux stimuli bêta-adrénergiques est atténuée, ce qui peut limiter la tolérance à l'effort. Les modifications du système de conduction cardiaque augmentent le risque d'arythmies.

Système respiratoire

Les poumons perdent de leur élasticité en raison de modifications du tissu conjonctif, ce qui réduit la capacité pulmonaire totale. La rigidité de la cage thoracique s'accroît en raison de la calcification des cartilages costaux et de la diminution de la force des muscles respiratoires, tels que le diaphragme et les muscles intercostaux. Ces changements entraînent une diminution du volume courant et de la capacité vitale, ainsi qu'une augmentation du volume résiduel. La fonction des cils épithéliaux dans les voies respiratoires est altérée, réduisant l'efficacité de la clairance mucociliaire et augmentant le risque d'infections respiratoires.

Système gastro-intestinal

Le vieillissement affecte également le système digestif. La sécrétion salivaire peut diminuer, entraînant une xérostomie (sécheresse buccale) qui peut affecter la mastication et la déglutition. La motilité œsophagienne est réduite, augmentant le risque de dysphagie et de reflux gastro-œsophagien. La sécrétion d'acide gastrique peut être diminuée, affectant la digestion des protéines et l'absorption de certaines vitamines et minéraux, comme la vitamine B12, le fer et le calcium. La motilité intestinale ralentit, ce qui peut conduire à une constipation chronique. La fonction hépatique est généralement préservée, mais le métabolisme hépatique de certains médicaments peut être altéré.

Système rénal et urinaire

Les reins subissent une réduction de la masse rénale et une perte progressive de néphrons fonctionnels, ce qui diminue le débit de filtration glomérulaire. Cette diminution affecte la capacité du rein à concentrer l'urine et à excréter les déchets métaboliques, augmentant le risque de déséquilibres hydro-électrolytiques et d'accumulation de substances toxiques. La capacité de régulation de l'équilibre acido-basique est également réduite. Chez les hommes, l'hypertrophie bénigne de la prostate est fréquente et peut provoquer des symptômes obstructifs des voies urinaires inférieures, tels que des difficultés à initier la miction, une diminution du jet urinaire et des mictions nocturnes fréquentes (nycturie). Chez les femmes, le relâchement des muscles du plancher pelvien peut entraîner une incontinence urinaire d'effort.

Système nerveux

Le système nerveux central subit une atrophie cérébrale légère due à la perte neuronale et à la diminution de la taille des neurones. La conduction nerveuse est ralentie en raison de la dégénérescence de la gaine de myéline, affectant les réflexes et le temps de réaction. Ces changements peuvent entraîner des altérations des fonctions cognitives, notamment de la mémoire, de l'attention et de la vitesse de traitement de l'information. Cependant, la plasticité cérébrale permet souvent de compenser partiellement ces pertes. Le système nerveux autonome est également affecté, avec une diminution de la réponse baroréflexe, ce qui peut provoquer une hypotension orthostatique et un risque accru de chutes.

Sens

Les organes sensoriels connaissent des modifications qui peuvent altérer la perception. La vision est affectée par la presbytie, une diminution de l'accommodation du cristallin qui rend la vision de près difficile. La cataracte, une opacification du cristallin, et la dégénérescence maculaire liée à l'âge peuvent réduire l'acuité visuelle. L'audition diminue en raison de la presbyacousie, une perte progressive des cellules ciliées de l'oreille interne, affectant particulièrement les hautes fréquences et compliquant la compréhension de la parole dans un environnement bruyant. Le goût et l'odorat sont altérés en raison de la perte de récepteurs sensoriels, ce qui peut diminuer l'appétit et affecter la nutrition. Le toucher est moins sensible en raison de la réduction du nombre de récepteurs tactiles, affectant la perception de la douleur, de la température et de la pression.

Système endocrinien

Le système endocrinien subit des modifications hormonales significatives. La production de certaines hormones diminue, comme l'hormone de croissance, la DHEA (déhydroépiandrostérone) et les hormones sexuelles (œstrogènes chez la femme après la ménopause, testostérone chez l'homme). Ces changements peuvent affecter la composition corporelle, favorisant l'augmentation de la masse grasse et la diminution de la masse maigre. La sensibilité à l'insuline peut être réduite, augmentant le risque de diabète de type 2. La fonction thyroïdienne est généralement stable, mais une légère diminution de la production de thyroxine peut survenir, ralentissant le métabolisme basal.

Système immunitaire

Le vieillissement immunitaire, ou immunosénescence, se caractérise par une diminution de la production et de la fonction des lymphocytes T et B. Cette altération de l'immunité cellulaire et humorale réduit la capacité de l'organisme à combattre les infections et à réagir efficacement aux vaccinations. Les personnes âgées sont donc plus susceptibles de développer des infections graves et présentent une réponse vaccinale moins robuste. De plus, une inflammation systémique chronique de bas grade, appelée "inflammaging", est souvent présente, contribuant au développement de maladies chroniques liées à l'âge telles que l'athérosclérose, l'arthrite et la maladie d'Alzheimer.

Implications pour les soins en gériatrie

Ces changements anatomiques et physiologiques ont des répercussions directes sur la prise en charge des patients âgés. L'aide-soignant doit adapter ses interventions en tenant compte de la fragilité accrue de la peau, en utilisant des techniques de mobilisation douces pour prévenir les lésions cutanées et les escarres. La surveillance de la nutrition et de l'hydratation est essentielle pour prévenir la malnutrition et la déshydratation, en tenant compte des altérations du goût, de l'odorat et de la digestion.

La communication avec les patients peut nécessiter des ajustements, comme parler distinctement et face à eux pour compenser les déficits auditifs, ou utiliser des aides visuelles en cas de troubles de la vision. La prévention des chutes est une priorité, impliquant une évaluation régulière de l'équilibre, de la force musculaire et de l'environnement pour éliminer les obstacles et les risques.

La gestion de la polymédication est un autre aspect crucial, car les modifications de la pharmacocinétique et de la pharmacodynamie chez les personnes âgées augmentent le risque d'effets indésirables médicamenteux. L'aide-soignant doit être vigilant quant à l'observance des traitements, aux signes de surdosage ou d'interactions médicamenteuses, et signaler toute anomalie à l'équipe infirmière ou médicale.

Enfin, la compréhension des changements cognitifs et sensoriels permet à l'aide-soignant d'adapter son approche, en faisant preuve de patience, de respect et d'empathie. Il est important de stimuler les capacités restantes du patient, de favoriser son autonomie et de maintenir une vie sociale active pour préserver sa qualité de vie.

- Les impacts sur les systèmes organiques

Le processus de vieillissement entraîne une série de changements anatomiques et physiologiques qui affectent l'ensemble des systèmes organiques du corps humain. Ces modifications ont des répercussions significatives sur le fonctionnement global de l'organisme, altérant la capacité des personnes âgées à maintenir l'homéostasie et à réagir aux stress physiologiques. Pour l'aide-soignant en gériatrie, il est essentiel de comprendre ces impacts afin d'adapter les soins et de prévenir les complications associées.

Système cardiovasculaire

Le vieillissement du système cardiovasculaire se traduit par une réduction de l'élasticité des vaisseaux sanguins, notamment des artères, due à la perte de fibres élastiques et à l'accumulation de collagène. Cette rigidité artérielle augmente la résistance périphérique, entraînant une élévation de la pression artérielle systolique. Le cœur, quant à lui, subit une hypertrophie modérée du ventricule gauche en réponse à cette augmentation de la charge de travail. La capacité de relaxation du myocarde est réduite, affectant le remplissage diastolique. Ces changements peuvent conduire à une insuffisance cardiaque diastolique, où le cœur est incapable de se remplir adéquatement.

De plus, le système de conduction cardiaque est sujet à des fibroses et à des dépôts lipidiques, augmentant le risque d'arythmies telles que la fibrillation auriculaire. La réponse baroréflexe est altérée, ce qui peut provoquer des hypotensions orthostatiques, augmentant le risque de chutes. La capacité du cœur à augmenter le débit cardiaque lors d'un effort est également diminuée, limitant la tolérance à l'exercice et rendant les personnes âgées plus vulnérables aux épisodes d'ischémie myocardique.

Système respiratoire

Les modifications du système respiratoire affectent l'efficacité des échanges gazeux. La perte d'élasticité pulmonaire et la rigidité accrue de la cage thoracique réduisent la capacité vitale et augmentent le volume résiduel. La diminution de la force des muscles respiratoires, y compris le diaphragme, compromet la capacité à ventiler efficacement les poumons. Les alvéoles peuvent se dilater et leurs parois s'amincir, réduisant la surface d'échange pour l'oxygène et le dioxyde de carbone.

Ces changements augmentent la susceptibilité à l'hypoxémie, en particulier lors d'infections ou d'insuffisance cardiaque. La clairance mucociliaire est moins efficace en raison de la diminution du nombre et de l'activité des cils épithéliaux, ce qui favorise l'accumulation de sécrétions et le risque d'infections respiratoires comme la pneumonie. Les réflexes de toux et d'éternuement sont également affaiblis, réduisant la capacité à expulser les agents pathogènes ou les corps étrangers.

Système immunitaire

L'immunosénescence affecte la fonction immunitaire de manière significative. La production de lymphocytes T naïfs diminue en raison de l'involution thymique, réduisant la diversité de la réponse immunitaire cellulaire. Les lymphocytes B présentent une capacité réduite à produire des anticorps efficaces, affectant l'immunité humorale. Cette altération immunitaire rend les personnes âgées plus sensibles aux infections, y compris les infections opportunistes, et réduit l'efficacité des vaccinations.

De plus, l'état d'inflammation chronique de bas grade ("inflammaging") contribue au développement de maladies inflammatoires chroniques, telles que l'athérosclérose, le diabète de type 2 et les maladies neurodégénératives. L'augmentation des cytokines pro-inflammatoires peut également aggraver les symptômes de maladies préexistantes et affecter la récupération après une maladie aiguë.

Système neurologique

Les impacts sur le système nerveux central comprennent une réduction du volume cérébral global, en particulier dans les régions corticales et hippocampiques associées à la mémoire et à la cognition. La perte neuronale et la diminution des synapses affectent la transmission des signaux nerveux, entraînant un ralentissement des fonctions cognitives telles que la mémoire de travail, la vitesse de traitement de l'information et la capacité d'apprentissage.

Les troubles neurocognitifs légers peuvent évoluer vers des démences, dont la maladie d'Alzheimer est la forme la plus courante. Les modifications du système dopaminergique peuvent affecter la motricité, conduisant à des syndromes parkinsoniens. Le système nerveux périphérique est également touché, avec une réduction de la sensibilité proprioceptive et tactile, augmentant le risque de blessures et de chutes.

Système endocrinien et métabolique

Les changements hormonaux influencent le métabolisme et la régulation énergétique. La réduction de la sécrétion d'hormone de croissance et de DHEA contribue à la diminution de la masse musculaire et à l'augmentation de la masse grasse. La résistance à l'insuline s'accroît, prédisposant au diabète de type 2. Les fluctuations des hormones thyroïdiennes peuvent affecter le métabolisme basal, entraînant une fatigue accrue et une intolérance au froid.

Chez les femmes, la ménopause entraîne une baisse des œstrogènes, augmentant le risque d'ostéoporose et de maladies cardiovasculaires. Chez les hommes, la diminution progressive de la testostérone peut affecter la densité osseuse, la masse musculaire et la fonction sexuelle. Ces changements hormonaux ont également des impacts psychologiques, pouvant contribuer à la dépression ou à l'anxiété.

Système rénal et urinaire

La réduction du débit de filtration glomérulaire affecte la capacité des reins à éliminer les déchets métaboliques et à concentrer l'urine. Cette diminution de la fonction rénale augmente le risque d'accumulation de médicaments et de toxines, nécessitant des ajustements posologiques et une surveillance étroite des traitements médicamenteux. La capacité de régulation de l'équilibre hydro-électrolytique est compromise, rendant les personnes âgées plus susceptibles aux déséquilibres en sodium, potassium et eau, pouvant conduire à la déshydratation ou à l'œdème.

Les modifications structurelles du système urinaire, telles que la diminution du tonus musculaire de la vessie et l'hypertrophie prostatique chez l'homme, entraînent des troubles de la miction. L'incontinence urinaire est fréquente, affectant la qualité de vie et augmentant le risque d'infections urinaires. Les aides-soignants doivent être attentifs à ces problèmes pour mettre en place des mesures préventives et des interventions appropriées.

Système digestif et nutritionnel

Les impacts sur le système digestif comprennent une réduction de l'appétit due à des changements sensoriels (altération du goût et de l'odorat), à des troubles de la mastication liés à des problèmes dentaires et à une satiété précoce causée par une vidange gastrique ralentie. Ces facteurs peuvent conduire à une malnutrition protéino-énergétique, affaiblissant davantage le système immunitaire et retardant la cicatrisation des plaies.

La diminution de l'absorption intestinale de certaines vitamines et minéraux, comme la vitamine B12, le fer et le calcium, peut entraîner des anémies et aggraver l'ostéoporose. La constipation chronique est fréquente en raison du ralentissement du transit intestinal et de la réduction de l'apport hydrique et en fibres. Une attention particulière doit être portée à l'évaluation nutritionnelle et à la mise en place de régimes adaptés.

Système musculosquelettique

La sarcopénie, caractérisée par la perte de masse et de force musculaires, réduit la mobilité et augmente le risque de chutes et de fractures. L'ostéoporose fragilise les os, rendant les fractures plus probables même lors de traumatismes mineurs. Les douleurs articulaires liées à l'arthrose limitent l'activité physique, créant un cercle vicieux de déconditionnement musculaire et de perte d'autonomie.

Les impacts sur le système musculosquelettique affectent également la posture et l'équilibre. La cyphose dorsale due à la compression vertébrale peut altérer le centre de gravité, augmentant le risque de déséquilibre. Les aides-soignants doivent encourager l'exercice physique adapté, la kinésithérapie et l'utilisation d'aides à la mobilité pour maintenir la fonction motrice.

Systèmes sensoriels

La diminution de l'acuité visuelle due à la presbytie, la cataracte ou la dégénérescence maculaire affecte la capacité à réaliser des activités quotidiennes et augmente le risque d'accidents domestiques. La perte auditive, en particulier des hautes fréquences, entrave la communication, conduisant à l'isolement social et à des malentendus potentiellement dangereux (par exemple, ne pas entendre les alarmes).

L'altération du goût et de l'odorat peut conduire à une réduction de l'apport alimentaire et à une ingestion accidentelle de substances nocives. La diminution de la sensibilité tactile affecte la perception de la douleur, de la température et de la pression, retardant la détection de blessures, de brûlures ou de zones de pression susceptibles de développer des escarres.

Système tégumentaire

La peau fragile et moins élastique est plus sujette aux déchirures, aux ulcères de pression et aux infections. La réduction de la production de mélanine augmente la sensibilité aux rayons UV, accroissant le risque de cancers cutanés. La diminution de la vascularisation cutanée ralentit la cicatrisation des plaies. Les glandes sudoripares moins actives affectent la thermorégulation, rendant les personnes âgées plus vulnérables aux hypo- et hyperthermies.

Implications pour la prise en charge globale

Les impacts combinés sur les systèmes organiques créent une situation de fragilité multidimensionnelle. Les personnes âgées ont une réserve physiologique réduite, ce qui signifie que leur capacité à réagir aux stress, qu'ils soient physiques (infection, blessure) ou psychologiques (stress, deuil), est limitée. Les maladies aiguës peuvent décompenser rapidement des états chroniques sous-jacents, nécessitant une surveillance attentive.

La complexité des comorbidités et des interactions médicamenteuses exige une approche interdisciplinaire. L'aide-soignant joue un rôle central dans la détection précoce des signes de détérioration, la promotion de l'autonomie et la coordination des soins. Il est essentiel de personnaliser les interventions en tenant compte des capacités résiduelles, des préférences du patient et de son environnement socio-familial.

La communication avec les patients doit être adaptée aux déficits sensoriels, en utilisant des supports visuels, en assurant un environnement calme et en confirmant la compréhension des informations. Le soutien psychologique est crucial pour prévenir la dépression, l'anxiété et l'isolement social. Les activités de stimulation cognitive et sociale contribuent au maintien des fonctions cérébrales et à la qualité de vie.

La prévention est un axe majeur, incluant la vaccination, la promotion de l'exercice physique, la nutrition adéquate, la prévention des chutes et la surveillance des signes d'infection ou de décompensation. L'éducation du patient et de la famille sur les impacts du vieillissement et les mesures de prévention renforce l'efficacité des interventions.

En outre, la prise en compte des aspects éthiques est indispensable. Les questions relatives au consentement, à l'autonomie décisionnelle et aux directives anticipées doivent être abordées avec tact et respect. L'aide-soignant doit veiller à préserver la dignité du patient, à favoriser son autodétermination et à soutenir ses droits.

- Le concept de fragilité chez la personne âgée

Le concept de fragilité chez la personne âgée est fondamental en gériatrie, car il caractérise un état de vulnérabilité accru face aux stress, qu'ils soient médicaux, sociaux ou environnementaux. La fragilité n'est pas simplement une conséquence inévitable du vieillissement, mais un syndrome clinique distinct qui résulte de la diminution des réserves physiologiques et fonctionnelles de l'organisme. Comprendre ce concept est essentiel pour l'aide-soignant en gériatrie, car il influence directement la prise en charge et les interventions nécessaires pour préserver la santé et l'autonomie des personnes âgées.

Définition et caractéristiques de la fragilité

La fragilité est définie comme un état de réduction des capacités de réserve de l'organisme, qui limite la résistance aux facteurs de stress mineurs. Cette condition résulte de l'interaction complexe entre les processus de vieillissement biologique, les maladies chroniques et les facteurs psychosociaux. Les personnes fragiles présentent une diminution de leur capacité à maintenir l'homéostasie, ce qui les expose à un risque accru d'événements indésirables tels que les chutes, les hospitalisations, l'institutionnalisation et la mortalité.

Les caractéristiques clés de la fragilité incluent :

- **Perte de poids involontaire** : souvent liée à une diminution de la masse musculaire (sarcopénie) et à une mauvaise nutrition.
- **Fatigue ou épuisement** : sensation persistante de fatigue qui affecte les activités quotidiennes.
- **Faiblesse musculaire** : mesurée par une diminution de la force de préhension ou d'autres tests de performance physique.
- **Lenteur de la marche** : indicative de problèmes de mobilité et d'équilibre.
- **Faible niveau d'activité physique** : participation réduite aux activités habituelles, ce qui peut aggraver la perte musculaire et l'endurance.

Ces critères, connus sous le nom de phénotype de fragilité de Fried, permettent d'identifier les individus fragiles lorsqu'au moins trois de ces signes sont présents. La présence d'un ou deux critères indique un état de pré-fragilité, qui représente une phase intermédiaire où des interventions préventives peuvent être particulièrement efficaces.

Physiopathologie de la fragilité

La fragilité est le résultat d'une accumulation de déficits à travers divers systèmes physiologiques, créant un effet synergique qui dépasse la somme des déficits individuels. Parmi les mécanismes sous-jacents, on retrouve :

- **Sarcopénie** : la perte progressive de masse et de force musculaires due à des changements hormonaux, métaboliques et une diminution de l'activité physique.
- **Inflammation chronique** : un état d'inflammation de bas grade, souvent appelé "inflammaging", qui contribue à la dégradation des tissus et à la dysfonction organique.
- **Dysfonction mitochondriale** : affectant la production d'énergie cellulaire, ce qui réduit la capacité de l'organisme à répondre aux besoins métaboliques accrus.

- **Stress oxydatif** : l'accumulation de radicaux libres endommage les cellules et les tissus, accélérant le vieillissement biologique.
- **Altérations neuroendocriniennes** : modifications dans la régulation des hormones anabolisantes et catabolisantes, impactant la régénération tissulaire et la réponse au stress.

Ces processus interconnectés conduisent à une diminution globale des réserves fonctionnelles, rendant l'individu plus susceptible de basculer vers un état de décompensation lors d'un stress mineur.

Conséquences cliniques de la fragilité

La fragilité a des implications cliniques majeures :

- **Augmentation du risque de chutes** : en raison de la faiblesse musculaire, de l'altération de l'équilibre et de la lenteur des réflexes.
- **Déclin fonctionnel accéléré** : perte rapide de l'autonomie dans les activités de la vie quotidienne (AVQ) et les activités instrumentales de la vie quotidienne (AIVQ).
- **Hospitalisations fréquentes** : les personnes fragiles sont plus susceptibles d'être hospitalisées pour des problèmes aigus et présentent un risque accru de complications nosocomiales.
- **Récupération prolongée** : après une maladie ou une intervention chirurgicale, le temps de récupération est souvent plus long, avec un risque accru de complications.
- **Mortalité accrue** : la fragilité est un prédicteur indépendant de la mortalité à court et à long terme.

Évaluation de la fragilité

L'évaluation de la fragilité est essentielle pour identifier les personnes à risque et mettre en place des interventions appropriées. Plusieurs outils sont utilisés :

- **Le phénotype de Fried** : basé sur les cinq critères mentionnés précédemment.

- **L'indice de fragilité de Rockwood** : il quantifie la fragilité en fonction du nombre de déficits accumulés sur divers paramètres cliniques, fonctionnels et psychosociaux.
- **La Short Physical Performance Battery (SPPB)** : évalue la performance physique à travers des tests de marche, d'équilibre et de force musculaire.
- **Le questionnaire FRAIL** : outil simple basé sur cinq questions relatives à la fatigue, la résistance, l'ambulation, les maladies et la perte de poids.

Une évaluation complète doit également inclure un examen des fonctions cognitives, de l'état nutritionnel, de la santé mentale et du soutien social.

Interventions pour la prévention et la gestion de la fragilité

La fragilité étant un état potentiellement réversible, surtout à un stade précoce, les interventions doivent être multidisciplinaires :

- **Exercice physique** : les programmes d'entraînement en résistance (musculation), d'exercices d'équilibre et d'activités aérobies ont démontré leur efficacité pour améliorer la force musculaire, la mobilité et réduire le risque de chutes.
- **Nutrition** : une alimentation riche en protéines, en calories suffisantes, et en micronutriments essentiels (vitamines D, B12, calcium) est cruciale pour soutenir la masse musculaire et la santé osseuse.
- **Suppression de la polymédication** : réviser régulièrement les traitements médicamenteux pour éviter les interactions néfastes et les effets indésirables qui peuvent aggraver la fragilité.
- **Soutien psychosocial** : encourager les interactions sociales, participer à des activités communautaires, et traiter la dépression ou l'anxiété qui peuvent contribuer à l'isolement et à la diminution de l'activité.

- **Réhabilitation fonctionnelle** : interventions de kinésithérapie et d'ergothérapie pour améliorer les capacités fonctionnelles et l'autonomie.
- **Prévention des chutes** : évaluation et modification de l'environnement domestique pour éliminer les risques, utilisation d'aides techniques appropriées.

Rôle de l'aide-soignant dans la prise en charge de la fragilité

L'aide-soignant occupe une position privilégiée pour détecter les premiers signes de fragilité et intervenir efficacement :

- **Observation et signalement** : être attentif aux changements subtils dans l'état physique et mental du patient, tels que la perte d'appétit, la fatigue excessive, la diminution de la mobilité ou de l'intérêt pour les activités habituelles.
- **Promotion de l'activité physique** : encourager et assister les patients dans des exercices simples, adaptés à leurs capacités, pour maintenir ou améliorer la force musculaire et l'équilibre.
- **Soutien nutritionnel** : veiller à ce que les patients reçoivent une alimentation adéquate, en collaboration avec les diététiciens, et aider lors des repas si nécessaire.
- **Éducation** : informer les patients et leurs familles sur la fragilité, ses conséquences et les moyens de la prévenir ou de la retarder.
- **Coordination des soins** : travailler en étroite collaboration avec l'équipe pluridisciplinaire pour assurer une prise en charge cohérente et adaptée aux besoins spécifiques du patient.
- **Soutien émotionnel** : offrir une écoute empathique, aider à maintenir le moral et encourager les relations sociales pour lutter contre l'isolement.

Importance de la prévention

La prévention de la fragilité est un objectif majeur en gériatrie. Elle implique des actions précoces pour maintenir les capacités fonctionnelles et retarder la dépendance :

- **Détection précoce** : identifier les personnes en état de pré-fragilité pour intervenir avant que la situation ne s'aggrave.
- **Promotion d'un mode de vie sain** : encourager une alimentation équilibrée, une activité physique régulière et une vie sociale active.
- **Vaccinations et prévention des infections** : les infections peuvent avoir des conséquences graves chez les personnes fragiles ; la vaccination et les mesures d'hygiène sont donc essentielles.
- **Gestion proactive des maladies chroniques** : un contrôle optimal des pathologies existantes réduit le stress sur l'organisme et prévient l'aggravation de la fragilité.

Considérations éthiques et sociales

La prise en charge de la fragilité soulève également des questions éthiques :

- **Respect de l'autonomie** : impliquer le patient dans les décisions concernant sa santé et ses soins, en respectant ses préférences et ses valeurs.
- **Consentement éclairé** : s'assurer que le patient comprend les interventions proposées et leurs implications.
- **Équité d'accès aux soins** : veiller à ce que tous les patients, indépendamment de leur situation socio-économique, aient accès aux interventions nécessaires.
- **Soutien aux aidants** : les familles et les proches jouent un rôle crucial ; les soutenir est essentiel pour une prise en charge efficace.

Le Vieillissement Pathologique

- Les maladies chroniques les plus courantes

Les personnes âgées sont particulièrement exposées à un certain nombre de maladies chroniques qui influencent profondément leur qualité de vie et leur autonomie. Ces pathologies, souvent interconnectées, nécessitent une prise en charge globale et personnalisée. Pour l'aide-soignant en gériatrie, une connaissance approfondie de ces maladies est essentielle pour offrir des soins adaptés et prévenir les complications. Voici un aperçu des maladies chroniques les plus courantes chez les personnes âgées.

1. Les maladies cardiovasculaires

Les maladies cardiovasculaires représentent la première cause de morbidité et de mortalité chez les personnes âgées. Elles comprennent :

- **L'hypertension artérielle (HTA)** : C'est une élévation chronique de la pression artérielle, souvent asymptomatique, qui augmente le risque d'accidents vasculaires cérébraux (AVC), d'infarctus du myocarde et d'insuffisance rénale. L'aide-soignant doit surveiller régulièrement la tension artérielle, être attentif aux signes cliniques tels que maux de tête, vertiges, et encourager le respect des mesures hygiéno-diététiques.

- **L'insuffisance cardiaque** : Elle résulte d'une incapacité du cœur à pomper suffisamment de sang pour répondre aux besoins de l'organisme. Les symptômes incluent l'essoufflement, la fatigue, les œdèmes des membres inférieurs et une prise de poids rapide. L'aide-soignant joue un rôle clé dans la surveillance des symptômes, la gestion de l'apport hydrique et sodé, et l'observance du traitement.

- **La maladie coronarienne** : Due à l'athérosclérose des artères coronaires, elle peut provoquer des angines de poitrine et des infarctus du myocarde. Les signes d'alerte sont les douleurs thoraciques, l'essoufflement et les palpitations. Une prise en charge rapide est essentielle pour limiter les dommages cardiaques.

2. Le diabète de type 2

Le diabète de type 2 est caractérisé par une hyperglycémie chronique due à une résistance à l'insuline. Chez les personnes âgées, il peut être asymptomatique ou se manifester par une fatigue, une polyurie, une polydipsie et une perte de poids. Les complications à long terme comprennent :

- **Les complications macrovasculaires** : Augmentation du risque d'AVC, de maladies coronariennes et de maladies artérielles périphériques.
- **Les complications microvasculaires** : Atteintes rénales (néphropathie diabétique), oculaires (rétinopathie) et nerveuses (neuropathie périphérique).

L'aide-soignant doit surveiller la glycémie, être attentif aux signes d'hypoglycémie ou d'hyperglycémie, encourager une alimentation équilibrée et l'activité physique adaptée.

3. Les maladies respiratoires chroniques

- **La bronchopneumopathie chronique obstructive (BPCO)** : Cette maladie est caractérisée par une obstruction progressive et irréversible des voies aériennes, souvent due au tabagisme. Les symptômes comprennent une toux chronique, des expectorations et une dyspnée. L'aide-soignant doit aider à la gestion des sécrétions, encourager la kinésithérapie respiratoire et surveiller les signes d'exacerbation.

4. L'ostéoporose

L'ostéoporose est une maladie caractérisée par une diminution de la densité osseuse, augmentant le risque de fractures, en particulier au niveau de la hanche, de la colonne vertébrale et du poignet. Les facteurs de risque incluent l'âge avancé, le sexe féminin, la ménopause, la carence en calcium et vitamine D. L'aide-soignant doit :

- **Prévenir les chutes** : Sécuriser l'environnement, utiliser des aides à la mobilité.
- **Encourager une alimentation riche en calcium et vitamine D**.
- **Favoriser l'exercice physique** : Activités portant du poids pour renforcer les os.

5. Les maladies neurodégénératives

- **La maladie d'Alzheimer et autres démences** : Elles se caractérisent par une détérioration progressive de la mémoire, des fonctions cognitives et du comportement. Les symptômes incluent des troubles de la mémoire, de l'orientation, du langage et des changements de personnalité. L'aide-soignant doit :
    - **Adopter une communication adaptée** : Utiliser des phrases simples, être patient.
    - **Assurer la sécurité du patient** : Prévenir les errances, les accidents domestiques.
    - **Soutenir les activités cognitives** : Stimuler la mémoire et les fonctions exécutives.
- **La maladie de Parkinson** : Caractérisée par une rigidité musculaire, des tremblements au repos et une bradykinésie. Les patients peuvent également présenter des troubles de l'équilibre et de la coordination. L'aide-soignant doit :
    - **Aider à la mobilité** : Utiliser des techniques de transfert sécuritaires.
    - **Surveiller la déglutition** : Prévenir les fausses routes.

- **Encourager l'adhérence au traitement** : Surveiller les effets secondaires des médicaments antiparkinsoniens.

6. L'insuffisance rénale chronique

Cette pathologie est due à une détérioration progressive de la fonction rénale, entraînant une accumulation de déchets métaboliques dans l'organisme. Les symptômes peuvent inclure une fatigue, des nausées, des œdèmes, une hypertension. L'aide-soignant doit :

- **Surveiller les apports hydriques** : Respecter les restrictions si prescrites.
- **Observer les signes d'œdème** : Notamment aux chevilles, aux paupières.
- **Encourager une alimentation adaptée** : Faible en sodium, en potassium et en phosphore selon les recommandations.

7. Les troubles sensoriels

- **La presbyacousie** : Perte progressive de l'audition liée à l'âge, affectant les hautes fréquences. L'aide-soignant doit :
  - **Communiquer efficacement** : Parler clairement, face au patient, dans un environnement calme.
  - **Vérifier l'appareillage auditif** : S'assurer qu'il fonctionne correctement.
- **La presbytie et autres troubles visuels** : Diminution de l'acuité visuelle, cataracte, dégénérescence maculaire. L'aide-soignant doit :
  - **Assurer un environnement bien éclairé.**
  - **Aider à l'utilisation des lunettes ou autres dispositifs.**

8. Les troubles psychiatriques

- **La dépression** : Fréquente chez les personnes âgées, elle peut être sous-diagnostiquée. Les symptômes incluent une tristesse persistante, une perte d'intérêt, des troubles du sommeil, une fatigue. L'aide-soignant doit :
    - **Être à l'écoute** : Favoriser l'expression des sentiments.
    - **Encourager les activités sociales et physiques.**
    - **Signaler les signes de dépression à l'équipe médicale.**
- **L'anxiété** : Peut se manifester par de l'agitation, de l'insomnie, des préoccupations excessives. Un soutien empathique est essentiel.

9. Les maladies ostéoarticulaires

- **L'arthrose** : Maladie dégénérative des articulations provoquant douleur, raideur et diminution de la mobilité. Elle affecte principalement les genoux, les hanches et la colonne vertébrale. L'aide-soignant doit :
    - **Aider à la mobilisation** : Encourager des mouvements doux, adaptés.
    - **Gérer la douleur** : Appliquer des mesures non pharmacologiques comme la chaleur.
    - **Faciliter les activités quotidiennes** : Utiliser des aides techniques si nécessaire.

10. Les troubles digestifs

- **La constipation chronique** : Due à une diminution de la motilité intestinale, une hydratation insuffisante, une alimentation pauvre en fibres. L'aide-soignant doit :
    - **Encourager l'hydratation** : Inciter à boire régulièrement.

- o **Promouvoir une alimentation riche en fibres** : Fruits, légumes, céréales complètes.
- o **Favoriser l'activité physique** : Même une marche légère peut aider.
- **Les troubles de la déglutition (dysphagie)** : Risque accru de fausses routes. L'aide-soignant doit :
  - o **Adapter la texture des aliments** : Aliments mixés, épaississants pour les liquides.
  - o **Positionner correctement le patient pendant les repas** : Assis, tête légèrement inclinée vers l'avant.
  - o **Surveiller les signes de toux ou d'étouffement.**

11. Les infections chroniques

- **Les infections urinaires** : Fréquentes chez les personnes âgées, parfois asymptomatiques ou se manifestant par une confusion, une agitation. L'aide-soignant doit :
  - o **Surveiller les habitudes mictionnelles** : Fréquence, douleur, odeur.
  - o **Encourager une bonne hygiène intime.**
  - o **Favoriser une hydratation adéquate.**
- **Les infections respiratoires** : Les personnes âgées sont plus vulnérables à la grippe, la pneumonie. L'aide-soignant doit :
  - o **Encourager la vaccination** : Grippe saisonnière, pneumocoque.
  - o **Promouvoir les mesures d'hygiène** : Lavage des mains, port de masque si nécessaire.

12. Les cancers

Le risque de développer un cancer augmente avec l'âge. Les cancers les plus fréquents chez les personnes âgées incluent :

- **Le cancer du poumon** : Lié au tabagisme, pollution. L'aide-soignant doit être attentif aux signes tels que toux persistante, essoufflement, hémoptysie.
- **Le cancer du côlon** : Signes d'alerte comme des changements dans les habitudes intestinales, du sang dans les selles.
- **Le cancer du sein et de la prostate** : Surveillance des anomalies, encouragement au dépistage.

Rôle de l'aide-soignant dans la prise en charge des maladies chroniques

L'aide-soignant est un acteur clé dans la gestion des maladies chroniques chez les personnes âgées. Ses responsabilités incluent :

- **Surveillance clinique** : Observer et rapporter les changements dans l'état de santé, les signes d'aggravation ou de complications.
- **Assistance dans les soins quotidiens** : Aider aux activités de la vie quotidienne tout en encourageant l'autonomie.
- **Promotion de l'observance thérapeutique** : Aider à la prise correcte des médicaments, expliquer leur importance.
- **Éducation du patient et de la famille** : Fournir des informations sur la maladie, les mesures préventives, les signes d'alerte.
- **Soutien psychologique** : Être à l'écoute, offrir du réconfort, encourager la participation sociale.
- **Coordination avec l'équipe soignante** : Communiquer efficacement avec les infirmiers, les médecins, les kinésithérapeutes pour une prise en charge globale.

Prévention et promotion de la santé

- **Alimentation équilibrée** : Encourager une nutrition adaptée aux besoins du patient.

- **Activité physique régulière** : Adapter les exercices aux capacités du patient pour maintenir la mobilité et la force musculaire.
- **Vaccinations** : Favoriser la protection contre les infections évitables.
- **Hygiène de vie** : Conseiller sur l'arrêt du tabac, la modération de l'alcool.

- Comorbidités et polypathologies

Le terme *comorbidité* fait référence à la présence simultanée de plusieurs maladies ou troubles chez un même individu. Chez les personnes âgées, la coexistence de multiples pathologies, appelée *polypathologie*, est un phénomène fréquent et constitue un défi majeur pour les soins en gériatrie. Comprendre les mécanismes, les implications cliniques et les stratégies de prise en charge des comorbidités est essentiel pour l'aide-soignant, qui joue un rôle crucial dans le suivi et le bien-être des patients polypathologiques.

1. Nature et prévalence des comorbidités chez les personnes âgées

Avec l'avancement en âge, les individus accumulent des facteurs de risque et des atteintes organiques qui favorisent le développement de diverses maladies chroniques. Les processus physiopathologiques, tels que l'inflammation chronique, le stress oxydatif et l'affaiblissement des systèmes de réparation cellulaire, contribuent à la survenue de multiples pathologies. Ainsi, il est courant qu'une personne âgée souffre simultanément de maladies cardiovasculaires, de diabète, d'arthrose, d'insuffisance rénale, de troubles cognitifs et d'autres affections.

La polypathologie chez les personnes âgées est souvent associée à une fragilité accrue, une diminution de l'autonomie et une qualité de vie altérée. Elle complique la prise en charge médicale en raison des interactions entre les maladies, des effets secondaires des traitements et de la nécessité d'adapter les interventions aux capacités du patient.

2. Impacts des comorbidités sur la santé et le bien-être

Les comorbidités influencent la santé des personnes âgées de plusieurs manières :

- **Interactions pathologiques** : Les maladies peuvent s'aggraver mutuellement. Par exemple, le diabète mal contrôlé peut accélérer l'athérosclérose, augmentant le risque de maladies cardiovasculaires. L'insuffisance cardiaque peut aggraver une insuffisance rénale en réduisant le débit sanguin rénal.

- **Complexité thérapeutique** : La nécessité de traiter plusieurs maladies simultanément entraîne une polymédication, augmentant le risque d'interactions médicamenteuses, d'effets indésirables et de non-observance thérapeutique. Les effets secondaires peuvent être confondus avec des symptômes de maladies, compliquant le diagnostic et le traitement.

- **Diminution de l'autonomie** : Les comorbidités peuvent entraîner une perte progressive des capacités fonctionnelles, affectant les activités de la vie quotidienne (AVQ) et les activités instrumentales de la vie quotidienne (AIVQ). Cela conduit à une dépendance accrue vis-à-vis de l'aide-soignant et de l'entourage.

- **Impact psychosocial** : La gestion de multiples maladies peut engendrer du stress, de l'anxiété, de la dépression et une diminution de la qualité de vie. L'isolement social peut s'aggraver en raison des limitations physiques et des hospitalisations fréquentes.

3. Défis de la prise en charge des patients polypathologiques

La prise en charge des personnes âgées polypathologiques présente plusieurs défis :

- **Évaluation globale** : Il est essentiel d'avoir une vision holistique du patient, en tenant compte de toutes ses pathologies, de ses capacités fonctionnelles, cognitives, nutritionnelles et de son environnement socio-familial.

- **Priorisation des soins** : Déterminer les priorités thérapeutiques en fonction de l'impact des maladies sur la qualité de vie et le pronostic. Parfois, il peut être nécessaire de privilégier le contrôle des symptômes et le confort plutôt que la poursuite de traitements agressifs.

- **Adaptation des traitements** : Les doses médicamenteuses doivent être ajustées en fonction de la fonction rénale, hépatique et de la sensibilité accrue aux médicaments chez les personnes âgées. La simplification des schémas thérapeutiques peut améliorer l'observance.

- **Prévention des interactions médicamenteuses** : Une attention particulière doit être portée aux médicaments potentiellement inappropriés pour les personnes âgées et aux associations dangereuses.

- **Communication interprofessionnelle** : La coordination entre les différents professionnels de santé est cruciale pour assurer une prise en charge cohérente et éviter les redondances ou les contradictions dans les traitements.

4. Rôle de l'aide-soignant dans la gestion des comorbidités

L'aide-soignant occupe une position stratégique pour contribuer efficacement à la prise en charge des patients polypathologiques :

- **Observation et vigilance** : Surveiller les signes cliniques des différentes maladies, être attentif aux changements dans l'état de santé du patient, tels que l'apparition de nouveaux symptômes, l'aggravation de symptômes existants ou les effets indésirables des traitements.

- **Soutien à l'observance thérapeutique** : Aider le patient à suivre son traitement en respectant les horaires, les doses et les conditions de prise. Expliquer, si nécessaire, l'importance de chaque médicament et les conséquences d'une non-observance.

- **Éducation sanitaire** : Informer le patient et sa famille sur les maladies présentes, les mesures de prévention des complications, les signes d'alerte qui nécessitent une consultation médicale.

- **Assistance dans les activités quotidiennes** : Aider le patient à réaliser les AVQ et AIVQ, tout en encourageant le maintien de l'autonomie dans la mesure du possible.

- **Prévention des complications** : Participer aux mesures de prévention, telles que la mobilisation pour éviter les escarres, la surveillance de l'hydratation et de la nutrition, la prévention des chutes, le respect des protocoles d'hygiène pour éviter les infections.

- **Soutien psychologique** : Offrir une écoute empathique, aider le patient à exprimer ses préoccupations, ses peurs et ses frustrations liées à la maladie. Encourager les activités sociales et les relations avec l'entourage.

5. Importance de la coordination des soins

La polypathologie nécessite une approche multidisciplinaire. L'aide-soignant doit collaborer étroitement avec :

- **Les infirmiers** : Pour la surveillance clinique, l'administration des traitements, la gestion des pansements et des soins techniques.

- **Les médecins** : Pour rapporter les observations, participer aux évaluations gériatriques globales, comprendre les objectifs thérapeutiques.

- **Les pharmaciens** : Pour la revue des traitements, la prévention des interactions médicamenteuses, l'éducation sur les médicaments.

- **Les kinésithérapeutes et ergothérapeutes** : Pour la rééducation fonctionnelle, l'adaptation de l'environnement, la promotion de l'autonomie.

- **Les psychologues** : Pour le soutien émotionnel, la gestion de la dépression ou de l'anxiété.

- **Les assistants sociaux** : Pour aider à la mise en place de services à domicile, l'accès aux aides financières, le soutien aux aidants familiaux.

6. Stratégies pour améliorer la qualité de vie des patients polypathologiques

- **Approche centrée sur le patient** : Tenir compte des préférences, des valeurs et des objectifs du patient dans la planification des soins. Respecter son autonomie et son droit à la décision.

- **Plan de soins individualisé** : Adapter les interventions aux besoins spécifiques du patient, en tenant compte de ses capacités et de ses limitations.

- **Gestion proactive des symptômes** : Anticiper les exacerbations des maladies chroniques, mettre en place des protocoles pour la gestion de la douleur, de la dyspnée, de l'anxiété.

- **Promotion de l'activité physique** : Encourager des exercices adaptés pour maintenir la mobilité, la force musculaire et prévenir le déconditionnement.

- **Soutien nutritionnel** : Veiller à une alimentation équilibrée, adaptée aux restrictions alimentaires liées aux différentes pathologies (par exemple, régime hypoglucidique pour le diabète, hyposodé pour l'hypertension).

- **Évaluation régulière des traitements** : Participer aux revues médicamenteuses, signaler les effets indésirables, aider à ajuster les traitements en collaboration avec l'équipe médicale.

7. Prévention des comorbidités

Bien que certaines comorbidités soient inévitables avec l'âge, des mesures préventives peuvent réduire leur incidence ou retarder leur apparition :

- **Promotion d'un mode de vie sain** : Encourager l'arrêt du tabac, la modération de la consommation d'alcool, une alimentation équilibrée et l'activité physique régulière.

- **Vaccinations** : Favoriser la vaccination contre la grippe, le pneumocoque, le zona pour prévenir les infections qui peuvent décompenser les maladies chroniques.

- **Dépistage précoce** : Participer aux programmes de dépistage du cancer, de l'ostéoporose, des troubles cognitifs.

- **Éducation à la santé** : Sensibiliser les patients sur les facteurs de risque modifiables, les signes précoces des maladies, l'importance de la consultation médicale régulière.

8. Considérations éthiques et sociales

La gestion des comorbidités soulève des questions éthiques :

- **Charge médicamenteuse** : Équilibrer les bénéfices et les risques des traitements, éviter l'acharnement thérapeutique.

- **Qualité de vie vs. prolongation de la vie** : Discuter avec le patient et la famille des priorités, respecter les directives anticipées.

- **Respect de l'autonomie** : Impliquer le patient dans les décisions, même en présence de troubles cognitifs, en adaptant la communication.

- **Soutien aux aidants** : Reconnaître la charge des proches aidants, leur offrir des ressources et du répit.

9. Formation continue de l'aide-soignant

Face à la complexité des comorbidités, il est essentiel que l'aide-soignant :

- **Actualise ses connaissances** : Se tenir informé des évolutions dans la prise en charge des maladies chroniques, des nouvelles recommandations.

- **Développe des compétences spécifiques** : En gestion de la douleur, en communication avec les patients atteints de troubles cognitifs, en utilisation des aides techniques.

- **Participe aux formations pluridisciplinaires** : Pour améliorer la coordination des soins et comprendre le rôle de chaque professionnel.

- Différences entre vieillissement normal et pathologique

Le vieillissement est un processus naturel et inévitable qui affecte tous les êtres vivants. Il se caractérise par une série de changements physiologiques, biologiques et psychosociaux qui se produisent au fil du temps. Cependant, il est essentiel de distinguer le vieillissement normal, ou physiologique, du vieillissement pathologique. Cette distinction est cruciale pour l'aide-soignant en gériatrie, car elle influence la manière dont les soins sont dispensés et les interventions mises en place pour préserver la santé et le bien-être des personnes âgées.

Vieillissement normal (physiologique)

Le vieillissement normal correspond aux modifications graduelles et universelles qui surviennent avec l'âge, indépendamment des maladies ou des facteurs environnementaux défavorables. Ces changements sont le reflet du passage du temps et n'entravent pas nécessairement la capacité de l'individu à mener une vie active et autonome. Voici quelques caractéristiques du vieillissement normal :

- **Changements sensoriels** : Une diminution progressive de l'acuité visuelle (presbytie), de l'audition (presbyacousie) et du goût est fréquente. Ces altérations peuvent être compensées par des lunettes, des appareils auditifs ou des adaptations alimentaires.

- **Modification de la composition corporelle** : Il y a une réduction de la masse musculaire (sarcopénie) et une augmentation relative de la masse grasse. Cela peut entraîner une diminution de la force et de l'endurance, mais l'activité physique régulière peut atténuer ces effets.

- **Altérations de la peau** : La peau devient plus fine, moins élastique et plus sèche en raison de la diminution du collagène et de l'élasticité. Ceci est considéré comme une partie normale du vieillissement cutané.

- **Changements cardiovasculaires** : Une légère augmentation de la pression artérielle systolique peut survenir en raison de la rigidité accrue des artères. Cependant, cette élévation reste dans les limites normales pour l'âge et ne provoque pas de symptômes.

- **Diminution de la capacité pulmonaire** : La capacité vitale maximale diminue avec l'âge, mais cela n'affecte généralement pas les activités quotidiennes à moins d'un effort physique intense.

- **Fonction rénale et hépatique** : Il y a une réduction progressive de la fonction rénale et hépatique, mais ces organes conservent généralement une réserve fonctionnelle suffisante pour maintenir l'homéostasie.

- **Changements cognitifs** : Un ralentissement du traitement de l'information et des difficultés mineures dans la mémoire à court terme peuvent se manifester. Cependant, les capacités intellectuelles globales et la mémoire à long terme restent intactes.

- **Adaptation au stress** : Les mécanismes de compensation face au stress physique ou émotionnel sont moins efficaces, ce qui nécessite une période de récupération plus longue.

Vieillissement pathologique

Le vieillissement pathologique, en revanche, est caractérisé par des maladies ou des troubles qui ne sont pas une conséquence inévitable de l'âge, mais qui surviennent plus fréquemment chez les personnes âgées. Ces conditions dépassent les changements attendus du vieillissement normal et entraînent une altération significative de la santé, de la fonction ou de la qualité de vie. Voici quelques exemples :

- **Maladies neurodégénératives** : La maladie d'Alzheimer et d'autres formes de démence ne sont pas des composantes normales du vieillissement. Elles se manifestent par une détérioration progressive des fonctions cognitives, affectant la mémoire, le langage, le jugement et le comportement.

- **Maladies cardiovasculaires** : L'hypertension artérielle sévère, l'insuffisance cardiaque, les cardiopathies ischémiques et les accidents vasculaires cérébraux résultent de processus pathologiques tels que l'athérosclérose, et non du vieillissement normal.

- **Diabète de type 2** : Bien que le risque de diabète augmente avec l'âge, cette maladie est due à une combinaison de facteurs génétiques et environnementaux, y compris le mode de vie, et n'est pas une conséquence directe du vieillissement.

- **Ostéoporose sévère** : La perte osseuse excessive qui conduit à des fractures pathologiques est considérée comme une maladie, bien que la densité osseuse diminue naturellement avec l'âge.

- **Arthrose invalidante** : Si une certaine dégénérescence articulaire est attendue, l'arthrose qui provoque une douleur chronique et une incapacité fonctionnelle est pathologique.

- **Insuffisance rénale chronique** : Une diminution modérée de la fonction rénale est normale, mais l'insuffisance rénale nécessitant une dialyse ou entraînant des complications graves est pathologique.

- **Dépression et troubles psychiatriques** : La dépression majeure n'est pas une conséquence normale du vieillissement et nécessite une prise en charge appropriée.

- **Cancers** : Bien que le risque de cancer augmente avec l'âge, le développement de tumeurs malignes est dû à des mutations génétiques et à des facteurs environnementaux, et non au processus de vieillissement lui-même.

Principales différences entre vieillissement normal et pathologique

1. **Nature des changements** : Le vieillissement normal implique des modifications graduelles et prévisibles qui n'entravent pas significativement la fonction ou la qualité de vie. Le vieillissement pathologique est caractérisé par des maladies spécifiques qui entraînent des symptômes

cliniques, une souffrance et une diminution de l'autonomie.

2. **Réversibilité et prévention** : Les changements du vieillissement normal ne peuvent pas être évités, mais leur impact peut être atténué par un mode de vie sain. Les maladies du vieillissement pathologique peuvent souvent être prévenues, retardées ou traitées grâce à des interventions médicales, une prévention primaire et secondaire.

3. **Impact sur la fonction et l'autonomie** : Dans le vieillissement normal, les individus maintiennent généralement une bonne fonction physique et cognitive, permettant une vie indépendante. Les maladies du vieillissement pathologique peuvent entraîner une dépendance, une incapacité et une nécessité de soins à long terme.

4. **Besoin d'intervention médicale** : Le vieillissement normal ne nécessite pas de traitement médical spécifique, bien que des adaptations soient nécessaires. Le vieillissement pathologique nécessite une prise en charge médicale, des traitements pharmacologiques, des interventions chirurgicales ou des thérapies de réadaptation.

5. **Variabilité individuelle** : Les changements du vieillissement normal surviennent chez tous les individus, bien que leur degré puisse varier. Le vieillissement pathologique affecte certains individus en fonction de facteurs génétiques, environnementaux, du mode de vie et de l'exposition à des risques spécifiques.

Implications pour l'aide-soignant en gériatrie

La distinction entre vieillissement normal et pathologique a des implications pratiques pour l'aide-soignant :

- **Évaluation précise** : L'aide-soignant doit être capable de reconnaître les signes qui dépassent le cadre du vieillissement normal. Par exemple, une perte de mémoire légère peut être normale, mais une désorientation temporelle ou spatiale nécessite une attention médicale.

- **Surveillance et signalement** : En étant en contact étroit avec le patient, l'aide-soignant est bien placé pour détecter les changements subtils. Il doit signaler à l'équipe soignante toute altération suspecte de l'état de santé du patient.

- **Éducation du patient et de la famille** : Il est important d'informer le patient et ses proches sur les changements attendus du vieillissement normal et de les sensibiliser aux signes d'alerte des maladies pathologiques.

- **Adaptation des soins** : Comprendre les différences permet d'adapter les soins de manière appropriée. Par exemple, pour un patient présentant une sarcopénie liée à l'âge, l'aide-soignant encouragera l'exercice physique modéré. En cas de maladie neurodégénérative, il mettra en place des stratégies spécifiques pour soutenir la mémoire et la sécurité.

- **Promotion de la prévention** : En connaissant les facteurs de risque des maladies pathologiques, l'aide-soignant peut promouvoir des comportements sains, comme une alimentation équilibrée, l'activité physique, le suivi médical régulier et la vaccination.

- **Soutien psychologique** : Reconnaître la différence entre les changements normaux et pathologiques aide à répondre aux inquiétudes du patient, à réduire l'anxiété liée à l'âge et à offrir un soutien approprié en cas de diagnostic de maladie.

Aspects Psychologiques du Vieillissement

- Adaptation psychique à l'âge avancé

Le vieillissement est un processus complexe qui ne se limite pas aux changements physiques et biologiques ; il englobe également des transformations profondes sur le plan psychique. L'adaptation psychique à l'âge avancé est un enjeu majeur pour le bien-être des personnes âgées, influençant leur qualité de vie, leur autonomie et leur capacité à faire face aux défis liés au grand âge. Pour l'aide-soignant en gériatrie, comprendre ces processus psychologiques est essentiel afin d'offrir un accompagnement adapté, empathique et efficace.

Les transformations psychiques associées au vieillissement

Avec l'avancée en âge, les individus sont confrontés à une série de changements qui peuvent affecter leur équilibre psychique :

1. **Bilan de vie et introspection** : Les personnes âgées tendent à faire le point sur leur existence, revisitant les souvenirs, les réalisations, les regrets et les échecs. Cette introspection peut conduire à un sentiment d'accomplissement ou, au contraire, à une détresse existentielle si elles éprouvent des regrets non résolus.

2. **Modification des rôles sociaux** : La retraite, le départ des enfants du domicile familial, la perte du conjoint ou d'amis proches peuvent entraîner une redéfinition des rôles sociaux et familiaux. Cette transition peut provoquer un sentiment de perte d'utilité ou d'identité.

3. **Affrontement de la finitude** : La conscience accrue de la mortalité peut susciter des réflexions profondes sur le sens de la vie, des angoisses existentielles ou, pour certains, une acceptation sereine de la fin de vie.

4. **Perte d'autonomie et changements corporels** : Les limitations physiques, les maladies chroniques et les

altérations de l'apparence peuvent affecter l'image de soi et l'estime personnelle, engendrant parfois de la frustration ou de la honte.

5. **Réseau social réduit** : Le décès de proches, l'éloignement géographique de la famille et le rétrécissement du cercle amical peuvent conduire à l'isolement social, facteur de risque pour la santé mentale.

Mécanismes d'adaptation psychique

Face à ces changements, les personnes âgées mobilisent divers mécanismes d'adaptation pour maintenir leur équilibre psychique :

1. **Résilience** : Capacité à surmonter les épreuves et à s'adapter positivement aux situations difficiles. La résilience peut être renforcée par un réseau de soutien solide, des croyances personnelles et des stratégies d'adaptation efficaces.

2. **Flexibilité cognitive et émotionnelle** : Aptitude à ajuster ses pensées et ses émotions face aux nouvelles réalités, en adoptant des perspectives différentes et en acceptant ce qui ne peut être changé.

3. **Engagement dans des activités significatives** : Participation à des loisirs, du bénévolat, des activités culturelles ou spirituelles qui apportent un sens et une satisfaction personnelle.

4. **Soutien social** : Maintien et développement des relations avec la famille, les amis, la communauté, qui offrent un soutien émotionnel et pratique.

5. **Humour et dérision** : Utilisation de l'humour pour faire face aux difficultés, relativiser les problèmes et préserver une attitude positive.

6. **Spiritualité et religion** : Pour certains, la foi et les pratiques spirituelles constituent une source de réconfort, d'espoir et de sens face aux défis de l'âge avancé.

Facteurs influençant l'adaptation psychique

Plusieurs facteurs peuvent faciliter ou entraver l'adaptation psychique des personnes âgées :

- **Personnalité et traits individuels** : Les traits de personnalité tels que l'optimisme, la proactivité, la confiance en soi influencent la manière dont une personne gère le vieillissement.

- **Antécédents de santé mentale** : Les personnes ayant des antécédents de troubles anxieux ou dépressifs peuvent être plus vulnérables aux difficultés psychiques à l'âge avancé.

- **Expériences de vie** : Les épreuves surmontées au cours de la vie peuvent renforcer la résilience, tandis que les traumatismes non résolus peuvent resurgir et affecter l'équilibre psychique.

- **Soutien familial et social** : Un réseau de soutien solide offre un amortisseur contre le stress et favorise une meilleure adaptation.

- **Niveau d'éducation et statut socio-économique** : L'accès aux ressources, à l'information et aux soins influence la capacité à faire face aux défis du vieillissement.

Troubles psychiques fréquents chez les personnes âgées

Malgré les capacités d'adaptation, certaines personnes âgées peuvent développer des troubles psychiques qui nécessitent une attention particulière :

1. **Dépression** : Souvent sous-diagnostiquée chez les personnes âgées, la dépression peut se manifester par une

tristesse persistante, une perte d'intérêt pour les activités, des troubles du sommeil, une fatigue, des pensées suicidaires. Elle peut être confondue avec les manifestations du vieillissement normal ou les effets secondaires des médicaments.

2. **Anxiété** : Les troubles anxieux peuvent se traduire par une inquiétude excessive, de l'agitation, des troubles somatiques. L'anxiété peut être liée à des préoccupations sur la santé, la sécurité, l'avenir.

3. **Deuil compliqué** : La perte d'un conjoint ou d'un proche peut entraîner un deuil prolongé ou pathologique, avec des symptômes dépressifs, une désorientation, une incapacité à reprendre les activités normales.

4. **Troubles du sommeil** : Les insomnies, les réveils nocturnes fréquents peuvent affecter l'humeur, la cognition et la santé physique.

5. **Troubles cognitifs** : Bien que les démences soient des maladies neurodégénératives, elles ont des répercussions psychiques importantes, comme la confusion, l'agitation, les hallucinations.

Rôle de l'aide-soignant dans l'accompagnement psychique

L'aide-soignant joue un rôle essentiel dans le soutien psychique des personnes âgées :

1. **Écoute active et empathique** : Offrir une présence attentive, permettre au patient d'exprimer ses sentiments, ses préoccupations sans jugement.

2. **Observation des signes cliniques** : Détecter les symptômes de dépression, d'anxiété, de confusion, et les signaler à l'équipe médicale pour une prise en charge appropriée.

3. **Stimulation cognitive et sociale** : Encourager la participation à des activités intellectuelles, des jeux de mémoire, des discussions, pour maintenir les fonctions cognitives et prévenir l'isolement.

4. **Promotion de l'autonomie** : Valoriser les capacités restantes du patient, le soutenir dans les activités qu'il peut encore réaliser seul, renforcer son estime de soi.

5. **Adaptation de la communication** : Utiliser un langage clair, des phrases simples, reformuler si nécessaire, respecter le rythme du patient.

6. **Respect des habitudes et des préférences** : Maintenir autant que possible les routines du patient, respecter ses choix, ses croyances, ses valeurs.

7. **Soutien lors des transitions** : Accompagner le patient lors des changements importants, comme une admission en institution, le retour à domicile après une hospitalisation, en offrant un soutien émotionnel.

8. **Collaboration avec les familles** : Impliquer les proches dans le plan de soins, les informer, les soutenir dans leur rôle d'aidants.

Interventions spécifiques pour favoriser l'adaptation psychique

- **Thérapies non pharmacologiques** : Les thérapies cognitivo-comportementales, la thérapie de réminiscence, la musicothérapie, l'art-thérapie peuvent aider à améliorer l'humeur, réduire l'anxiété, stimuler la cognition.

- **Activité physique adaptée** : L'exercice physique modéré contribue à améliorer l'humeur, la qualité du sommeil, la santé physique globale.

- **Gestion du stress** : Techniques de relaxation, respiration profonde, méditation peuvent être enseignées pour réduire le stress et l'anxiété.

- **Amélioration de l'environnement** : Créer un environnement sécurisant, agréable, stimulant sur le plan sensoriel, avec des repères temporels et spatiaux.

- **Interventions pharmacologiques** : Dans certains cas, des antidépresseurs, anxiolytiques ou autres médicaments peuvent être prescrits. L'aide-soignant doit surveiller l'efficacité et les effets secondaires, et assurer l'observance du traitement.

Prévention des troubles psychiques

La prévention est un aspect crucial :

- **Promotion du bien-être** : Encourager une alimentation saine, un sommeil régulier, des activités plaisantes.

- **Dépistage précoce** : Être attentif aux premiers signes de détresse psychique pour intervenir rapidement.

- **Éducation du patient et de la famille** : Fournir des informations sur le vieillissement normal, les troubles psychiques, les ressources disponibles.

- **Renforcement du soutien social** : Faciliter les contacts avec la famille, les amis, les groupes de soutien, les activités communautaires.

Considérations éthiques et culturelles

- **Respect de la dignité** : Traiter chaque patient avec respect, préserver son intimité, son autonomie décisionnelle.

- **Consentement éclairé** : S'assurer que le patient comprend les interventions proposées, respecter ses choix, même en cas de désaccord, sauf si sa sécurité est en jeu.

- **Approche centrée sur la personne** : Personnaliser les soins en fonction des besoins, des préférences, de l'histoire de vie du patient.

- **Sensibilité culturelle** : Prendre en compte les croyances, les valeurs culturelles, les pratiques religieuses du patient dans l'élaboration du plan de soins.

Formation et développement professionnel de l'aide-soignant

Pour être efficace dans l'accompagnement psychique :

- **Formation continue** : Se tenir informé des avancées en psychologie gériatrique, des nouvelles approches thérapeutiques.

- **Supervision et soutien** : Participer à des groupes de supervision pour partager les expériences, gérer le stress professionnel.

- **Réflexion éthique** : Développer une réflexion sur les dilemmes éthiques, les questions de fin de vie, les droits des patients.

- Dépression et troubles de l'humeur

La dépression et les troubles de l'humeur chez les personnes âgées représentent des enjeux majeurs en gériatrie, souvent sous-estimés et insuffisamment pris en charge. Ces affections psychiques ont un impact considérable sur la qualité de vie, l'autonomie et la santé physique des patients âgés. Pour l'aide-soignant en gériatrie, il est essentiel de comprendre les manifestations cliniques, les facteurs de risque, les conséquences et les stratégies d'intervention pour offrir un accompagnement adapté et efficace.

Caractéristiques de la dépression chez la personne âgée

La dépression chez les personnes âgées peut se manifester différemment de celle observée chez les adultes plus jeunes. Les symptômes classiques tels que la tristesse persistante peuvent être moins prononcés, tandis que d'autres signes peuvent prédominer :

1. **Symptômes somatiques** : Fatigue excessive, douleurs physiques sans cause organique évidente, troubles du sommeil (insomnie ou hypersomnie), perte ou gain de poids significatif lié à des modifications de l'appétit.

2. **Anxiété et agitation** : Nervosité, irritabilité, impatience, agitation psychomotrice.

3. **Perte d'intérêt et de plaisir** : Diminution marquée de l'intérêt pour les activités auparavant appréciées, retrait social, apathie.

4. **Troubles cognitifs** : Difficultés de concentration, troubles de la mémoire, indécision, qui peuvent être confondus avec des signes de démence.

5. **Sentiments de culpabilité et de dévalorisation** : Impression d'être un fardeau pour les proches, auto-dépréciation, pensées négatives récurrentes.

6. **Idées suicidaires** : Préoccupations morbides, pensées de mort, expressions verbales de souhait de ne plus vivre.

Il est important de noter que les personnes âgées peuvent minimiser ou ne pas exprimer spontanément leur détresse émotionnelle, rendant le dépistage de la dépression plus complexe.

Facteurs de risque de la dépression chez les personnes âgées

Plusieurs facteurs peuvent contribuer au développement de la dépression chez les personnes âgées :

1. **Événements de vie stressants** : Deuil du conjoint ou d'amis proches, perte d'indépendance, déménagement en institution, difficultés financières.

2. **Maladies physiques** : La présence de maladies chroniques invalidantes (par exemple, maladies cardiovasculaires, accidents vasculaires cérébraux, diabète, cancer) peut augmenter le risque de dépression.

3. **Douleur chronique** : Les douleurs persistantes peuvent affecter l'humeur et la qualité de vie.

4. **Isolement social** : L'absence de contacts réguliers avec la famille ou les amis, le sentiment de solitude.

5. **Antécédents personnels ou familiaux de dépression** : Une prédisposition génétique ou un historique de troubles de l'humeur.

6. **Polymédication** : Certains médicaments peuvent induire ou aggraver des symptômes dépressifs (par exemple, certains antihypertenseurs, corticostéroïdes).

7. **Consommation d'alcool ou de substances** : L'abus de substances peut masquer ou exacerber la dépression.

Conséquences de la dépression chez la personne âgée

La dépression non traitée peut avoir des répercussions graves :

1. **Déclin fonctionnel** : Aggravation de la dépendance, réduction de la mobilité, difficultés accrues dans les activités de la vie quotidienne.

2. **Aggravation des maladies physiques** : La dépression peut influencer négativement le cours des maladies chroniques, diminuer l'observance thérapeutique, affaiblir le système immunitaire.

3. **Augmentation du risque suicidaire** : Les personnes âgées dépressives ont un risque accru de tentative de suicide, souvent avec des moyens plus létaux.

4. **Hospitalisations fréquentes** : La dépression peut conduire à des hospitalisations répétées, augmentant les risques de complications nosocomiales.

5. **Altération de la qualité de vie** : Souffrance psychique, perte d'espoir, diminution du bien-être général.

Diagnostic différentiel

Il est crucial de distinguer la dépression des autres affections pouvant présenter des symptômes similaires :

- **Démences** : Les troubles cognitifs liés à la dépression (pseudodémence dépressive) peuvent être réversibles avec un traitement approprié, contrairement aux démences neurodégénératives.

- **Troubles de l'humeur secondaires** : Certaines affections médicales (hypothyroïdie, carences vitaminiques) ou médicaments peuvent provoquer des symptômes dépressifs.

Rôle de l'aide-soignant dans la détection et la prise en charge

1. **Observation attentive** : L'aide-soignant est souvent le premier à remarquer les changements dans le comportement, l'humeur ou les habitudes du patient. Il doit être attentif aux signes subtils de dépression.

2. **Communication empathique** : Établir une relation de confiance, encourager le patient à exprimer ses sentiments, écouter sans jugement.

3. **Signalement à l'équipe soignante** : Transmettre les observations aux infirmiers et aux médecins pour une évaluation approfondie.

4. **Soutien dans les activités quotidiennes** : Aider le patient à maintenir une routine, l'encourager à participer à des activités plaisantes, même s'il montre peu d'enthousiasme.

5. **Promotion de l'autonomie** : Valoriser les capacités du patient, éviter de faire à sa place ce qu'il peut réaliser lui-même, renforcer son estime de soi.

6. **Prévention de l'isolement** : Faciliter les contacts avec la famille, les amis, organiser des activités sociales ou de groupe si possible.

7. **Surveillance de l'observance thérapeutique** : Aider le patient à suivre son traitement, être vigilant aux effets secondaires des antidépresseurs, qui peuvent être plus prononcés chez les personnes âgées (par exemple, hypotension orthostatique, confusion).

8. **Éducation du patient et de la famille** : Fournir des informations sur la dépression, déstigmatiser les troubles mentaux, expliquer l'importance du traitement.

Interventions thérapeutiques

1. **Traitements pharmacologiques** : Les antidépresseurs peuvent être efficaces, mais nécessitent une posologie adaptée à l'âge et une surveillance étroite des effets indésirables. La réponse au traitement peut être plus lente chez les personnes âgées.

2. **Psychothérapies** : Les thérapies cognitivo-comportementales, la thérapie interpersonnelle peuvent aider à modifier les schémas de pensée négatifs et améliorer les compétences relationnelles.

3. **Thérapies de réminiscence** : Encourager le patient à évoquer des souvenirs positifs peut renforcer l'identité et le bien-être émotionnel.

4. **Activité physique** : L'exercice adapté améliore l'humeur, stimule la production d'endorphines, favorise le sommeil.

5. **Interventions sociales** : Participation à des clubs, des associations, activités de bénévolat pour renforcer le sentiment d'appartenance et d'utilité.

Prévention des troubles de l'humeur

1. **Promotion d'un mode de vie sain** : Alimentation équilibrée, activité physique régulière, sommeil suffisant.

2. **Maintien des liens sociaux** : Encourager les interactions, soutenir les relations familiales et amicales.

3. **Engagement dans des activités significatives** : Loisirs, hobbies, activités culturelles ou spirituelles qui apportent du plaisir et du sens.

4. **Gestion du stress** : Techniques de relaxation, méditation, respiration profonde.

5. **Surveillance des maladies chroniques** : Une gestion optimale des affections physiques peut réduire le risque de dépression.

Considérations particulières

- **Stigmatisation** : Les troubles mentaux peuvent être associés à une stigmatisation chez les personnes âgées. Il est important de normaliser la discussion autour de la santé mentale.

- **Consentement et autonomie** : Respecter les décisions du patient, même s'il refuse le traitement, tout en s'assurant qu'il est bien informé et qu'il comprend les implications.

- **Approche culturelle** : Prendre en compte les croyances, les valeurs culturelles, les pratiques religieuses qui peuvent influencer la perception de la dépression et l'acceptation des traitements.

Impact sur l'aide-soignant

- **Gestion émotionnelle** : Travailler avec des patients dépressifs peut être éprouvant. Il est important pour l'aide-soignant de reconnaître ses propres émotions, de chercher du soutien auprès des collègues ou des superviseurs.

- **Formation continue** : Se former régulièrement sur les troubles de l'humeur, les stratégies de communication, les techniques d'accompagnement.

- **Prise de recul** : Développer des mécanismes pour prévenir l'épuisement professionnel, comme le partage d'expériences, la participation à des groupes de soutien.

- Importance du soutien social et familial

Le soutien social et familial joue un rôle primordial dans la vie des personnes âgées, influençant non seulement leur bien-être émotionnel, mais également leur santé physique et mentale. Dans le contexte de la gériatrie, l'aide-soignant doit comprendre l'importance de ce soutien pour offrir une prise en charge holistique et adaptée aux besoins spécifiques des patients âgés. L'isolement social et la solitude sont des problématiques fréquentes chez les personnes âgées, et leur impact sur la santé est considérable. Le soutien social et familial peut atténuer ces effets néfastes, favoriser l'autonomie et améliorer la qualité de vie des patients.

Impact du soutien social sur la santé des personnes âgées

Les interactions sociales régulières et le soutien émotionnel de la famille et des amis contribuent à :

1. **Prévention de la dépression et de l'anxiété** : Un réseau social solide offre un espace d'expression des sentiments, de partage des expériences et de réconfort, réduisant ainsi le risque de troubles de l'humeur.

2. **Stimulation cognitive** : Les conversations, les activités partagées et les interactions sociales stimulent les fonctions cognitives, retardant le déclin cognitif et prévenant les démences.

3. **Renforcement du système immunitaire** : Le bien-être émotionnel lié au soutien social a un effet positif sur le système immunitaire, augmentant la résistance aux maladies.

4. **Adoption de comportements sains** : Les proches peuvent encourager une alimentation équilibrée, l'activité physique et l'observance des traitements médicaux.

5. **Gestion du stress** : Le soutien social aide à faire face aux situations stressantes, aux pertes et aux changements liés au vieillissement.

Rôle de la famille dans le soutien des personnes âgées

La famille est souvent la principale source de soutien pour les personnes âgées. Elle peut :

1. **Fournir une assistance pratique** : Aide dans les tâches domestiques, les courses, les rendez-vous médicaux, permettant au patient de rester à domicile plus longtemps.

2. **Offrir un soutien émotionnel** : Présence réconfortante, écoute attentive, partage de souvenirs et d'expériences.

3. **Participer aux décisions de soins** : Collaboration avec les professionnels de santé pour élaborer un plan de soins adapté, respectant les souhaits du patient.

4. **Surveiller l'état de santé** : Détection des changements physiques ou mentaux, communication avec l'équipe soignante en cas de besoin.

5. **Encourager l'autonomie** : Soutenir le patient dans les activités qu'il peut réaliser seul, valoriser ses capacités, éviter la surprotection.

Défis du soutien familial

Cependant, le rôle d'aidant familial peut être source de stress et de fatigue :

- **Charge émotionnelle et physique** : Les aidants peuvent éprouver de l'épuisement, de l'anxiété, de la dépression, impactant leur propre santé.

- **Conflits familiaux** : Désaccords sur les décisions de soins, répartition des responsabilités, peuvent entraîner des tensions.

- **Manque de connaissances** : Les aidants peuvent se sentir démunis face aux besoins complexes du patient, nécessitant une formation ou un soutien professionnel.

Rôle de l'aide-soignant dans le soutien social et familial

L'aide-soignant peut jouer un rôle clé pour renforcer le soutien social et familial :

1. **Faciliter la communication** : Servir d'intermédiaire entre le patient, la famille et l'équipe soignante, assurer une transmission claire des informations.

2. **Éduquer la famille** : Fournir des informations sur la maladie, les soins nécessaires, les techniques d'accompagnement, pour renforcer les compétences des aidants.

3. **Soutenir les aidants** : Être à l'écoute de leurs préoccupations, les orienter vers des ressources de soutien (groupes d'entraide, services de répit).

4. **Promouvoir les activités sociales** : Encourager la participation du patient à des activités communautaires, des clubs, des associations, pour élargir son réseau social.

5. **Adapter les interventions** : Prendre en compte le contexte familial et social dans la planification des soins, respecter les dynamiques familiales et les préférences culturelles.

Stratégies pour renforcer le soutien social

- **Création de liens** : Favoriser les rencontres intergénérationnelles, les visites de bénévoles, les programmes de mentorat.

- **Utilisation des technologies** : Encourager l'utilisation de la communication en ligne (appels vidéo, réseaux sociaux) pour maintenir le contact avec les proches éloignés.

- **Activités de groupe** : Organiser des ateliers, des sorties, des activités récréatives au sein des établissements de soins.

- **Participation communautaire** : Impliquer le patient dans des projets locaux, du bénévolat adapté, pour renforcer le sentiment d'utilité et d'appartenance.

Importance de la culture et des croyances

Les valeurs culturelles, les traditions et les croyances religieuses influencent la perception du soutien social :

- **Respect des pratiques culturelles** : Adapter les soins en tenant compte des coutumes, des langues, des rituels spécifiques.

- **Intégration des familles élargies** : Dans certaines cultures, la famille étendue joue un rôle central ; impliquer tous les membres pertinents dans les soins.

- **Célébration des événements** : Organiser des fêtes, des cérémonies qui respectent les traditions du patient, renforçant le lien social.

Prévention de l'isolement social

L'isolement social a des effets délétères sur la santé des personnes âgées. L'aide-soignant peut :

- **Identifier les personnes à risque** : Repérer les patients sans soutien familial, vivant seuls, ayant des difficultés de mobilité.

- **Mettre en place des interventions ciblées** : Visites à domicile, programmes de téléassistance, partenariats avec des services sociaux.

- **Encourager la participation** : Motiver le patient à s'engager dans des activités adaptées à ses capacités et intérêts.

Soutien professionnel et interdisciplinaire

- **Travail en équipe** : Collaborer avec les assistants sociaux, les psychologues, les animateurs pour offrir un soutien complet.

- **Formation continue** : Se former aux techniques de communication, à la gestion des conflits familiaux, à la médiation.

- **Promotion de politiques favorables** : Plaider pour des ressources et des programmes qui soutiennent les personnes âgées et leurs familles.

Éthique et Déontologie en Gériatrie

- Respect de la dignité et de l'autonomie

Le respect de la dignité et de l'autonomie des personnes âgées est un principe fondamental qui guide l'ensemble des actions de l'aide-soignant en gériatrie. Dans un contexte où les patients peuvent être confrontés à une perte progressive de leurs capacités physiques, cognitives ou sociales, il est essentiel de préserver leur intégrité morale et leur sentiment d'être considérés comme des individus à part entière. L'aide-soignant joue un rôle clé en adoptant une approche centrée sur la personne, en valorisant ses choix et en favorisant son autodétermination.

Compréhension de la dignité et de l'autonomie

La **dignité** est une valeur intrinsèque à chaque être humain, indépendamment de son âge, de sa santé ou de sa situation sociale. Elle implique le respect, l'honneur et la reconnaissance de la valeur de chaque individu. En gériatrie, la dignité peut être menacée par des attitudes paternalistes, une infantilisation ou un manque de considération pour les désirs et les préférences des patients.

L'**autonomie** se réfère à la capacité d'une personne à faire des choix éclairés concernant sa propre vie, y compris les décisions relatives à sa santé et à ses soins. Elle englobe le droit de contrôler son corps, son environnement et les interventions qu'elle reçoit. Pour les personnes âgées, maintenir l'autonomie est crucial pour préserver leur identité, leur estime de soi et leur qualité de vie.

Rôle de l'aide-soignant dans le respect de la dignité

1. **Communication respectueuse et empathique**
   L'aide-soignant doit adopter une communication qui respecte la personne, en utilisant un langage clair, adapté et dénué de condescendance. S'adresser au patient par son nom, le vouvoyer si tel est son souhait, et éviter les surnoms infantilisants sont des pratiques essentielles. L'écoute active permet de comprendre les besoins, les préoccupations et les souhaits du patient, en lui offrant un espace d'expression sans jugement.

2. **Préservation de l'intimité et de la confidentialité**
   Lors des soins, il est primordial de respecter l'intimité physique et psychologique du patient. Cela inclut de fermer les portes ou tirer les rideaux pendant les interventions, de couvrir le patient autant que possible et de le prévenir avant tout contact physique. L'aide-soignant doit également veiller à la confidentialité des informations personnelles, en évitant de discuter de la santé du patient en présence de tiers non autorisés.

3. **Reconnaissance de l'individualité**
   Chaque patient est une personne unique avec son histoire, ses valeurs et ses préférences. L'aide-soignant peut personnaliser les soins en tenant compte des habitudes de vie, des croyances religieuses, des coutumes culturelles et des centres d'intérêt du patient. Cette approche renforce le sentiment de dignité et de considération.

Promotion de l'autonomie

1. **Encouragement à la participation active**
   L'aide-soignant doit encourager le patient à participer activement à ses soins, en fonction de ses capacités. Cela peut concerner des actes simples comme se laver le

visage, s'habiller ou se nourrir. En stimulant l'autonomie fonctionnelle, on prévient le déclin des capacités physiques et on renforce la confiance en soi du patient.

2. **Respect des choix et des décisions du patient**
Le patient a le droit de faire des choix concernant ses soins et son mode de vie. L'aide-soignant doit présenter les options disponibles, expliquer les implications de chaque choix et respecter la décision du patient, même si elle diffère des recommandations médicales. Cela peut inclure le choix des vêtements, des activités quotidiennes ou des préférences alimentaires.

3. **Adaptation de l'environnement pour favoriser l'autonomie**
Un environnement sécurisé et adapté permet au patient de maintenir son autonomie. L'aide-soignant peut contribuer à aménager l'espace de vie en éliminant les obstacles, en installant des aides techniques comme des barres d'appui, ou en ajustant la hauteur du lit et des chaises. Faciliter l'accès aux objets personnels et aux moyens de communication renforce également l'indépendance du patient.

Gestion des situations complexes

1. **Consentement éclairé et capacité de décision**
Lorsque le patient est en mesure de comprendre les informations et de prendre des décisions, il est essentiel de lui fournir des explications claires sur les soins proposés et d'obtenir son consentement. En cas de troubles cognitifs, l'aide-soignant doit adapter sa communication, utiliser des supports visuels ou des phrases simples, et vérifier la compréhension du patient.

2. **Approche en cas de refus de soins**
Si le patient refuse un soin, l'aide-soignant doit chercher à comprendre les raisons de ce refus, qui peuvent être liées à

la douleur, à la peur, à la fatigue ou à des convictions personnelles. Il est important de respecter ce choix, d'éviter la confrontation et de proposer des alternatives ou de reporter le soin si possible. La collaboration avec l'équipe pluridisciplinaire est essentielle pour ajuster le plan de soins.

3. **Respect des directives anticipées et du projet de vie**
Si le patient a exprimé des volontés anticipées concernant sa fin de vie ou des directives spécifiques sur les soins, l'aide-soignant doit en tenir compte et s'assurer que ces souhaits sont respectés. Cela témoigne du respect de l'autonomie du patient et de sa liberté de décision.

Formation et sensibilisation de l'aide-soignant

Pour garantir le respect de la dignité et de l'autonomie, l'aide-soignant doit :

- **Développer ses compétences en communication** : Se former aux techniques d'écoute active, à la gestion des situations difficiles et à l'adaptation de la communication en fonction des capacités du patient.
- **Connaître les aspects légaux et éthiques** : Se familiariser avec les droits des patients, les chartes éthiques et les obligations professionnelles.
- **Adopter une attitude réflexive** : Remettre en question ses propres pratiques, reconnaître les préjugés ou les attitudes paternalistes, et s'engager dans une démarche d'amélioration continue.
- **Collaborer avec l'équipe pluridisciplinaire** : Partager les observations, participer aux réunions de service et contribuer à l'élaboration d'un plan de soins centré sur le patient.

Avantages du respect de la dignité et de l'autonomie

- **Amélioration de la qualité des soins** : Un patient respecté et autonome est plus susceptible de collaborer aux soins, de communiquer efficacement et de suivre les recommandations.
- **Renforcement du bien-être psychologique** : Le respect de la dignité contribue à une meilleure estime de soi, réduit l'anxiété et prévient les troubles de l'humeur.
- **Préservation de l'autonomie fonctionnelle** : En encourageant l'indépendance, on maintient les capacités physiques et cognitives du patient, retardant ainsi la dépendance.
- **Relation thérapeutique de confiance** : Une approche respectueuse favorise une relation positive entre le patient et l'aide-soignant, essentielle pour une prise en charge efficace.

- Consentement éclairé et droits du patient

Le consentement éclairé et le respect des droits du patient sont des principes fondamentaux qui régissent la relation thérapeutique entre le soignant et le patient. En gériatrie, où les patients peuvent présenter des vulnérabilités particulières liées à l'âge, il est essentiel pour l'aide-soignant de comprendre et de respecter ces concepts pour assurer des soins éthiques, légaux et centrés sur la personne.

Compréhension du consentement éclairé

Le **consentement éclairé** est le processus par lequel un patient, pleinement informé et compétent, accepte ou refuse une intervention médicale. Ce consentement repose sur plusieurs éléments clés :

1. **Information complète et compréhensible** : Le patient doit recevoir toutes les informations pertinentes concernant son état de santé, les options de traitement, les

risques et bénéfices potentiels, les alternatives possibles et les conséquences d'un refus de soins. L'information doit être présentée dans un langage clair, adapté au niveau de compréhension du patient.

2. **Capacité de décision** : Le patient doit être en mesure de comprendre les informations fournies, d'évaluer les options et de prendre une décision libre et volontaire. Cela implique qu'il ne soit pas sous l'influence de substances altérant le jugement ou de pressions indues.

3. **Volonté libre et éclairée** : Le consentement doit être donné sans coercition, manipulation ou influence excessive. Le patient doit sentir que ses choix sont respectés, quel que soit le contexte.

Rôle de l'aide-soignant dans le processus de consentement

Bien que le recueil du consentement éclairé soit généralement la responsabilité du médecin ou de l'infirmier, l'aide-soignant joue un rôle important dans ce processus :

- **Communication adaptée** : En tant que professionnel de proximité, l'aide-soignant peut aider à clarifier les informations, répondre aux questions du patient et vérifier sa compréhension. Il peut utiliser des supports visuels, des analogies simples ou reformuler les explications pour faciliter la compréhension.

- **Observation et signalement** : Si l'aide-soignant constate que le patient semble confus, anxieux ou incapable de comprendre les informations, il doit en informer l'équipe soignante pour une réévaluation de la capacité décisionnelle.

- **Respect des décisions du patient** : L'aide-soignant doit respecter le choix du patient, qu'il s'agisse d'accepter ou de refuser un soin, et éviter toute forme de jugement ou de pression.

Particularités en gériatrie

Chez les personnes âgées, plusieurs facteurs peuvent influencer le processus de consentement :

1. **Troubles cognitifs** : La présence de démences ou de troubles cognitifs peut affecter la capacité du patient à consentir. Dans ces cas, une évaluation de la capacité décisionnelle est nécessaire, et le recours à un représentant légal ou à une personne de confiance peut être envisagé.

2. **Altérations sensorielles** : Les déficits auditifs ou visuels peuvent entraver la communication. L'aide-soignant doit adapter sa communication en parlant distinctement, en utilisant des aides auditives ou des documents écrits en gros caractères.

3. **Barrières culturelles et linguistiques** : Les différences culturelles ou linguistiques peuvent compliquer la compréhension. Il peut être nécessaire de faire appel à un interprète ou à un médiateur culturel.

4. **Vulnérabilité accrue** : Les personnes âgées peuvent être plus sensibles aux influences extérieures, y compris la pression familiale ou institutionnelle. Il est important de s'assurer que le consentement est réellement libre et éclairé.

Droits du patient

Le respect des droits du patient est inscrit dans la loi et constitue une obligation pour tous les professionnels de santé. Les principaux droits comprennent :

1. **Droit à l'information** : Le patient a le droit de recevoir des informations claires, loyales et appropriées sur son état de santé, les traitements proposés et leur évolution.

2. **Droit au respect de la vie privée et de la confidentialité** : Les informations personnelles et médicales du patient doivent être protégées. L'aide-soignant doit veiller à ne pas divulguer ces informations sans le consentement du patient.

3. **Droit de consentir ou de refuser un traitement** : Le patient peut accepter ou refuser tout acte médical. Son refus doit être respecté, même s'il va à l'encontre des recommandations médicales.

4. **Droit au soulagement de la douleur** : Le patient a le droit de bénéficier de soins visant à soulager sa douleur et sa souffrance.

5. **Droit de désigner une personne de confiance** : Le patient peut nommer une personne qui sera consultée si son état ne lui permet plus d'exprimer sa volonté.

6. **Droit d'accès à son dossier médical** : Le patient peut consulter son dossier médical et obtenir une copie des informations qui y figurent.

7. **Droit au respect de la dignité** : Le patient doit être traité avec respect, sans discrimination, et sa dignité doit être préservée en toutes circonstances.

Mise en pratique pour l'aide-soignant

1. **Promotion de l'autonomie** : Encourager le patient à participer activement à ses soins, à poser des questions et à exprimer ses préférences.

2. **Communication ouverte** : Établir une relation de confiance, écouter le patient sans jugement, et faciliter le dialogue avec l'équipe soignante.

3. **Protection de la confidentialité** : Veiller à ce que les discussions concernant le patient aient lieu dans des lieux appropriés et que les dossiers soient sécurisés.

4. **Soutien en cas de vulnérabilité** : Être attentif aux signes de maltraitance, de coercition ou d'influence indue, et agir conformément aux protocoles institutionnels pour protéger le patient.

5. **Formation continue** : Se tenir informé des évolutions légales et éthiques concernant les droits des patients, et développer des compétences en éthique clinique.

Situations particulières

- **Incapacité temporaire ou permanente** : Si le patient est incapable de donner son consentement (par exemple, en cas de coma, de confusion aiguë), les soins nécessaires peuvent être dispensés dans son intérêt, en respectant les directives anticipées ou en consultant la personne de confiance.

- **Urgence médicale** : En situation d'urgence où le consentement ne peut être obtenu, les soins nécessaires pour sauver la vie du patient ou préserver sa santé peuvent être réalisés sans consentement préalable.

- **Refus de soins** : Si un patient refuse un soin essentiel, l'aide-soignant doit respecter ce choix, tout en s'assurant que le patient comprend les conséquences de son refus. Il est important de communiquer ce refus à l'équipe soignante pour une prise en charge adaptée.

Éthique et réflexion professionnelle

L'aide-soignant peut être confronté à des dilemmes éthiques lorsqu'il s'agit de respecter les droits du patient tout en assurant sa sécurité et son bien-être. Dans ces situations, il est utile de :

- **Analyser la situation** : Identifier les enjeux éthiques, les valeurs en conflit, et les obligations professionnelles.

- **Consulter l'équipe** : Discuter avec les collègues, les supérieurs hiérarchiques ou les comités d'éthique pour obtenir des perspectives et des conseils.

- **Prioriser le patient** : Garder à l'esprit que le respect de la volonté et des droits du patient est primordial, tout en veillant à ne pas nuire.

- Confidentialité et secret professionnel

La confidentialité et le secret professionnel sont des piliers essentiels de la pratique soignante, en particulier en gériatrie, où les patients âgés sont souvent vulnérables et dépendent du respect et de la confiance des professionnels de santé. Pour l'aide-soignant, ces concepts revêtent une importance majeure, car ils garantissent le respect de la vie privée du patient, protègent ses informations personnelles et renforcent la relation de confiance indispensable à des soins de qualité.

Compréhension de la confidentialité et du secret professionnel

La **confidentialité** se réfère à l'obligation de ne pas divulguer les informations personnelles et médicales concernant un patient à des tiers non autorisés. Elle englobe toutes les données obtenues dans le cadre de la relation thérapeutique, qu'elles soient de nature médicale, psychologique ou sociale.

Le **secret professionnel** est une obligation légale et éthique qui impose aux professionnels de santé de garder secrètes les informations confiées par le patient ou découvertes lors de l'exercice de leurs fonctions. En France, cette obligation est inscrite dans le Code de la santé publique et est sanctionnée pénalement en cas de violation.

Importance du secret professionnel en gériatrie

Les patients âgés peuvent présenter des situations particulières qui rendent la confidentialité encore plus cruciale :

- **Vulnérabilité accrue** : Les personnes âgées peuvent être plus dépendantes, fragiles sur le plan physique et psychologique, et donc plus susceptibles d'être affectées par une violation de leur intimité.
- **Complexité des situations familiales** : Les dynamiques familiales peuvent être complexes, avec des conflits potentiels ou des intérêts divergents entre les membres de la famille.
- **Protection contre les abus** : Le respect du secret professionnel contribue à protéger les patients contre les abus, la discrimination ou la stigmatisation.

Rôle de l'aide-soignant dans le respect de la confidentialité

1. **Gestion des informations personnelles**
   L'aide-soignant est souvent en première ligne pour recueillir des informations sensibles lors des soins quotidiens. Il doit :
   - **Collecter uniquement les informations nécessaires** pour la prise en charge du patient.
   - **Assurer la sécurité des données** : Ne pas laisser traîner des documents contenant des informations personnelles, verrouiller les dossiers informatiques, respecter les protocoles de stockage et de destruction des documents.

2. **Communication avec l'équipe soignante**
   - **Partage pertinent** : Transmettre aux collègues uniquement les informations nécessaires à la continuité des soins.

- **Discrétion** : Éviter de discuter des patients dans des lieux publics ou à portée d'oreille de personnes non autorisées (couloirs, ascenseurs, cantines).

3. **Interactions avec les familles et les proches**

    - **Respect des souhaits du patient** : Ne partager des informations avec la famille que si le patient y consent explicitement.
    - **Gestion des demandes d'informations** : Si un membre de la famille sollicite des informations, l'aide-soignant doit vérifier l'autorisation du patient ou diriger la personne vers un supérieur hiérarchique ou le médecin responsable.

4. **Utilisation des nouvelles technologies**

    - **Prudence avec les appareils électroniques** : Ne pas enregistrer ou diffuser des photos, des vidéos ou des informations sur les patients via des téléphones portables ou les réseaux sociaux.
    - **Protection des données informatiques** : Utiliser des mots de passe sécurisés, se déconnecter des sessions informatiques après usage.

Situations exceptionnelles et levée du secret professionnel

Le secret professionnel est une obligation générale, mais certaines situations peuvent nécessiter une dérogation légale :

- **Danger pour le patient ou autrui** : Si le patient présente un risque imminent pour lui-même ou pour autrui (par exemple, idées suicidaires, violences), l'aide-soignant doit alerter les autorités compétentes ou l'équipe médicale.
- **Signalement des maltraitances** : En cas de suspicion ou de constatation de maltraitance envers une personne âgée, l'aide-soignant a le devoir de signaler les faits aux autorités, conformément aux procédures établies.

- **Réquisitions judiciaires** : Si la justice demande des informations dans le cadre d'une enquête, le professionnel doit répondre dans les limites légales.

Dans ces cas, il est essentiel de suivre les protocoles institutionnels et de se référer à la hiérarchie ou aux services juridiques pour agir de manière appropriée.

Conséquences du non-respect du secret professionnel

La violation du secret professionnel peut entraîner :

- **Sanctions pénales** : En France, la divulgation d'informations couvertes par le secret professionnel est punie par la loi (article 226-13 du Code pénal) de peines pouvant aller jusqu'à un an d'emprisonnement et 15 000 euros d'amende.
- **Sanctions disciplinaires** : L'aide-soignant peut faire l'objet de mesures disciplinaires de la part de son employeur, pouvant aller jusqu'au licenciement.
- **Atteinte à la relation de confiance** : Une telle violation peut briser la confiance entre le patient et les soignants, nuire à la qualité des soins et à l'image de l'établissement.

Stratégies pour maintenir la confidentialité au quotidien

1. **Formation et sensibilisation**

   - **Connaître les obligations légales et éthiques** : Se tenir informé des textes de loi, des chartes professionnelles et des règlements internes.
   - **Participer à des formations continues** sur la confidentialité, la gestion des données et l'éthique professionnelle.

2. **Adopter des comportements exemplaires**

   - **Montrer l'exemple** : En adoptant une attitude discrète et professionnelle, l'aide-soignant encourage ses collègues à en faire de même.

- **Réagir aux manquements** : Si un collègue divulgue des informations inappropriées, l'aide-soignant doit le rappeler à l'ordre de manière respectueuse ou en informer un supérieur.

3. **Utilisation appropriée des espaces de travail**

    - **Préserver l'intimité lors des soins** : Fermer les portes, utiliser des paravents, parler à voix basse.
    - **Éviter les conversations inappropriées** dans les lieux publics ou en présence d'autres patients.

4. **Gestion des documents et supports**

    - **Ranger les dossiers** après consultation, ne pas les laisser accessibles à des personnes non autorisées.
    - **Détruire les documents** contenant des informations sensibles selon les procédures établies (broyeurs, conteneurs sécurisés).

5. **Communication avec le patient**

    - **Informer le patient** de ses droits en matière de confidentialité.
    - **Obtenir le consentement** avant de partager des informations avec des tiers, y compris la famille si nécessaire.

Rôle de l'aide-soignant dans l'équipe pluridisciplinaire

- **Collaboration respectueuse** : Partager les informations pertinentes avec l'équipe soignante de manière confidentielle.
- **Soutien mutuel** : Se soutenir entre collègues pour assurer le respect du secret professionnel, échanger sur les bonnes pratiques.

Chapitre 2

Le Rôle de l'Aide-Soignant en Gériatrie

Compétences et Qualités Requises

- Connaissances médicales de base

Pour exercer efficacement le métier d'aide-soignant en gériatrie, il est essentiel de posséder des connaissances médicales de base solides. Ces connaissances permettent de comprendre les mécanismes du corps humain, de reconnaître les signes cliniques importants et de collaborer étroitement avec l'équipe soignante. Elles constituent le socle sur lequel s'appuient les compétences pratiques et relationnelles nécessaires à la prise en charge des personnes âgées.

1. Anatomie et physiologie humaines

La compréhension de l'anatomie et de la physiologie est fondamentale pour appréhender le fonctionnement normal du corps humain et identifier les anomalies. Voici les principaux systèmes à connaître :

- **Système cardiovasculaire** : Comprendre la structure du cœur, des vaisseaux sanguins et la circulation sanguine permet de saisir les mécanismes de l'hypertension, de l'insuffisance cardiaque et des maladies coronariennes.

- **Système respiratoire** : Connaître l'anatomie des voies aériennes, des poumons et le processus d'échange gazeux est crucial pour reconnaître les signes de détresse respiratoire, de bronchopneumopathie chronique obstructive (BPCO) et d'infections pulmonaires.

- **Système nerveux** : Appréhender le fonctionnement du système nerveux central et périphérique aide à comprendre les troubles neurologiques, les accidents vasculaires cérébraux (AVC) et les maladies neurodégénératives comme la maladie d'Alzheimer et de Parkinson.

- **Système musculosquelettique** : La connaissance des os, des muscles et des articulations est essentielle pour prévenir les chutes, gérer les douleurs arthrosiques et favoriser la mobilité.

- **Système digestif** : Comprendre le processus de digestion et d'absorption des nutriments permet de surveiller l'état nutritionnel, de prévenir la constipation et de reconnaître les signes de troubles gastro-intestinaux.

- **Système urinaire** : Connaître la fonction rénale et le processus de formation de l'urine est important pour surveiller l'hydratation, prévenir les infections urinaires et détecter les signes d'insuffisance rénale.

- **Système endocrinien** : Comprendre le rôle des hormones aide à appréhender des maladies comme le diabète, l'hypothyroïdie et les déséquilibres hormonaux liés à l'âge.

- **Système immunitaire** : Saisir les mécanismes de défense de l'organisme permet de comprendre l'importance des vaccinations, de la prévention des infections et des réactions inflammatoires.

2. Signes vitaux et paramètres cliniques

La maîtrise des signes vitaux est essentielle pour évaluer l'état de santé du patient et détecter rapidement toute anomalie :

- **Température corporelle** : Comprendre les variations normales et les implications de la fièvre ou de l'hypothermie.

- **Fréquence cardiaque** : Savoir mesurer le pouls, reconnaître les rythmes normaux et les anomalies telles que la tachycardie ou la bradycardie.

- **Fréquence respiratoire** : Évaluer la respiration, repérer la dyspnée, l'apnée ou l'hyperventilation.

- **Tension artérielle** : Mesurer la pression artérielle, comprendre les valeurs normales et identifier l'hypertension ou l'hypotension.

- **Saturation en oxygène** : Utiliser un saturomètre pour vérifier l'oxygénation du sang, identifier l'hypoxie.

3. Pathologies courantes chez la personne âgée

Connaître les maladies les plus fréquentes permet de surveiller les symptômes, de prévenir les complications et de soutenir le patient :

- **Maladies cardiovasculaires** : Hypertension artérielle, insuffisance cardiaque, maladies coronariennes, AVC.

- **Troubles métaboliques** : Diabète de type 2, dyslipidémies, obésité.

- **Maladies respiratoires** : BPCO, asthme, infections pulmonaires.

- **Troubles neurologiques** : Démences, maladies de Parkinson, épilepsie.

- **Affections musculosquelettiques** : Arthrose, ostéoporose, fractures.

- **Troubles sensoriels** : Diminution de la vision (cataracte, dégénérescence maculaire), perte auditive.

- **Maladies rénales** : Insuffisance rénale chronique, infections urinaires.

- **Affections gastro-intestinales** : Constipation, ulcères, maladies hépatiques.

- **Troubles psychiques** : Dépression, anxiété, troubles du sommeil.

4. Principes de pharmacologie

Une compréhension de base de la pharmacologie est nécessaire pour aider à la gestion des médicaments, tout en respectant le rôle de l'infirmier :

- **Classes de médicaments** : Connaître les principaux types de médicaments utilisés en gériatrie (antihypertenseurs, antidiabétiques, analgésiques, anticoagulants, psychotropes).

- **Voies d'administration** : Comprendre les différentes voies (orale, cutanée, parentérale) et les précautions associées.

- **Effets secondaires** : Être vigilant aux signes d'effets indésirables courants, tels que la somnolence, les vertiges, les troubles digestifs.

- **Interactions médicamenteuses** : Avoir conscience que la polymédication peut entraîner des interactions, nécessitant une surveillance accrue.

- **Observance thérapeutique** : Encourager le patient à suivre son traitement, expliquer l'importance de la régularité et signaler tout refus ou oubli.

5. Hygiène et prévention des infections

Les principes d'hygiène sont fondamentaux pour prévenir la propagation des infections, particulièrement chez les personnes âgées dont le système immunitaire est affaibli :

- **Hygiène des mains** : Maîtriser les techniques de lavage des mains, utiliser les solutions hydroalcooliques.

- **Utilisation des équipements de protection individuelle** : Gants, masques, blouses selon les protocoles.

- **Précautions standard** : Appliquer les mesures de base pour tous les patients, indépendamment du diagnostic.

- **Gestion des déchets** : Élimination appropriée des déchets infectieux, objets tranchants.

- **Désinfection des surfaces et du matériel** : Nettoyage régulier des espaces de soins pour réduire les risques.

6. Notions de nutrition et d'hydratation

L'état nutritionnel est un déterminant majeur de la santé chez la personne âgée :

- **Besoins nutritionnels spécifiques** : Comprendre que les besoins en protéines, vitamines et minéraux peuvent être modifiés avec l'âge.

- **Signes de dénutrition** : Perte de poids involontaire, faiblesse musculaire, apathie.

- **Hydratation** : Reconnaître les signes de déshydratation (sécheresse buccale, hypotension, confusion) et encourager une consommation adéquate de liquides.

- **Adaptation de l'alimentation** : Consistance des aliments pour prévenir les fausses routes, respect des régimes spéciaux (diabétique, hypocalorique).

7. Soins de base et confort du patient

Assurer le confort et le bien-être du patient est une composante essentielle des soins :

- **Mobilisation et prévention des escarres** : Techniques pour changer les positions, utilisation de matelas adaptés, massages préventifs.

- **Toilette et hygiène personnelle** : Aide à la toilette en respectant la dignité, soins de la peau, hygiène bucco-dentaire.

- **Habillage et déshabillage** : Assistance adaptée, choix de vêtements confortables et sécuritaires.

- **Élimination urinaire et fécale** : Aide à l'utilisation des toilettes, surveillance des éliminations, prévention de l'incontinence.

- **Gestion de la douleur** : Reconnaître les signes de douleur, évaluer son intensité et informer l'équipe soignante.

8. Notions de premiers secours

En cas d'urgence, l'aide-soignant doit savoir réagir rapidement en attendant l'intervention médicale :

- **Reconnaître les situations d'urgence** : Malaise, chute, arrêt cardiaque, étouffement.

- **Gestes de premiers secours** : Position latérale de sécurité, réanimation cardio-pulmonaire de base, désobstruction des voies aériennes.

- **Appel aux secours** : Savoir qui contacter, fournir des informations claires et précises.

9. Communication thérapeutique

La communication est un outil thérapeutique puissant :

- **Écoute active** : Prêter attention, montrer de l'empathie, encourager le patient à s'exprimer.

- **Adaptation du langage** : Utiliser des mots simples, s'assurer de la compréhension, tenir compte des troubles cognitifs ou sensoriels.

- **Non-verbal** : Être attentif aux gestes, expressions faciales, posture du patient.

- **Respect et bienveillance** : Créer un climat de confiance, respecter les choix et la dignité du patient.

10. Travail en équipe pluridisciplinaire

L'aide-soignant fait partie intégrante de l'équipe de soins :

- **Transmissions écrites et orales** : Communiquer efficacement les observations, changements d'état, incidents.

- **Collaboration** : Travailler en synergie avec les infirmiers, médecins, kinésithérapeutes, diététiciens.

- **Connaissance des rôles et limites** : Respecter les compétences de chacun, ne pas outrepasser son champ d'action.

- Aptitudes relationnelles et communicationnelles

Les aptitudes relationnelles et communicationnelles occupent une place centrale dans le métier d'aide-soignant en gériatrie. En effet, la qualité de la relation établie entre l'aide-soignant et le patient âgé influence directement le bien-être, la sécurité et l'efficacité des soins prodigués. Dans un contexte où les personnes âgées peuvent faire face à des difficultés physiques, cognitives ou émotionnelles, une communication adaptée et empathique est essentielle pour répondre à leurs besoins spécifiques et préserver leur dignité.

L'importance de la communication en gériatrie

La communication avec les personnes âgées présente des particularités liées aux changements physiologiques et psychologiques du vieillissement. Les troubles sensoriels, tels que la diminution de l'audition ou de la vision, les troubles cognitifs, comme la démence, ou encore les barrières émotionnelles dues à l'isolement ou à la dépression, peuvent entraver les échanges. L'aide-soignant doit donc développer des compétences spécifiques pour établir une relation de confiance et faciliter la compréhension mutuelle.

Compétences en communication verbale

1. **Clarté et simplicité du langage** : Utiliser un vocabulaire accessible, des phrases courtes et éviter le jargon médical. Cela permet au patient de comprendre les informations transmises et de se sentir inclus dans le processus de soins.

2. **Adaptation du ton et du rythme** : Parler distinctement, à un volume approprié, en articulant bien, surtout en présence de troubles auditifs. Adapter le rythme de parole pour laisser le temps au patient de traiter l'information.

3. **Utilisation de questions ouvertes** : Encourager le patient à s'exprimer librement en posant des questions qui nécessitent plus qu'une réponse par oui ou non. Cela favorise l'expression des besoins, des préoccupations et des sentiments.

4. **Réforme et validation** : Reformuler les propos du patient pour s'assurer de la compréhension mutuelle et montrer que ses paroles sont prises en compte.

Compétences en communication non verbale

1. **Contact visuel** : Maintenir un regard bienveillant et attentif pour établir une connexion et montrer de l'intérêt.

Cela est particulièrement important pour les patients malentendants qui peuvent s'appuyer sur la lecture labiale.

2. **Expressions faciales et gestuelles** : Adopter une expression faciale chaleureuse, des gestes ouverts et accueillants. Les sourires, les hochements de tête et les signes d'approbation renforcent le message verbal.

3. **Proxémie** : Respecter la distance personnelle du patient, tout en étant suffisamment proche pour communiquer efficacement. Adapter sa position, par exemple en s'asseyant pour être à la hauteur du patient alité.

4. **Toucher thérapeutique** : Utiliser le contact physique de manière appropriée pour apporter du réconfort, comme poser une main sur l'épaule, tout en respectant les limites du patient.

Écoute active et empathie

L'écoute active est une compétence essentielle qui implique une attention totale aux paroles du patient, sans interruption ni jugement. Elle se manifeste par :

- **Concentration sur le discours du patient** : Mettre de côté ses propres pensées pour se focaliser sur ce que dit le patient.

- **Réponses verbales et non verbales** : Montrer par des signes que l'on suit le fil de la conversation, comme acquiescer ou utiliser des interjections appropriées.

- **Empathie** : Se mettre à la place du patient pour comprendre ses émotions et ses perspectives. L'empathie permet de répondre de manière adaptée aux besoins émotionnels du patient.

Gestion des situations difficiles

L'aide-soignant peut être confronté à des situations complexes, comme l'agressivité, l'anxiété ou la confusion du patient. Pour y faire face :

- **Rester calme et patient** : Ne pas réagir de manière impulsive, garder une attitude sereine pour apaiser la situation.

- **Identifier les causes** : Chercher à comprendre les raisons sous-jacentes du comportement, qu'il s'agisse de douleur, de peur ou de frustration.

- **Utiliser des techniques de déviation** : Orienter la conversation vers des sujets apaisants ou positifs pour détourner l'attention du patient.

- **Impliquer l'équipe** : Ne pas hésiter à solliciter le soutien des collègues ou des supérieurs en cas de besoin.

Communication avec les patients atteints de troubles cognitifs

Les personnes atteintes de démence ou d'autres troubles cognitifs nécessitent une approche particulière :

- **Simplifier le langage** : Utiliser des phrases simples, une idée à la fois, et éviter les questions complexes.

- **Réduire les distractions** : Communiquer dans un environnement calme pour minimiser les stimuli perturbateurs.

- **Répéter et reformuler** : Ne pas hésiter à répéter l'information de manière cohérente, en gardant un ton neutre.

- **Utiliser des supports visuels** : Recourir à des images, des objets ou des gestes pour faciliter la compréhension.

Collaboration avec la famille et les proches

La communication ne se limite pas au patient, elle inclut également les familles :

- **Informer avec tact** : Transmettre les informations pertinentes sur l'état du patient, tout en respectant la confidentialité et le consentement du patient.

- **Écouter les préoccupations** : Accueillir les questions et les sentiments des proches, qui peuvent être anxieux ou inquiets.

- **Impliquer les aidants** : Encourager la participation des proches dans les soins, selon les souhaits du patient, pour renforcer le soutien social.

Communication au sein de l'équipe soignante

Une bonne communication interprofessionnelle est indispensable :

- **Transmissions claires et précises** : Partager les informations importantes sur le patient de manière structurée, par écrit et oralement.

- **Respect et collaboration** : Favoriser un climat de confiance entre collègues, en valorisant les compétences de chacun.

- **Gestion des conflits** : Aborder les désaccords de manière constructive, en privilégiant le dialogue et la recherche de solutions.

Formation continue et développement des compétences

Les aptitudes relationnelles et communicationnelles peuvent être améliorées par :

- **Auto-évaluation** : Réfléchir sur sa pratique, identifier les points forts et les axes d'amélioration.

- **Formations spécifiques** : Participer à des ateliers ou des formations sur la communication, l'écoute active, la gestion des émotions.

- **Supervision et feedback** : Solliciter les retours des collègues et des supérieurs pour progresser.

- Gestion du stress et résilience

La gestion du stress et le développement de la résilience sont des compétences essentielles pour les aides-soignants en gériatrie, compte tenu des défis émotionnels et physiques inhérents à leur profession. Les aides-soignants sont quotidiennement confrontés à des situations complexes, telles que la prise en charge de patients atteints de maladies chroniques, la gestion de la douleur, l'accompagnement en fin de vie, ainsi que les interactions avec les familles éprouvées. Ces responsabilités peuvent engendrer un niveau élevé de stress, susceptible d'affecter leur bien-être personnel et leur efficacité professionnelle. Il est donc primordial d'adopter des stratégies de gestion du stress et de cultiver la résilience pour maintenir une pratique saine et durable.

Compréhension du stress dans le contexte gériatrique

Le stress est une réaction naturelle de l'organisme face à des situations perçues comme exigeantes ou menaçantes. Dans le contexte du travail en gériatrie, le stress peut découler de diverses sources : surcharge de travail, pression temporelle, contraintes émotionnelles liées à la souffrance des patients, complexité des soins, et parfois manque de reconnaissance. De plus, les aides-soignants peuvent éprouver du stress moral lorsqu'ils sont confrontés à des dilemmes éthiques ou à des situations de fin de vie.

Les manifestations du stress peuvent être physiques (fatigue, troubles du sommeil, tensions musculaires), émotionnelles (anxiété, irritabilité, tristesse) ou comportementales (désengagement, erreurs professionnelles). À long terme, un stress mal géré peut conduire à l'épuisement professionnel, ou burn-out, caractérisé par une fatigue émotionnelle, une dépersonnalisation et une diminution du sentiment d'accomplissement.

Stratégies de gestion du stress

Pour prévenir et gérer le stress, les aides-soignants peuvent mettre en œuvre plusieurs stratégies efficaces :

1. **Auto-évaluation et prise de conscience**
   Il est important de reconnaître les signes de stress et d'identifier les sources spécifiques. Une auto-évaluation régulière permet de prendre conscience de son état émotionnel et physique, facilitant ainsi la mise en place de mesures appropriées.

2. **Techniques de relaxation**
   Des méthodes telles que la respiration profonde, la méditation, la relaxation musculaire progressive ou le yoga peuvent aider à réduire les tensions et à favoriser un état de calme. Ces techniques peuvent être pratiquées quotidiennement, même sur de courtes périodes.

3. **Gestion du temps et organisation**
   Une planification efficace des tâches permet de réduire la surcharge de travail et le sentiment d'être débordé. Prioriser les activités, déléguer lorsque c'est possible et établir un équilibre entre vie professionnelle et personnelle sont des éléments clés.

4. **Soutien social et professionnel**
   Le partage avec les collègues de confiance, les supérieurs hiérarchiques ou les amis permet d'exprimer les frustrations, de recevoir des conseils et de se sentir soutenu. Participer à des groupes de discussion ou de

supervision peut également offrir un espace pour échanger des expériences et des stratégies.

5. **Formation continue**
   Acquérir de nouvelles compétences et se tenir informé des meilleures pratiques renforce la confiance en soi et l'efficacité professionnelle, réduisant ainsi le stress lié à l'incertitude ou à l'incompétence perçue.

6. **Prise en charge personnelle**
   Maintenir une hygiène de vie saine est essentiel : une alimentation équilibrée, un sommeil suffisant, une activité physique régulière contribuent à une meilleure résistance au stress.

7. **Limitation des facteurs de stress modifiables**
   Identifier les aspects du travail qui peuvent être changés et travailler avec l'équipe ou la direction pour améliorer les conditions, comme la répartition des tâches, les horaires, ou l'accès aux ressources nécessaires.

Développement de la résilience

La résilience est la capacité à s'adapter positivement face à l'adversité, à rebondir après des situations difficiles et à maintenir un niveau de fonctionnement optimal. Pour les aides-soignants, développer la résilience permet non seulement de gérer le stress, mais aussi de trouver un sens et une satisfaction dans leur travail malgré les défis.

Facteurs favorisant la résilience

1. **Attitude positive et optimisme**
   Cultiver une vision positive, rechercher les aspects satisfaisants du travail, célébrer les petites victoires et apprécier les moments de gratitude peuvent renforcer la motivation et le bien-être.

2. **Sens du but et de la signification**
   Se rappeler des raisons profondes qui ont conduit au choix de cette profession, reconnaître l'impact positif sur les patients et leurs familles, et aligner les actions quotidiennes avec ses valeurs personnelles contribuent à un sentiment d'accomplissement.

3. **Flexibilité et adaptation**
   Développer la capacité à s'adapter aux changements, à accepter les situations imprévues et à modifier les plans en conséquence aide à réduire la frustration et le stress.

4. **Compétences en résolution de problèmes**
   Aborder les défis de manière proactive, chercher des solutions créatives et apprendre de chaque expérience renforce la confiance en ses capacités.

5. **Réseau de soutien solide**
   Entretenir des relations positives avec les collègues, les amis et la famille offre un soutien émotionnel et pratique en cas de besoin.

6. **Auto-compassion**
   Faire preuve de bienveillance envers soi-même, reconnaître ses limites, accepter les erreurs comme des opportunités d'apprentissage et éviter l'autocritique excessive favorisent une meilleure santé mentale.

Intégration de la gestion du stress et de la résilience dans la pratique professionnelle

Les établissements de santé peuvent également jouer un rôle en soutenant les aides-soignants dans ces domaines :

- **Programmes de bien-être au travail**
  Mettre en place des initiatives visant à promouvoir la santé mentale, comme des ateliers sur la gestion du stress, des séances de relaxation, ou des activités physiques collectives.

- **Encouragement de la communication ouverte**
  Favoriser un environnement où les aides-soignants se sentent à l'aise pour exprimer leurs préoccupations, sans crainte de jugement ou de répercussions négatives.

- **Reconnaissance et valorisation**
  Reconnaître le travail accompli, offrir des retours positifs et valoriser les contributions individuelles et collectives renforcent le moral et l'engagement.

- **Accès aux ressources professionnelles**
  Fournir un soutien psychologique, comme l'accès à des conseillers ou des psychologues, et informer sur les ressources disponibles pour aider en cas de difficultés.

Responsabilités et Limites du Rôle

- Activités autorisées et actes délégués

Le métier d'aide-soignant est régi par un cadre légal et réglementaire qui définit précisément les activités autorisées et les actes pouvant être délégués par l'infirmier ou le médecin. Comprendre ces limites est essentiel pour exercer en toute sécurité, assurer la qualité des soins et respecter les obligations professionnelles. Dans le contexte de la gériatrie, où les besoins des patients âgés sont complexes et variés, l'aide-soignant joue un rôle crucial en collaboration étroite avec l'équipe soignante.

Cadre légal et réglementaire

En France, le rôle de l'aide-soignant est défini par le Code de la santé publique et les textes réglementaires associés. Les aides-soignants exercent sous la responsabilité de l'infirmier, conformément à l'article R.4311-4 du Code de la santé publique, qui précise les actes qu'ils sont autorisés à réaliser.

Activités autorisées de l'aide-soignant

Les aides-soignants contribuent aux soins d'hygiène, de confort et de bien-être des patients. Leurs activités principales incluent :

1. **Soins d'hygiène et de confort** : Aider à la toilette, aux soins de bouche, à l'habillage et au déshabillage, tout en respectant l'intimité et la dignité du patient.

2. **Aide à l'alimentation et à l'hydratation** : Accompagner le patient lors des repas, veiller à ses besoins nutritionnels, respecter les régimes prescrits et prévenir les risques de fausse route.

3. **Mobilisation et installation** : Aider le patient à se déplacer, à changer de position pour prévenir les escarres, utiliser les aides techniques appropriées et assurer sa sécurité.

4. **Surveillance de l'état clinique** : Observer les signes cliniques (température, pouls, respiration), détecter les changements dans l'état de santé du patient et en informer l'infirmier.

5. **Entretien de l'environnement** : Assurer la propreté de l'espace de vie du patient, gérer le linge, veiller au confort et à la sécurité des lieux.

6. **Soutien relationnel** : Écouter le patient, le réconforter, favoriser les échanges, contribuer à maintenir son moral et son bien-être psychologique.

7. **Participation à l'accueil et à l'intégration** : Faciliter l'arrivée du patient dans le service, l'informer sur le fonctionnement de l'établissement, présenter l'équipe soignante.

8. **Transmission des informations** : Communiquer de manière précise et complète avec l'équipe soignante,

participer aux transmissions écrites et orales, respecter le secret professionnel.

Actes délégués par l'infirmier

L'infirmier peut déléguer certains actes à l'aide-soignant, dans le respect des textes réglementaires et sous sa responsabilité. Ces actes délégués doivent répondre à plusieurs conditions :

- **Compétence de l'aide-soignant** : L'aide-soignant doit avoir reçu une formation adéquate et être capable de réaliser l'acte en toute sécurité.

- **Absence de contre-indications** : Le patient doit être dans un état stable, sans risque particulier lié à l'acte délégué.

- **Suivi et évaluation** : L'infirmier doit s'assurer du bon déroulement de l'acte et être disponible pour intervenir si nécessaire.

Parmi les actes pouvant être délégués, on trouve :

1. **Prise de paramètres vitaux** : Mesure de la température, du pouls, de la tension artérielle, de la fréquence respiratoire, sous la supervision de l'infirmier.

2. **Aide à la prise de médicaments** : Distribution de médicaments non injectables préparés par l'infirmier, en veillant à l'observance et en surveillant les effets indésirables.

3. **Soins liés aux éliminations** : Pose de bassins, aide à l'utilisation des toilettes, surveillance des diurèses et des selles, gestion des dispositifs d'élimination (poches à urine, stomies) après formation spécifique.

4. **Prévention des escarres** : Réalisation de massages préventifs, application de crèmes protectrices, mise en place de supports adaptés.

5. **Soins de nursing spécialisés** : Participation aux soins de patients atteints de troubles cognitifs, sous la guidance de l'infirmier et après formation adaptée.

Limites des actes délégués

Il est important de noter que certains actes sont strictement réservés aux infirmiers ou aux médecins et ne peuvent en aucun cas être délégués à l'aide-soignant. Parmi ces actes interdits à la délégation :

- **Administration de médicaments injectables** : Les injections sous-cutanées, intramusculaires ou intraveineuses sont du ressort exclusif de l'infirmier.

- **Pose de perfusions** : La mise en place de cathéters veineux périphériques ou centraux.

- **Prélèvements sanguins** : Les prises de sang nécessitent une formation spécifique et une autorisation légale.

- **Soins techniques spécialisés** : Pansements complexes, sondages vésicaux, aspirations trachéales.

- **Élaboration du diagnostic infirmier** : L'évaluation des besoins, la planification des soins et la prise de décisions cliniques relèvent de la compétence de l'infirmier.

Responsabilités et collaboration interprofessionnelle

L'aide-soignant exerce sous la responsabilité de l'infirmier, ce qui implique une collaboration étroite et une communication efficace. Il doit respecter les protocoles établis, les prescriptions médicales et les directives de l'infirmier. En cas de doute ou de situation inhabituelle, il est essentiel de consulter l'infirmier avant d'agir.

La responsabilité de l'aide-soignant est également engagée en cas de faute professionnelle. Il doit exercer avec diligence, compétence et prudence, conformément aux règles de l'art et aux bonnes pratiques.

Formation continue et développement des compétences

Pour assurer la qualité des soins et élargir ses compétences, l'aide-soignant est encouragé à participer à des formations continues. Ces formations peuvent porter sur :

- **Nouvelles techniques de soins** : Mise à jour des connaissances sur les protocoles, les dispositifs médicaux, les approches thérapeutiques.

- **Prise en charge spécifique** : Formation sur la gestion de la douleur, les soins palliatifs, la communication avec les patients atteints de démence.

- **Hygiène et prévention des infections** : Renforcement des pratiques en matière d'hygiène des mains, d'asepsie, de gestion des épidémies.

- **Sécurité des soins** : Prévention des chutes, gestion des risques, utilisation des équipements de protection individuelle.

Éthique et respect du patient

Dans toutes ses activités, l'aide-soignant doit agir avec respect, bienveillance et en accord avec les principes éthiques de la profession. Il doit veiller à :

- **Respecter la dignité du patient** : Préserver l'intimité, respecter les choix et les valeurs du patient.

- **Assurer la confidentialité** : Protéger les informations personnelles et médicales, respecter le secret professionnel.

- **Promouvoir l'autonomie** : Encourager le patient à participer à ses soins, à maintenir ses capacités fonctionnelles.

- Collaboration avec l'équipe soignante

La collaboration avec l'équipe soignante est un élément fondamental dans la pratique de l'aide-soignant en gériatrie. Elle constitue le socle sur lequel repose la qualité des soins prodigués aux personnes âgées, en favorisant une prise en charge globale, cohérente et centrée sur le patient. Dans un contexte où les besoins des patients sont complexes et multidimensionnels, la synergie entre les différents professionnels de santé est essentielle pour assurer une réponse adaptée et efficace.

Importance de la collaboration interprofessionnelle

La personne âgée présente souvent des pathologies multiples, des fragilités physiques, cognitives et sociales qui nécessitent une approche pluridisciplinaire. La collaboration au sein de l'équipe soignante permet de :

1. **Assurer la continuité des soins** : En partageant les informations pertinentes, chaque membre de l'équipe peut adapter ses interventions en fonction de l'évolution de l'état du patient, évitant ainsi les redondances ou les omissions.

2. **Optimiser la qualité des soins** : La mise en commun des compétences et des perspectives de chaque professionnel enrichit la prise en charge, permettant de proposer des solutions innovantes et personnalisées.

3. **Prévenir les erreurs et les incidents** : Une communication efficace réduit les risques d'erreurs médicamenteuses, de mauvais suivis ou de complications évitables.

4. **Favoriser le bien-être du patient** : En travaillant ensemble, l'équipe crée un environnement rassurant pour le patient, qui se sent soutenu et compris dans sa globalité.

Rôle de l'aide-soignant dans l'équipe soignante

L'aide-soignant occupe une place centrale au sein de l'équipe, grâce à sa proximité avec le patient et sa connaissance fine de ses besoins quotidiens. Ses responsabilités en matière de collaboration incluent :

1. **Transmissions d'informations**

    o **Observations cliniques** : L'aide-soignant est souvent le premier à détecter les changements dans l'état du patient, tels que des signes de douleur, de confusion, de fatigue ou de détresse. Il est essentiel qu'il communique ces observations à l'infirmier ou au médecin pour une évaluation approfondie.

    o **Transmissions écrites et orales** : Participer activement aux transmissions lors des relèves, en fournissant des informations précises, objectives et pertinentes, permet d'assurer la continuité des soins entre les équipes.

2. **Participation aux réunions de service**

    o **Échanges interdisciplinaires** : Les réunions de service ou de synthèse sont des occasions pour l'aide-soignant de partager ses observations, de proposer des idées et de contribuer à l'élaboration du plan de soins.

    o **Mise en commun des expériences** : Discuter des cas complexes, partager des réussites ou des difficultés rencontrées favorise l'apprentissage collectif et l'amélioration des pratiques.

3. **Coordination des interventions**
    - **Planification des soins** : Collaborer avec les infirmiers, les kinésithérapeutes, les ergothérapeutes et autres professionnels pour organiser les soins de manière efficace, en tenant compte des priorités et des contraintes de chacun.
    - **Adaptation aux besoins du patient** : En fonction des retours de l'équipe, ajuster les interventions pour mieux répondre aux attentes du patient, par exemple en modifiant les horaires de soins pour respecter son rythme de vie.

4. **Soutien aux collègues**
    - **Travail en binôme** : Lors de mobilisations difficiles ou de situations à risque, l'aide-soignant peut solliciter l'aide d'un collègue pour assurer la sécurité du patient et du soignant.
    - **Partage des connaissances** : Transmettre ses compétences spécifiques, notamment en matière de communication avec les patients atteints de troubles cognitifs, contribue à renforcer les capacités de l'équipe.

Communication efficace au sein de l'équipe

Une communication claire et respectueuse est la clé d'une collaboration réussie. Pour y parvenir, l'aide-soignant doit :

1. **Adopter une attitude professionnelle**
    - **Respect mutuel** : Traiter chaque membre de l'équipe avec considération, reconnaître les compétences de chacun et éviter les jugements ou les critiques non constructives.

- **Ouverture d'esprit** : Être réceptif aux suggestions, accepter les retours et les critiques de manière positive pour améliorer sa pratique.

2. **Utiliser des outils de communication appropriés**

    - **Dossiers de soins** : Consigner les informations importantes de manière claire, concise et conforme aux protocoles établis.

    - **Supports numériques** : Maîtriser les logiciels de gestion des soins, les applications de communication interne, tout en respectant les règles de confidentialité et de sécurité des données.

3. **Gérer les conflits de manière constructive**

    - **Recherche de solutions** : En cas de désaccord, privilégier le dialogue, exprimer ses points de vue de manière assertive et chercher un compromis dans l'intérêt du patient.

    - **Médiation** : Si nécessaire, faire appel à un tiers neutre, comme un supérieur hiérarchique, pour faciliter la résolution du conflit.

Collaboration avec les autres professionnels de santé

Outre l'équipe infirmière, l'aide-soignant interagit avec divers professionnels :

1. **Médecins**

    - **Informations pertinentes** : Transmettre aux médecins les observations cliniques significatives qui peuvent influencer le diagnostic ou le traitement.

- **Suivi des prescriptions** : Veiller à la mise en œuvre des prescriptions médicales, en collaboration avec l'infirmier.

2. **Kinésithérapeutes et ergothérapeutes**

    - **Soutien aux rééducations** : Aider le patient lors des exercices, encourager sa participation, respecter les consignes pour favoriser la récupération fonctionnelle.

    - **Aménagement de l'environnement** : Collaborer pour adapter le domicile ou la chambre du patient, installer des aides techniques pour faciliter les activités quotidiennes.

3. **Psychologues**

    - **Observation du comportement** : Signaler les changements d'humeur, les signes d'anxiété ou de dépression qui peuvent nécessiter une intervention psychologique.

    - **Soutien émotionnel** : Appliquer les recommandations du psychologue pour améliorer le bien-être mental du patient.

4. **Assistants sociaux**

    - **Orientation vers les ressources** : Informer l'assistant social des besoins du patient en matière d'aides financières, de services à domicile ou d'hébergement.

    - **Coordination des démarches** : Faciliter la communication entre le patient, sa famille et les services sociaux.

Formation continue et développement professionnel

La collaboration efficace repose également sur le développement des compétences :

1. **Participation aux formations**

    o **Mises à jour des connaissances** : Se tenir informé des évolutions dans les pratiques de soins, les protocoles, les réglementations.

    o **Ateliers interprofessionnels** : Participer à des formations conjointes avec d'autres professionnels pour renforcer la cohésion de l'équipe.

2. **Supervision et tutorat**

    o **Accompagnement des nouveaux arrivants** : Accueillir les stagiaires ou les nouveaux collègues, partager les bonnes pratiques, favoriser leur intégration.

    o **Réflexion sur la pratique** : Engager des discussions sur les cas complexes, analyser les situations pour améliorer les interventions futures.

Impact positif sur la qualité des soins

Une collaboration harmonieuse au sein de l'équipe soignante se traduit par :

1. **Amélioration de la satisfaction du patient**

    o **Soins personnalisés** : En coordonnant les efforts, l'équipe peut proposer des soins adaptés aux besoins spécifiques du patient, renforçant son confort et sa confiance.

- **Réactivité** : La communication fluide permet de réagir rapidement aux changements de l'état du patient, prévenant les complications.

2. **Efficience organisationnelle**

    - **Optimisation des ressources** : En répartissant les tâches de manière équitable, l'équipe évite la surcharge de travail et améliore l'efficacité des interventions.

    - **Réduction des erreurs** : La surveillance mutuelle et le partage d'informations réduisent les risques d'erreurs médicamenteuses ou de négligences.

3. **Climat de travail positif**

    - **Motivation et engagement** : Une équipe soudée favorise un environnement de travail agréable, encourageant l'implication de chacun.

    - **Développement professionnel** : La collaboration offre des opportunités d'apprentissage mutuel et de progression dans les compétences.

- Responsabilité légale et professionnelle

La responsabilité légale et professionnelle est un pilier fondamental de la pratique des aides-soignants en gériatrie. Elle englobe l'ensemble des obligations juridiques, éthiques et déontologiques qui guident l'action de ces professionnels de santé. Comprendre et respecter ces responsabilités est essentiel pour assurer des soins de qualité, protéger les droits des patients et garantir la sécurité juridique des aides-soignants eux-mêmes. Dans un contexte où les personnes âgées sont souvent vulnérables, il est crucial que les aides-soignants exercent leur métier avec rigueur, intégrité et conscience professionnelle.

Cadre juridique de la profession d'aide-soignant

En France, la profession d'aide-soignant est réglementée par le Code de la santé publique, qui définit les compétences, les actes autorisés et les obligations professionnelles. Les aides-soignants exercent sous la responsabilité des infirmiers, conformément à l'article R.4311-4 du Code de la santé publique. Ce cadre légal précise les limites de leur champ d'action et les conditions dans lesquelles ils peuvent intervenir auprès des patients.

Par ailleurs, les aides-soignants sont soumis aux mêmes obligations légales que l'ensemble des professionnels de santé, notamment en matière de secret professionnel, de respect des droits du patient et de responsabilité civile et pénale.

Responsabilité civile

La responsabilité civile de l'aide-soignant concerne les dommages causés à un patient du fait d'une faute, d'une négligence ou d'une imprudence dans l'exercice de ses fonctions. Si un patient subit un préjudice en raison d'un acte ou d'une omission de l'aide-soignant, ce dernier peut être tenu de réparer le dommage.

Par exemple, si un aide-soignant provoque une chute du patient en ne respectant pas les protocoles de mobilisation, il peut être jugé responsable des blessures occasionnées. La responsabilité civile a pour but de compenser le préjudice subi par la victime, généralement sous la forme d'indemnités financières.

Responsabilité pénale

La responsabilité pénale implique des sanctions pour des infractions définies par la loi, telles que la violation du secret professionnel, la maltraitance, l'homicide involontaire ou la mise en danger délibérée de la vie d'autrui. Les aides-soignants peuvent être poursuivis pénalement s'ils commettent des actes contraires à la loi dans le cadre de leur activité professionnelle.

Par exemple, la divulgation d'informations confidentielles sur un patient constitue une infraction pénale punie par l'article 226-13 du Code pénal. De même, la maltraitance physique ou psychologique envers une personne vulnérable est sévèrement sanctionnée.

Obligations professionnelles et déontologiques

Au-delà des obligations légales, les aides-soignants sont tenus de respecter des principes éthiques et déontologiques qui guident leur pratique :

1. **Respect de la dignité et des droits du patient**
   Les aides-soignants doivent traiter chaque patient avec respect, sans discrimination, en préservant sa dignité, son intimité et son autonomie. Ils doivent veiller à respecter les choix du patient, y compris son droit de consentir ou de refuser un soin.

2. **Secret professionnel**
   Le secret professionnel est une obligation fondamentale. Il interdit la divulgation de toute information personnelle concernant le patient, obtenue dans le cadre de l'exercice professionnel. Cette obligation vise à protéger la vie privée du patient et à instaurer une relation de confiance.

3. **Compétence et mise à jour des connaissances**
   Les aides-soignants ont le devoir d'exercer leurs fonctions avec compétence et diligence. Ils doivent maintenir à jour leurs connaissances et leurs compétences, notamment en participant à des formations continues, pour assurer des soins de qualité et conformes aux évolutions des pratiques.

4. **Obligation de prudence et de sécurité**
   Ils doivent prendre toutes les précautions nécessaires pour assurer la sécurité des patients, en respectant les protocoles, les procédures d'hygiène et les règles de bonnes pratiques. Cela inclut la prévention des infections,

la gestion des risques liés aux soins et la surveillance attentive de l'état des patients.

5. **Collaboration interprofessionnelle**
Les aides-soignants doivent travailler en étroite collaboration avec l'équipe soignante, en respectant les compétences et les responsabilités de chacun. Ils doivent communiquer de manière efficace et professionnelle, en partageant les informations pertinentes pour la prise en charge du patient.

Situations particulières et obligations spécifiques

1. **Signalement des situations de maltraitance**
Les aides-soignants ont l'obligation légale de signaler les situations de maltraitance ou de mise en danger concernant les patients vulnérables. Cela peut inclure la négligence, les abus physiques, psychologiques ou financiers. Le signalement doit être effectué auprès des autorités compétentes, en suivant les procédures établies.

2. **Gestion des refus de soins**
Si un patient refuse un soin, l'aide-soignant doit respecter sa décision, après s'être assuré que le patient est bien informé des conséquences. Il doit informer l'infirmier ou le médecin responsable pour évaluer la situation et déterminer les actions à entreprendre.

3. **Interdiction de l'exercice illégal de la médecine ou de la profession d'infirmier**
L'aide-soignant doit veiller à ne pas réaliser d'actes réservés aux médecins ou aux infirmiers, tels que les actes diagnostiques, la prescription de traitements, l'administration de médicaments injectables ou la réalisation de soins techniques spécifiques non autorisés.

Conséquences en cas de manquement

Les manquements aux obligations légales et professionnelles peuvent avoir des conséquences graves pour l'aide-soignant :

- **Sanctions disciplinaires** : L'employeur peut prendre des mesures disciplinaires, allant de l'avertissement au licenciement pour faute grave.
- **Sanctions pénales** : En cas d'infraction à la loi, l'aide-soignant peut être condamné à des amendes, des peines de prison ou des interdictions d'exercer.
- **Responsabilité civile** : Il peut être tenu de réparer financièrement les dommages causés au patient.
- **Atteinte à la réputation professionnelle** : Les manquements peuvent affecter la crédibilité et la confiance accordée à l'aide-soignant par les patients, les collègues et les employeurs.

Prévention et gestion des risques juridiques

Pour se protéger et exercer en toute sécurité, l'aide-soignant doit :

1. **Connaître le cadre légal**
   Se familiariser avec les lois, les règlements et les textes professionnels régissant sa pratique. Cela inclut le Code de la santé publique, le Code de déontologie des infirmiers (qui guide également les aides-soignants), et les protocoles internes de l'établissement.

2. **Respecter les procédures et les protocoles**
   Appliquer rigoureusement les procédures de soins, les règles d'hygiène, les protocoles de sécurité et les directives de l'équipe soignante. Cela réduit les risques d'erreurs et de fautes professionnelles.

3. **Documenter les actions**
   Consigner de manière précise et objective les soins effectués, les observations cliniques et les incidents éventuels dans les dossiers de soins. Une bonne traçabilité

est essentielle pour assurer la continuité des soins et se protéger en cas de litige.

4. **Communiquer efficacement**
   Maintenir une communication claire et professionnelle avec l'équipe soignante, les patients et les familles. En cas de doute ou de situation complexe, il est important de consulter l'infirmier ou le médecin.

5. **Participer à la formation continue**
   Actualiser régulièrement ses connaissances et compétences, notamment en matière de législation, d'éthique et de bonnes pratiques. Les formations permettent également de sensibiliser aux risques juridiques et aux moyens de les prévenir.

Éthique professionnelle

Au-delà des obligations légales, l'éthique professionnelle guide l'action de l'aide-soignant vers une pratique respectueuse, humaine et responsable. Cela implique :

- **Bienfaisance** : Agir dans l'intérêt du patient, promouvoir son bien-être et prévenir les préjudices.
- **Non-malfaisance** : Éviter de causer du tort au patient, que ce soit par action ou omission.
- **Justice** : Traiter tous les patients avec équité, sans discrimination, et veiller à une répartition juste des ressources.
- **Autonomie** : Respecter le droit du patient à décider pour lui-même, en favorisant son autonomie et sa participation aux soins.

Relation avec les Familles et les Proches

- Communication empathique

La communication empathique est une compétence essentielle pour l'aide-soignant en gériatrie, car elle permet d'établir une relation de confiance avec les personnes âgées, de comprendre leurs besoins profonds et de répondre de manière adaptée à leurs attentes. L'empathie, c'est la capacité à se mettre à la place de l'autre, à ressentir ses émotions tout en maintenant une certaine distance professionnelle. Dans le contexte des soins aux personnes âgées, souvent confrontées à des problèmes de santé, de solitude ou de perte d'autonomie, l'empathie joue un rôle crucial pour leur bien-être et leur qualité de vie.

Les principes de la communication empathique

1. **Écoute active** : L'écoute active est la base de la communication empathique. Elle consiste à porter une attention totale à l'interlocuteur, en étant pleinement présent dans l'échange. Cela implique de se concentrer sur les paroles du patient, de ne pas l'interrompre et de montrer par des signes non verbaux (hochements de tête, regard attentif) que l'on suit ce qu'il dit.

2. **Respect et considération** : Traiter chaque patient avec respect, sans jugement ni préjugés, est fondamental. Il s'agit de reconnaître sa dignité, ses valeurs, ses croyances et son histoire de vie. La considération positive inconditionnelle favorise un climat de confiance et d'ouverture.

3. **Authenticité** : Être sincère et authentique dans ses échanges renforce la crédibilité et la confiance. L'aide-soignant doit éviter les attitudes artificielles ou les faux-semblants, et exprimer ses sentiments de manière appropriée.

4. **Réceptivité émotionnelle** : Être sensible aux émotions du patient, qu'elles soient exprimées verbalement ou non verbalement. Cela implique de percevoir les signaux émotionnels, comme la tristesse, l'anxiété ou la colère, et de les reconnaître dans l'échange.

5. **Réponse adaptée** : Après avoir compris les émotions et les besoins du patient, l'aide-soignant doit y répondre de manière appropriée. Cela peut se faire par des paroles réconfortantes, des gestes de soutien ou des actions concrètes pour aider le patient.

Techniques pour développer la communication empathique

1. **Utiliser un langage adapté** : Employer des mots simples, éviter le jargon médical et adapter son discours au niveau de compréhension du patient. Cela facilite la compréhension et montre que l'on se soucie de sa capacité à suivre la conversation.

2. **Poser des questions ouvertes** : Encourager le patient à s'exprimer en posant des questions qui nécessitent plus qu'une réponse par oui ou non. Par exemple, « Comment vous sentez-vous aujourd'hui ? » ou « Pouvez-vous me parler de ce qui vous inquiète ? ».

3. **Reformulation** : Répéter avec ses propres mots ce que le patient vient de dire, pour vérifier sa compréhension et montrer que l'on est attentif. Par exemple, « Si j'ai bien compris, vous êtes préoccupé par votre prochaine intervention médicale, c'est bien cela ? ».

4. **Validation des sentiments** : Reconnaître et légitimer les émotions du patient. Par exemple, « Je comprends que cela puisse vous effrayer » ou « Il est normal de se sentir triste dans cette situation ».

5. **Silence empathique** : Savoir respecter des moments de silence, qui permettent au patient de réfléchir ou

d'exprimer des émotions difficiles. Le silence peut être un puissant outil pour approfondir l'échange.

Les obstacles à la communication empathique

1. **Préjugés et stéréotypes** : Les idées préconçues sur les personnes âgées peuvent entraver la capacité à se connecter véritablement avec le patient. Il est important de prendre conscience de ses propres préjugés et de les mettre de côté.

2. **Barrières linguistiques et culturelles** : Les différences de langue ou de culture peuvent rendre la communication plus difficile. L'aide-soignant doit faire des efforts pour comprendre le patient, éventuellement en faisant appel à des interprètes ou en se renseignant sur sa culture.

3. **Émotions personnelles** : Les propres émotions de l'aide-soignant, comme le stress ou la fatigue, peuvent interférer avec sa capacité à être empathique. Il est important de gérer ses émotions et de prendre soin de soi pour être disponible pour le patient.

4. **Manque de temps** : Les contraintes organisationnelles peuvent limiter le temps consacré à chaque patient. Toutefois, même de courtes interactions peuvent être empreintes d'empathie si l'on est pleinement présent.

Les bénéfices de la communication empathique

1. **Amélioration de la relation soignant-soigné** : Une communication empathique renforce le lien de confiance, facilite la collaboration du patient et améliore sa satisfaction vis-à-vis des soins reçus.

2. **Meilleure compréhension des besoins du patient** : En étant attentif et empathique, l'aide-soignant peut identifier des besoins non exprimés, anticiper les problèmes et adapter les soins en conséquence.

3. **Réduction de l'anxiété et de la détresse** : Le soutien émotionnel apporté par une communication empathique peut apaiser les craintes du patient, réduire son stress et favoriser son bien-être psychologique.

4. **Promotion de l'autonomie** : En valorisant les sentiments et les choix du patient, l'aide-soignant encourage son autonomie et son implication dans les décisions concernant sa santé.

Mise en pratique de la communication empathique en gériatrie

1. **Adaptation aux troubles cognitifs** : Avec les patients atteints de démence ou de troubles cognitifs, la communication empathique nécessite des ajustements. Utiliser des phrases simples, répéter calmement les informations et être patient sont des stratégies efficaces.

2. **Gestion des émotions difficiles** : Les personnes âgées peuvent exprimer de la colère, de la frustration ou de la tristesse. L'aide-soignant doit accueillir ces émotions sans les prendre personnellement et offrir un soutien approprié.

3. **Respect des rythmes individuels** : Prendre le temps nécessaire pour chaque patient, respecter son rythme de parole et ne pas le brusquer, même en cas de contraintes de temps.

4. **Intégration de la famille** : La famille joue un rôle important dans le bien-être du patient. Communiquer de manière empathique avec les proches peut renforcer le soutien autour du patient et améliorer la qualité des soins.

Formation et développement des compétences en communication empathique

1. **Auto-réflexion** : Prendre le temps de réfléchir à ses propres pratiques de communication, identifier les points forts et les axes d'amélioration.

2. **Formations spécifiques** : Participer à des ateliers ou des formations sur la communication empathique, l'écoute active ou la gestion des émotions.

3. **Supervision et feedback** : Demander des retours à ses collègues ou supérieurs hiérarchiques et être ouvert aux critiques constructives.

4. **Pratique régulière** : Comme toute compétence, la communication empathique s'améliore avec la pratique. Intégrer consciemment ces techniques dans le quotidien professionnel.

- Gestion des attentes et des émotions

La gestion des attentes et des émotions est un aspect fondamental du rôle de l'aide-soignant en gériatrie. Les personnes âgées font face à de nombreux défis liés au vieillissement, tels que la perte d'autonomie, les maladies chroniques, les changements de mode de vie et parfois l'isolement social. Ces situations peuvent engendrer une multitude d'émotions, allant de l'anxiété et la tristesse à la colère et la frustration. De plus, les patients et leurs familles ont souvent des attentes spécifiques concernant les soins prodigués. L'aide-soignant doit donc être en mesure de naviguer habilement entre ces attentes et ces émotions pour offrir un accompagnement de qualité.

Compréhension des attentes des patients et de leurs familles

Les attentes des patients âgés et de leurs familles peuvent être variées et influencées par plusieurs facteurs :

1. **Attentes en matière de soins** : Les patients souhaitent recevoir des soins adaptés à leurs besoins, avec une attention particulière portée à leur confort et à leur dignité. Ils attendent de l'aide-soignant qu'il soit compétent, attentionné et respectueux.

2. **Maintien de l'autonomie** : Beaucoup de personnes âgées aspirent à conserver leur indépendance le plus longtemps possible. Elles peuvent avoir des attentes élevées quant à leur capacité à effectuer certaines activités quotidiennes, même si leur état de santé limite ces possibilités.

3. **Communication et information** : Les patients et leurs familles attendent une communication claire, honnête et empathique. Ils souhaitent être informés des soins, des traitements et des évolutions de l'état de santé.

4. **Soutien émotionnel** : Face aux défis du vieillissement, les patients recherchent un soutien émotionnel. Ils attendent de l'aide-soignant qu'il soit à l'écoute de leurs préoccupations et qu'il les aide à surmonter leurs angoisses.

Pour répondre à ces attentes, l'aide-soignant doit adopter une approche centrée sur le patient, en prenant le temps de comprendre ses besoins spécifiques et en adaptant ses interventions en conséquence. Il est essentiel de créer une relation de confiance, basée sur le respect mutuel et la considération.

Gestion des émotions des patients

Les personnes âgées peuvent éprouver des émotions intenses liées à leur condition. L'aide-soignant doit être capable de reconnaître ces émotions et de les gérer de manière appropriée :

1. **Reconnaître et accepter les émotions** : Il est important de reconnaître les sentiments du patient sans les juger. Qu'il s'agisse de peur, de colère ou de tristesse, ces émotions sont légitimes et méritent d'être entendues.

2. **Écoute active** : Pratiquer l'écoute active en accordant une attention pleine et entière au patient. Cela implique de laisser le patient s'exprimer librement, sans interruption, et de montrer de l'empathie.

3. **Validation émotionnelle** : Valider les émotions du patient en exprimant une compréhension sincère. Par exemple, dire « Je comprends que cela puisse être difficile pour vous » peut aider le patient à se sentir compris et soutenu.

4. **Offrir du soutien** : Proposer des solutions ou des activités qui peuvent aider le patient à gérer ses émotions, comme des exercices de relaxation, des discussions sur des sujets plaisants ou l'encourager à participer à des activités sociales.

5. **Collaborer avec l'équipe soignante** : Si le patient présente des signes de détresse émotionnelle importants, il est crucial d'en informer l'équipe soignante pour qu'une prise en charge adaptée soit mise en place, éventuellement avec l'intervention d'un psychologue.

Gestion des attentes irréalistes

Parfois, les patients ou leurs familles peuvent avoir des attentes irréalistes concernant les soins ou l'évolution de la maladie. L'aide-soignant doit alors :

1. **Communiquer avec tact** : Expliquer de manière claire et empathique les réalités médicales et les limitations liées à la condition du patient.

2. **Établir des objectifs réalistes** : Collaborer avec le patient et sa famille pour définir des objectifs atteignables, en valorisant les progrès, même modestes.

3. **Impliquer les proches** : Encourager la participation de la famille dans le plan de soins, tout en respectant les

souhaits du patient, peut aider à aligner les attentes de chacun.

4. **Faire preuve de patience** : Comprendre que l'acceptation des limitations peut prendre du temps et nécessite un accompagnement continu.

Gestion de ses propres émotions

L'aide-soignant est également confronté à ses propres émotions face aux situations difficiles. Pour maintenir une relation professionnelle et offrir le meilleur soutien possible, il doit :

1. **Développer la conscience de soi** : Reconnaître ses propres réactions émotionnelles, qu'il s'agisse de stress, de frustration ou de tristesse.

2. **Pratiquer la régulation émotionnelle** : Apprendre des techniques pour gérer le stress, comme la respiration profonde, la méditation ou l'activité physique régulière.

3. **Chercher du soutien** : Ne pas hésiter à partager ses ressentis avec des collègues, des supérieurs ou des professionnels de la santé mentale.

4. **Éviter l'épuisement professionnel** : Veiller à équilibrer vie professionnelle et vie personnelle, prendre des pauses régulières et s'accorder du temps pour se ressourcer.

Stratégies de communication pour une gestion efficace

Une communication efficace est essentielle pour gérer les attentes et les émotions :

1. **Clarté et transparence** : Fournir des informations précises et compréhensibles, en évitant le jargon médical.

2. **Empathie dans la communication** : Adapter son langage verbal et non verbal pour exprimer de la compassion et de la compréhension.

3. **Feedback constructif** : Encourager le patient à exprimer ses sentiments et ses préoccupations, et y répondre de manière positive.

4. **Adaptation** : Tenir compte des capacités cognitives du patient, notamment en cas de troubles de la mémoire ou de l'attention, en utilisant des supports visuels ou en répétant les informations si nécessaire.

Promotion de l'autonomie et de la dignité

Respecter l'autonomie et la dignité du patient est primordial :

1. **Encourager la participation** : Impliquer le patient dans les décisions concernant ses soins, en respectant ses choix et ses préférences.

2. **Valoriser les capacités restantes** : Mettre l'accent sur ce que le patient peut encore faire, plutôt que sur ses limitations, pour renforcer sa confiance en lui.

3. **Adapter les interventions** : Personnaliser les soins en fonction des besoins et des désirs du patient, en tenant compte de son histoire de vie, de sa culture et de ses valeurs.

- Accompagnement dans les décisions de soins

L'accompagnement des personnes âgées dans les décisions de soins est une dimension essentielle du rôle de l'aide-soignant en gériatrie. Cette démarche vise à soutenir le patient dans le processus décisionnel concernant sa santé, en respectant son autonomie, ses valeurs et ses préférences. Dans un contexte où les personnes âgées peuvent être confrontées à des situations médicales complexes, des limitations cognitives ou des pressions externes, l'aide-soignant joue un rôle clé pour faciliter la compréhension, l'expression des choix et la mise en œuvre des décisions de soins.

Importance de l'autonomie et du respect des choix du patient

L'autonomie est un principe fondamental en éthique médicale, qui reconnaît le droit de chaque individu à prendre des décisions éclairées concernant sa propre santé. Pour les personnes âgées, préserver cette autonomie est crucial pour maintenir leur dignité, leur estime de soi et leur qualité de vie. L'aide-soignant doit veiller à ce que le patient soit au centre du processus décisionnel, en tenant compte de ses capacités, de ses souhaits et de son contexte personnel.

Rôle de l'aide-soignant dans l'accompagnement décisionnel

1. **Facilitation de la compréhension**
   L'aide-soignant peut aider le patient à comprendre les informations médicales en :

   - **Simplifiant le langage** : Utiliser des mots accessibles, éviter le jargon médical et expliquer les termes complexes.
   - **Utilisant des supports visuels** : Schémas, illustrations ou documents écrits peuvent aider à clarifier les explications.
   - **Répondant aux questions** : Encourager le patient à exprimer ses interrogations et y répondre avec patience et clarté.

2. **Évaluation des capacités décisionnelles**
   Il est important de reconnaître si le patient est en mesure de prendre des décisions éclairées. En cas de troubles cognitifs ou de confusion, l'aide-soignant doit :

   - **Observer les signes de désorientation** : Difficultés de mémoire, troubles du langage, inattention.

- **Informer l'équipe soignante** : Signaler ces observations pour une évaluation médicale approfondie.
- **Adapter la communication** : Utiliser des phrases simples, répéter les informations si nécessaire, vérifier la compréhension.

3. **Soutien émotionnel**

Prendre des décisions concernant sa santé peut être source d'anxiété ou de stress pour le patient. L'aide-soignant doit :

- **Offrir une présence rassurante** : Être disponible, montrer de l'empathie et de la compréhension.
- **Valider les émotions** : Reconnaître les sentiments du patient, qu'il s'agisse de peur, de doute ou de frustration.
- **Encourager l'expression** : Inviter le patient à partager ses préoccupations, ses espoirs et ses attentes.

4. **Promotion de la participation active**

Pour renforcer l'implication du patient dans les décisions de soins, l'aide-soignant peut :

- **Impliquer le patient dans les discussions** : L'encourager à assister aux réunions avec l'équipe soignante ou à poser des questions lors des consultations.
- **Respecter ses choix** : Même si les décisions du patient diffèrent des recommandations médicales, il est essentiel de respecter sa volonté, dans la mesure où il est capable de décider.
- **Favoriser l'autonomie** : Proposer des options, laisser le patient choisir entre différentes alternatives lorsqu'elles existent.

Collaboration avec la famille et les proches

La famille joue souvent un rôle important dans les décisions de soins des personnes âgées. L'aide-soignant doit :

1. **Faciliter la communication**

   - **Servir de médiateur** : Aider à clarifier les informations entre le patient, la famille et l'équipe soignante.
   - **Assurer que les souhaits du patient sont entendus** : Veiller à ce que la voix du patient soit au centre des discussions, surtout en présence de désaccords familiaux.

2. **Respecter la confidentialité et le consentement**

   - **Protéger les informations personnelles** : Ne partager des informations avec la famille que si le patient y consent.
   - **Informer sur le rôle de la personne de confiance** : Si le patient le souhaite, il peut désigner une personne de confiance pour l'accompagner dans les décisions.

Prise en compte des directives anticipées

Les directives anticipées sont des documents écrits par lesquels une personne exprime ses souhaits concernant les soins médicaux qu'elle souhaite ou non recevoir si elle n'est plus en mesure de communiquer ses décisions. L'aide-soignant doit :

1. **Connaître l'existence des directives**

   - **S'informer** : Vérifier si le patient a rédigé des directives anticipées et où elles sont conservées.
   - **Respecter les souhaits** : Veiller à ce que les directives soient prises en compte lors des décisions de soins.

2. **Sensibiliser le patient**

    - **Informer sur l'importance des directives** : Expliquer au patient l'utilité de rédiger de telles directives pour assurer le respect de ses volontés futures.
    - **Orienter vers les ressources** : Si le patient souhaite en savoir plus, l'aider à contacter un professionnel compétent (médecin, assistant social).

Gestion des situations de refus de soins

Il peut arriver que le patient refuse un traitement ou une intervention proposée. L'aide-soignant doit alors :

1. **Comprendre les raisons du refus**

    - **Dialoguer avec le patient** : Chercher à comprendre ses motivations, qu'elles soient liées à des peurs, des croyances ou des expériences passées.
    - **Identifier les barrières** : Peut-être le patient a-t-il des craintes non exprimées ou des informations incomplètes.

2. **Informer l'équipe soignante**

    - **Transmettre les informations** : Communiquer le refus et les raisons associées à l'infirmier ou au médecin pour qu'ils puissent aborder la situation de manière appropriée.
    - **Participer à la recherche de solutions** : Collaborer pour trouver des alternatives ou adapter le plan de soins.

Adaptation aux capacités cognitives du patient

Chez les patients atteints de troubles cognitifs, l'accompagnement dans les décisions de soins nécessite des ajustements :

1. **Simplification de l'information**
   - **Utiliser des supports adaptés** : Images, pictogrammes, objets concrets pour illustrer les explications.
   - **Répéter et reformuler** : Présenter l'information plusieurs fois, en utilisant des mots différents.

2. **Respect du degré de compréhension**
   - **Évaluer la capacité du patient à consentir** : Si le patient n'est plus en mesure de prendre des décisions éclairées, il est important de respecter les procédures légales, comme le recours à un tuteur ou à une personne de confiance.

Éthique et déontologie dans l'accompagnement décisionnel

L'aide-soignant doit agir en conformité avec les principes éthiques :

1. **Bienfaisance**
   - **Agir dans l'intérêt du patient** : Proposer des actions qui visent à améliorer sa santé et son bien-être.

2. **Non-malfaisance**
   - **Éviter de nuire** : S'abstenir d'imposer des décisions ou des interventions non souhaitées par le patient.

3. **Justice**
   - **Assurer l'équité** : Offrir le même niveau d'attention et de respect à tous les patients, sans discrimination.

4. **Respect de l'autonomie**
   - **Valoriser la capacité du patient à décider** : Même en présence de limitations, chercher à impliquer le patient autant que possible.

Formation et développement professionnel

Pour être efficace dans l'accompagnement des décisions de soins, l'aide-soignant doit :

1. **Se former en communication**
   - **Améliorer ses compétences** : Participer à des formations sur la communication thérapeutique, l'écoute active, la gestion des situations difficiles.

2. **Connaître les aspects légaux**
   - **Maîtriser les droits des patients** : Informer sur le consentement éclairé, les directives anticipées, le rôle de la personne de confiance.

3. **Développer une sensibilité culturelle**
   - **Comprendre les influences culturelles** : Les valeurs et les croyances peuvent influencer les décisions de soins. Être ouvert et respectueux des différences culturelles.

Chapitre 3

Les Soins de Base en Gériatrie

Hygiène et Confort du Patient

- Techniques de toilette adaptée

La toilette est un acte essentiel dans la prise en charge des personnes âgées. Elle ne se limite pas à l'hygiène corporelle, mais revêt une dimension sociale, psychologique et relationnelle. Pour l'aide-soignant en gériatrie, maîtriser les techniques de toilette adaptée est primordial pour assurer le confort, la sécurité et le bien-être des patients tout en respectant leur dignité et leur autonomie. Dans un contexte où les personnes âgées peuvent présenter des limitations physiques, cognitives ou sensorielles, il est indispensable d'adapter les soins pour répondre à leurs besoins spécifiques.

Importance de la toilette adaptée en gériatrie

La toilette quotidienne contribue à :

- **Maintenir l'hygiène corporelle** : Prévenir les infections, les irritations cutanées et les odeurs désagréables.
- **Préserver la dignité et l'estime de soi** : Se sentir propre et soigné renforce le bien-être psychologique.
- **Favoriser le confort physique** : Soulager les inconforts liés à la transpiration, aux sécrétions ou aux incontinences.
- **Surveiller l'état de santé** : Permettre à l'aide-soignant de détecter les signes cutanés anormaux (escarres, érythèmes, plaies).
- **Créer un lien relationnel** : La toilette est un moment privilégié d'échange et de communication.

Principes généraux pour une toilette adaptée

1. **Respect de la dignité et de l'intimité**
   Il est essentiel de préserver l'intimité du patient en fermant la porte, en utilisant des paravents et en couvrant les parties du corps non lavées avec une serviette. L'aide-soignant doit expliquer chaque geste, demander le

consentement avant de commencer et respecter les habitudes et les préférences du patient.

2. **Promotion de l'autonomie**
Encourager le patient à participer à sa toilette en fonction de ses capacités. Cela peut renforcer son autonomie et son estime de soi. L'aide-soignant doit adapter son aide, ni trop présente pour ne pas infantiliser, ni insuffisante pour éviter la fatigue ou les risques de chute.

3. **Sécurité et confort**
Assurer un environnement sécurisé en vérifiant la température de l'eau, en évitant les surfaces glissantes et en utilisant des équipements adaptés (barres d'appui, sièges de douche). Le confort du patient est primordial : température ambiante agréable, gestes doux, respect du rythme du patient.

4. **Communication adaptée**
Utiliser un langage clair, adapté au niveau de compréhension du patient. Être attentif aux signes non verbaux, surtout chez les patients atteints de troubles cognitifs, pour détecter d'éventuels inconforts ou refus.

Techniques spécifiques pour différents contextes

1. **Toilette au lavabo**

    - **Préparation du matériel** : Rassembler tout le nécessaire (gants de toilette, savon doux, serviettes, vêtements propres) pour éviter les allers-retours et maintenir le patient au chaud.
    - **Installation du patient** : S'assurer que le patient est confortablement installé, assis sur une chaise sécurisée avec des appuis si nécessaire.
    - **Participation active** : Encourager le patient à se laver le visage, les mains et le haut du corps s'il en est capable, en le guidant et en le soutenant physiquement si besoin.

- Assistance ciblée : Aider pour les zones difficiles d'accès ou si le patient montre des signes de fatigue.

2. **Toilette au lit**

    - **Indications** : Pour les patients alités, fatigués ou présentant des risques de chute.
    - **Organisation** : Prévoir une méthodologie pour éviter de trop manipuler le patient et réduire les inconforts.
    - **Technique** :
        - **Hygiène des mains** : L'aide-soignant doit se laver les mains avant et après la toilette.
        - **Séquençage** : Commencer par le visage, puis le haut du corps, les bras, les mains, le thorax, l'abdomen, les jambes, les pieds, le dos, les parties intimes.
        - **Protection de la literie** : Utiliser des alèses pour éviter de mouiller le lit.
        - **Respect de l'intimité** : Découvrir uniquement la partie du corps à laver.
        - **Mobilisation douce** : Tourner le patient avec précaution, en respectant les techniques de manutention pour éviter les douleurs et les traumatismes.

3. **Toilette à la douche ou au bain**

    - **Évaluation préalable** : Vérifier que le patient peut être déplacé en toute sécurité jusqu'à la salle de bain.
    - **Sécurité** :
        - **Équipements adaptés** : Siège de douche, tapis antidérapant, barres d'appui.
        - **Surveillance constante** : Ne jamais laisser le patient seul si son équilibre est précaire.

- o **Confort** :
    - ■ **Température de l'eau** : Vérifier avec un thermomètre ou en testant sur le poignet (environ 37°C).
    - ■ **Ambiance chaleureuse** : Chauffer la pièce si nécessaire.
- o **Participation du patient** : Encourager le patient à se laver, en intervenant pour les zones difficiles ou si la fatigue survient.

Adaptations pour les patients présentant des troubles spécifiques

1. **Patients atteints de troubles cognitifs (démence, Alzheimer)**

    - o **Approche calme et rassurante** : Se présenter, expliquer chaque étape, utiliser un ton doux.
    - o **Routine constante** : Maintenir des horaires réguliers pour la toilette pour instaurer un sentiment de sécurité.
    - o **Stimulation sensorielle** : Utiliser des produits au parfum agréable, de la musique douce pour rendre le moment plaisant.
    - o **Respect des refus** : Si le patient refuse la toilette, ne pas forcer. Proposer de revenir plus tard ou adapter la méthode.

2. **Patients à mobilité réduite**

    - o **Utilisation des aides techniques** : Lève-personnes, ceintures de transfert, planches de glissement.
    - o **Prévention des chutes** : S'assurer que le sol est sec, que le patient porte des chaussons antidérapants.

- **Positionnement ergonomique** : Adapter la hauteur du lit ou de la chaise pour éviter les efforts inutiles.

3. **Patients incontinents**

    - **Hygiène intime rigoureuse** : Nettoyer délicatement la zone périnéale avec des produits adaptés, sécher soigneusement pour prévenir les irritations.
    - **Protection de la peau** : Appliquer des crèmes barrières si nécessaire.
    - **Gestion discrète** : Aborder la situation avec tact pour préserver la dignité du patient.

4. **Patients présentant des plaies ou des escarres**

    - **Précautions lors du lavage** : Éviter de frotter les zones fragiles, utiliser des produits doux.
    - **Surveillance** : Profiter de la toilette pour inspecter la peau, signaler toute anomalie à l'équipe soignante.
    - **Positionnement** : Alterner les positions pour réduire la pression sur les zones à risque.

Aspects relationnels lors de la toilette

- **Créer un climat de confiance** : Établir une relation basée sur le respect, l'écoute et la bienveillance.
- **Personnalisation** : Tenir compte des habitudes du patient (préférences de produits, ordre des étapes, rituels).
- **Communication** : Parler avec le patient, même s'il ne répond pas, pour maintenir le lien social.
- **Observation** : Profiter de ce moment privilégié pour détecter des signes de mal-être, de douleur ou d'isolement.

Prévention des infections

- **Hygiène des mains** : Avant et après chaque soin, utiliser une solution hydroalcoolique ou se laver les mains à l'eau et au savon.
- **Port de gants** : Lors de la toilette intime ou si le patient présente des lésions cutanées.
- **Entretien du matériel** : Nettoyer et désinfecter les équipements après utilisation.
- **Gestion du linge** : Changer régulièrement les serviettes, les gants de toilette et les vêtements.

Formation et mise à jour des compétences

L'aide-soignant doit se former régulièrement pour :

- **Connaître les nouvelles techniques** : Innovations en matière d'aides techniques, produits adaptés, protocoles de soins.
- **Actualiser les connaissances** : Règles d'hygiène, prévention des infections nosocomiales, gestion des troubles cognitifs.
- **Développer les compétences relationnelles** : Communication non verbale, approche centrée sur le patient, gestion des situations difficiles.

- Soins de la peau et prévention des escarres

La peau est le plus grand organe du corps humain et joue un rôle essentiel dans la protection contre les agressions extérieures, la régulation de la température et la perception sensorielle. Chez les personnes âgées, la peau subit des modifications physiologiques qui la rendent plus vulnérable aux lésions, notamment aux escarres, également appelées ulcères de pression. La prévention des escarres est une priorité en gériatrie, car elles peuvent avoir des conséquences graves sur la santé et la qualité de vie des patients. L'aide-soignant occupe une place centrale dans les soins de la peau et la mise en œuvre des mesures préventives.

Compréhension des changements cutanés liés au vieillissement

Avec l'âge, la peau subit plusieurs modifications :

1. **Amincissement de l'épiderme et du derme** : La peau devient plus fine, ce qui réduit sa capacité à résister aux traumatismes mécaniques.

2. **Diminution de l'élasticité** : La production de collagène et d'élastine diminue, rendant la peau moins souple et plus fragile.

3. **Sécheresse cutanée** : La réduction de la production de sébum et de sueur entraîne une peau sèche, pouvant causer des démangeaisons et des fissures.

4. **Réduction de la vascularisation** : Le flux sanguin cutané diminue, retardant la cicatrisation et la réponse aux lésions.

5. **Altération de la perception sensorielle** : La sensibilité au toucher, à la pression et à la douleur peut être réduite, ce qui limite la perception des inconforts liés à une pression prolongée.

Facteurs contribuant au développement des escarres

Les escarres sont des lésions cutanées résultant d'une pression prolongée sur une zone du corps, entraînant une ischémie tissulaire et une nécrose. Plusieurs facteurs augmentent le risque d'escarres chez les personnes âgées :

1. **Immobilité** : La réduction de la mobilité, due à des affections neurologiques, des fractures ou une faiblesse générale, favorise la pression continue sur certaines zones.

2. **Incontinence** : L'exposition de la peau à l'humidité et aux substances irritantes présentes dans l'urine et les selles fragilise l'épiderme.

3. **Malnutrition et déshydratation** : Un apport insuffisant en nutriments essentiels affaiblit la peau et retarde la cicatrisation.

4. **Pathologies chroniques** : Le diabète, les maladies vasculaires ou neurologiques altèrent la sensibilité et la vascularisation, augmentant le risque de lésions.

5. **Âge avancé** : Les changements cutanés liés au vieillissement accentuent la fragilité de la peau.

Stratégies de prévention des escarres

La prévention repose sur une approche multidisciplinaire et l'application rigoureuse de mesures spécifiques :

1. **Évaluation du risque** : Utilisation d'outils d'évaluation comme l'échelle de Norton ou de Braden pour identifier les patients à risque et adapter les interventions.

2. **Mobilisation régulière** : Changer fréquemment la position du patient, au moins toutes les deux heures, pour réduire la pression sur les zones à risque.

3. **Utilisation de supports adaptés** : Matelas anti-escarres, coussins spécifiques pour répartir la pression et réduire les points d'appui excessifs.

4. **Soins d'hygiène appropriés** : Maintenir la peau propre et sèche, utiliser des produits doux et hydratants pour préserver l'intégrité cutanée.

5. **Nutrition adéquate** : Assurer un apport suffisant en protéines, vitamines et minéraux pour favoriser la santé de la peau et la cicatrisation.

6. **Hydratation suffisante** : Encourager une consommation régulière de liquides pour maintenir l'élasticité de la peau.

7. **Gestion de l'incontinence** : Utiliser des protections absorbantes, changer fréquemment les protections souillées, appliquer des barrières cutanées pour protéger la peau.

8. **Éducation du patient et de la famille** : Informer sur les risques d'escarres et les mesures préventives pour favoriser la collaboration.

Rôle de l'aide-soignant dans les soins de la peau et la prévention des escarres

L'aide-soignant est en première ligne pour observer, prévenir et signaler les signes de détérioration cutanée :

1. **Observation attentive de la peau**

    o **Inspection quotidienne** : Examiner les zones à risque lors de la toilette ou du change, notamment les points d'appui (talons, sacrum, hanches, coudes, omoplates).
    o **Détection des signes précoces** : Rougeurs persistantes, induration, chaleur locale, œdème ou douleur.

2. **Mobilisation et positionnement**

    o **Changement de position** : Aider le patient à se tourner régulièrement, utiliser des techniques de mobilisation sécuritaires pour le patient et le soignant.
    o **Alignement corporel** : Assurer une position confortable, éviter les plis de draps ou d'habits qui peuvent créer des points de pression.

3. **Soins d'hygiène et hydratation cutanée**

    o **Utilisation de produits adaptés** : Choisir des savons doux, sans parfum, et des lotions hydratantes pour éviter la sécheresse cutanée.
    o **Technique douce** : Éviter les frictions excessives lors du lavage ou du séchage, tamponner délicatement la peau.

4. **Gestion de l'humidité**

    o **Prise en charge de l'incontinence** : Changer rapidement les protections souillées, nettoyer soigneusement la peau, appliquer des crèmes barrières.
    o **Contrôle de la transpiration** : Habiller le patient avec des vêtements en tissus naturels, légers et respirants.

5. **Utilisation des supports de prévention**

    o **Installation correcte des dispositifs** : Placer correctement les coussins, les cales ou les matelas spécialisés pour maximiser leur efficacité.
    o **Vérification régulière** : S'assurer du bon état des équipements, signaler toute défaillance ou usure à l'équipe soignante.

6. **Encouragement à la mobilité**

    o **Stimulation de l'autonomie** : Encourager le patient à effectuer des mouvements, même minimes, pour favoriser la circulation sanguine.
    o **Activités adaptées** : Proposer des exercices simples, en collaboration avec les kinésithérapeutes, pour maintenir la mobilité articulaire.

7. **Communication avec l'équipe soignante**

    o **Signalement rapide** : Informer immédiatement l'infirmier ou le médecin en cas de détection de signes alarmants.
    o **Participation aux réunions** : Contribuer aux discussions sur le plan de soins, partager les observations et proposer des solutions.

Techniques spécifiques de soins de la peau

1. **Toilette adaptée**

    o **Fréquence appropriée** : Adapter la fréquence de la toilette en fonction de l'état du patient, éviter les bains trop fréquents qui peuvent assécher la peau.
    o **Température de l'eau** : Utiliser de l'eau tiède pour éviter la vasoconstriction ou la dilatation excessive des vaisseaux cutanés.

2. **Hydratation cutanée**

    o **Application régulière de crèmes** : Utiliser des émollients après la toilette pour maintenir l'hydratation.
    o **Choix des produits** : Privilégier les produits hypoallergéniques, sans colorants ni parfums.

3. **Massage léger**

    o **Stimulation de la circulation** : Effectuer des massages doux autour des zones à risque pour favoriser le flux sanguin, en évitant de masser directement les zones rouges ou déjà lésées.

4. **Protection contre les traumatismes**

    o **Précautions lors des manipulations** : Éviter de tirer ou de frotter la peau, soulever délicatement le patient lors des transferts.
    o **Prévention des frictions et cisaillements** : Utiliser des draps de glisse ou des techniques appropriées pour réduire les forces de cisaillement.

Surveillance et documentation

- **Tenue de dossiers précis** : Noter les observations, les interventions réalisées et les évolutions de l'état cutané du patient.
- **Utilisation d'outils d'évaluation** : Employer des grilles de suivi pour les escarres, permettant une évaluation standardisée et un suivi régulier.

Éducation du patient et de la famille

- **Sensibilisation aux risques** : Expliquer les facteurs de risque d'escarres et l'importance des mesures préventives.
- **Implication dans les soins** : Encourager le patient et ses proches à participer aux changements de position, aux exercices ou à la surveillance de la peau.
- **Conseils pratiques** : Fournir des recommandations sur l'alimentation, l'hydratation et l'utilisation des équipements à domicile.

Collaboration interprofessionnelle

- **Travail en équipe** : Collaborer avec les infirmiers, les médecins, les kinésithérapeutes, les diététiciens et les ergothérapeutes pour une prise en charge globale.
- **Mises à jour des protocoles** : Participer aux formations et aux réunions pour rester informé des meilleures pratiques et des protocoles institutionnels.

- Installation et réfection du lit médicalisé

Le lit médicalisé est un élément central dans la prise en charge des patients en milieu hospitalier, en établissement d'hébergement pour personnes âgées dépendantes (EHPAD) ou à domicile. Il ne s'agit pas simplement d'un mobilier fonctionnel, mais d'un outil essentiel pour assurer le confort, la sécurité et le bien-être du patient. L'installation et la réfection du lit médicalisé sont des tâches cruciales pour l'aide-soignant, qui doit maîtriser les techniques appropriées tout en respectant les protocoles d'hygiène et de sécurité. Cet acte, bien que souvent perçu comme routinier, nécessite une attention particulière pour prévenir les risques d'infection, de chute ou d'inconfort pour le patient.

Importance du lit médicalisé dans la prise en charge du patient

Le lit médicalisé offre des fonctionnalités spécifiques adaptées aux besoins des patients :

1. **Réglage en hauteur** : Facilite les soins prodigués par le personnel soignant et les transferts du patient.
2. **Réglage du dossier et des jambes** : Permet d'adapter la position du patient pour son confort, sa respiration, sa digestion ou la prévention des escarres.
3. **Barrières latérales** : Prévention des chutes, sécurisation du patient.
4. **Roues avec freins** : Mobilité du lit pour faciliter le nettoyage ou le déplacement du patient, tout en assurant la stabilité une fois les freins activés.

Une installation et une réfection appropriées du lit médicalisé contribuent à :

- **Assurer le confort du patient** : Un lit propre, bien fait et adapté à ses besoins améliore son bien-être.
- **Prévenir les infections** : Le respect des protocoles d'hygiène limite le risque de contamination croisée.

- **Faciliter les soins** : Un lit bien organisé permet au soignant d'intervenir efficacement.
- **Prévenir les accidents** : Une installation sécurisée réduit les risques de chute ou de blessure.

Préparation avant l'installation ou la réfection du lit

1. **Hygiène des mains** : Avant toute manipulation, l'aide-soignant doit effectuer une hygiène des mains rigoureuse avec une solution hydroalcoolique ou par lavage au savon si les mains sont souillées.

2. **Matériel nécessaire** :
   - Drap-housse propre
   - Alèse absorbante ou protège-matelas
   - Drap plat
   - Couverture ou couette
   - Taie d'oreiller
   - Oreiller(s) et éventuellement traversin
   - Éventuels accessoires : coussins de positionnement, supports anti-escarres
   - Sac pour le linge sale

3. **Vérification de l'état du matériel** :
   - S'assurer que le lit est en bon état, que les mécanismes fonctionnent correctement.
   - Vérifier l'intégrité du matelas, l'absence de déchirures ou de taches.
   - S'assurer que les freins des roues sont opérationnels.

4. **Sécurité environnementale** :
   - Dégager l'espace autour du lit pour faciliter les mouvements.
   - S'assurer que le sol est sec pour éviter les risques de glissade.

Technique de réfection du lit à vide

Lorsque le patient est absent du lit, la réfection est plus aisée :

1. **Positionnement du lit** :

    - **Hauteur** : Régler le lit à une hauteur ergonomique pour éviter les efforts inutiles et prévenir les troubles musculo-squelettiques.
    - **Freins** : Vérifier que les freins sont enclenchés pour stabiliser le lit.

2. **Retrait du linge sale** :

    - Défaire le lit en enlevant successivement la couverture, le drap plat, l'alèse et le drap-housse.
    - Enrouler le linge sale vers l'intérieur pour contenir les souillures.
    - Placer le linge sale directement dans le sac prévu à cet effet, sans le poser au sol ou sur une surface propre.

3. **Nettoyage du matelas** :

    - Si nécessaire, nettoyer le matelas avec un produit désinfectant adapté, en respectant les temps de contact préconisés.
    - Laisser sécher le matelas avant de refaire le lit.

4. **Installation du linge propre** :

    - **Drap-housse** : Placer le drap-housse en l'étirant bien pour éviter les plis, qui peuvent être inconfortables pour le patient et favoriser les escarres.
    - **Alèse absorbante** : Placer l'alèse au centre du lit, là où se situe le bassin du patient, pour protéger le matelas des éventuelles fuites.

- o **Drap plat** : Étendre le drap plat sur le lit, en laissant suffisamment de longueur de chaque côté.
- o **Couverture ou couette** : Disposer la couverture ou la couette sur le drap plat.
- o **Rebord** : Réaliser le pli hospitalier au pied du lit pour maintenir le drap et la couverture en place, tout en laissant de l'aisance pour les pieds du patient.
- o **Oreiller(s)** : Mettre l'oreiller dans sa taie et le placer en tête de lit.

Technique de réfection du lit occupé

Lorsque le patient est alité et ne peut pas quitter le lit, la réfection nécessite des précautions supplémentaires pour assurer son confort et sa sécurité.

1. **Communication avec le patient** :

    - o **Explication** : Informer le patient du déroulement de la réfection, obtenir son consentement et le rassurer.
    - o **Participation** : Encourager le patient à participer dans la mesure de ses capacités, ce qui favorise son autonomie et son bien-être.

2. **Préparation** :

    - o **Matériel à portée de main** : Disposer tout le matériel nécessaire à proximité pour éviter de laisser le patient seul.
    - o **Sécurité** : S'assurer que les barrières latérales sont en place du côté opposé à celui où l'on travaille pour prévenir les chutes.

3. **Technique pas à pas** :

    - o **Côté droit** :

- Aider le patient à se tourner sur le côté gauche, en douceur, en soutenant les parties du corps nécessaires.
- Rouler le linge sale sur toute la longueur du lit jusqu'au centre, en le rapprochant du patient.
- Installer le drap-housse propre sur la partie dégagée du matelas, en le fixant aux coins.
- Plier le linge propre non utilisé sous le linge sale roulé.

○ **Côté gauche** :

- Aider le patient à se tourner sur le côté droit, en passant au-dessus du rouleau de linge sale et propre.
- Retirer le linge sale et le placer dans le sac à linge.
- Déployer le drap-housse propre sur le reste du matelas et le fixer.
- Aider le patient à se repositionner confortablement sur le dos.

○ **Finalisation** :

- Installer l'alèse absorbante en suivant la même technique si nécessaire.
- Disposer le drap plat, la couverture ou la couette, en veillant à ce que le patient soit couvert et confortable.
- Ajuster l'oreiller et s'assurer que le patient est bien installé.

4. **Précautions particulières** :

○ **Prévention des douleurs** : Manipuler le patient avec délicatesse, en évitant les mouvements brusques.

- **Observation** : Profiter de la réfection pour observer l'état cutané du patient, notamment les zones à risque d'escarres.
- **Hygiène** : Changer les gants si nécessaire, respecter les règles d'hygiène pour prévenir les infections.

Adaptations pour les patients spécifiques

1. **Patients à mobilité réduite ou dépendants :**

    - **Utilisation d'aides techniques** : Lève-personnes, draps de glisse pour faciliter les déplacements sans effort excessif.
    - **Collaboration en binôme** : Travailler avec un collègue pour assurer la sécurité du patient et du soignant.

2. **Patients agités ou confus :**

    - **Approche apaisante** : Parler calmement, expliquer chaque geste, respecter le rythme du patient.
    - **Sécurité renforcée** : Maintenir les barrières latérales en place, être vigilant aux mouvements inattendus.

3. **Patients avec dispositifs médicaux :**

    - **Attention aux sondes et cathéters** : Éviter de tirer ou de coincer les dispositifs lors de la manipulation du linge.
    - **Coordination avec l'équipe** : Si nécessaire, solliciter l'aide de l'infirmier pour manipuler les dispositifs en toute sécurité.

Hygiène et prévention des infections

1. **Gestion du linge sale** :

   - **Tri** : Séparer le linge souillé biologiquement du linge non souillé selon les protocoles.
   - **Transport** : Utiliser des sacs adaptés, fermer les sacs avant de les déplacer, éviter de les poser au sol.

2. **Hygiène des mains** :

   - **Fréquence** : Avant et après la réfection du lit, après avoir manipulé du linge sale.
   - **Technique** : Suivre les recommandations pour un lavage efficace ou une friction avec une solution hydroalcoolique.

3. **Désinfection du matériel** :

   - **Surfaces de contact** : Nettoyer les barrières latérales, les télécommandes, les poignées après la réfection si nécessaire.
   - **Produits adaptés** : Utiliser des désinfectants conformes aux protocoles institutionnels.

Ergonomie et prévention des troubles musculo-squelettiques

1. **Posture adéquate** :

   - **Dos droit** : Éviter de se pencher en avant, fléchir les genoux pour atteindre les parties basses du lit.
   - **Proximité** : Se rapprocher du lit pour limiter les extensions des bras.

2. **Utilisation de la force** :

   - **Appuis solides** : Se positionner de manière stable, pieds écartés à la largeur du bassin.

- **Mouvements fluides** : Éviter les gestes brusques ou les torsions du tronc.

Relationnel et bien-être du patient

1. **Communication positive** :

    - **Empathie** : Être à l'écoute des ressentis du patient, répondre à ses besoins.
    - **Respect** : Maintenir une attitude bienveillante, éviter les conversations non professionnelles pendant la réfection.

2. **Confort post-réfection** :

    - **Vérification** : S'assurer que le patient est bien installé, que rien ne le gêne (plis, objets oubliés dans le lit).
    - **Accessibilité** : Placer à portée de main la sonnette d'appel, le verre d'eau, les effets personnels.

Alimentation et Hydratation

- Besoins nutritionnels spécifiques

La nutrition joue un rôle fondamental dans le maintien de la santé, du bien-être et de la qualité de vie des personnes âgées. Avec le vieillissement, les besoins nutritionnels évoluent, et de nombreux facteurs peuvent influencer l'état nutritionnel des seniors. En gériatrie, il est essentiel de comprendre ces besoins spécifiques pour prévenir la dénutrition, les carences micronutritionnelles et les complications associées. L'aide-soignant, par sa proximité avec les patients, occupe une position privilégiée pour observer, prévenir et intervenir en matière de nutrition.

Les changements physiologiques affectant la nutrition chez les personnes âgées

Avec l'âge, le corps subit plusieurs modifications physiologiques qui influencent les besoins nutritionnels :

1. **Diminution de la masse musculaire** : On observe une sarcopénie, c'est-à-dire une perte progressive de la masse et de la force musculaires, ce qui peut affecter la mobilité et augmenter le risque de chutes.

2. **Réduction du métabolisme de base** : Le métabolisme ralentit, ce qui peut entraîner une diminution des besoins caloriques, mais les besoins en nutriments essentiels restent inchangés ou augmentent.

3. **Altération des sens** : La diminution du goût et de l'odorat peut réduire l'appétit et le plaisir de manger, entraînant une moindre consommation alimentaire.

4. **Problèmes dentaires et digestifs** : Les difficultés de mastication, la sécheresse buccale, les troubles de la déglutition (dysphagie) et les problèmes gastro-intestinaux peuvent limiter l'apport alimentaire.

5. **Modification de l'absorption des nutriments** : L'absorption de certains nutriments, comme la vitamine B12, le calcium et la vitamine D, peut être réduite en raison de changements dans le système digestif.

Besoins nutritionnels spécifiques des personnes âgées

1. **Protéines** : Les seniors ont besoin d'un apport protéique suffisant pour maintenir la masse musculaire et la fonction immunitaire. Il est recommandé d'augmenter légèrement l'apport protéique par rapport aux adultes plus jeunes, en privilégiant des sources de protéines de haute qualité.

2. **Énergie (calories)** : Bien que le métabolisme de base diminue, il est important de consommer suffisamment de calories pour répondre aux besoins énergétiques, surtout en cas de maladie ou de convalescence.

3. **Fibres alimentaires** : Un apport adéquat en fibres est essentiel pour prévenir la constipation, améliorer la santé digestive et réguler la glycémie.

4. **Hydratation** : Les personnes âgées sont plus susceptibles de se déshydrater en raison d'une diminution de la sensation de soif. Une hydratation régulière est cruciale pour le bon fonctionnement de l'organisme.

5. **Vitamines et minéraux** :

    - **Vitamine D** : Indispensable pour la santé osseuse et la fonction immunitaire. La synthèse cutanée de la vitamine D diminue avec l'âge, nécessitant un apport alimentaire ou une supplémentation.

    - **Calcium** : Essentiel pour maintenir la densité osseuse et prévenir l'ostéoporose.

    - **Vitamine B12** : Importante pour la fonction nerveuse et la production de globules rouges. L'absorption peut être réduite chez les personnes âgées.

    - **Fer** : Nécessaire pour prévenir l'anémie, mais attention à l'excès qui peut être néfaste.

    - **Zinc** : Joue un rôle dans la cicatrisation, la fonction immunitaire et le goût.

Facteurs influençant l'état nutritionnel des personnes âgées

1. **Facteurs socio-économiques** : Les ressources financières limitées peuvent restreindre l'accès à des aliments variés et de qualité.

2. **Isolement social** : La solitude peut réduire l'envie de préparer des repas et de manger, conduisant à une diminution de l'apport alimentaire.

3. **Troubles cognitifs** : La démence ou la maladie d'Alzheimer peuvent entraîner des oublis de repas ou une alimentation inadéquate.

4. **Polypharmacie** : La prise de multiples médicaments peut affecter l'appétit, le goût, la digestion ou l'absorption des nutriments.

5. **Dépression** : Les troubles de l'humeur peuvent réduire l'appétit et l'intérêt pour l'alimentation.

Stratégies pour répondre aux besoins nutritionnels spécifiques

1. **Alimentation équilibrée et variée** : Proposer des repas qui couvrent tous les groupes alimentaires, en mettant l'accent sur les protéines maigres, les fruits, les légumes, les céréales complètes et les produits laitiers.

2. **Enrichissement des repas** : Ajouter des calories et des nutriments aux aliments (par exemple, ajouter du lait en poudre aux soupes, utiliser de l'huile d'olive, incorporer des œufs dans les purées) pour augmenter la densité nutritionnelle sans augmenter le volume.

3. **Textures adaptées** : En cas de difficultés de mastication ou de déglutition, adapter la texture des aliments (hachés, mixés, liquides épaissis) pour faciliter l'ingestion tout en préservant le plaisir gustatif.

4. **Petits repas fréquents** : Proposer des collations entre les repas pour augmenter l'apport calorique et éviter la satiété rapide.

5. **Hydratation régulière** : Encourager la consommation de liquides tout au long de la journée, en proposant de l'eau, des tisanes, des bouillons ou des jus de fruits dilués.

6. **Ambiance agréable** : Créer un environnement convivial pour les repas, en favorisant les interactions sociales, une présentation soignée des plats et une atmosphère détendue.

7. **Supplémentation si nécessaire** : Sous la supervision médicale, des suppléments en vitamines, minéraux ou nutriments spécifiques peuvent être prescrits.

8. **Respect des préférences alimentaires** : Tenir compte des goûts, des habitudes culturelles et des restrictions alimentaires du patient pour augmenter l'acceptabilité des repas.

Rôle de l'aide-soignant dans la prise en charge nutritionnelle

1. **Observation et détection des signes de dénutrition** :
   - Surveiller les variations de poids.
   - Noter les changements d'appétit ou les refus alimentaires.
   - Observer les signes physiques tels que la fatigue, la faiblesse musculaire, les troubles cutanés.

2. **Aide à l'alimentation** :
   - Assister le patient pendant les repas si nécessaire, en respectant son autonomie.
   - Encourager le patient à manger, sans le presser, en adoptant une attitude bienveillante.

3. **Communication avec l'équipe soignante** :

    o Signaler les difficultés alimentaires, les troubles de la déglutition ou les problèmes dentaires à l'infirmier ou au médecin.
    o Participer aux réunions de suivi pour adapter le plan de soins nutritionnels.

4. **Éducation et sensibilisation** :

    o Informer le patient sur l'importance d'une alimentation équilibrée.
    o Encourager les proches à participer et à soutenir le patient dans ses habitudes alimentaires.

5. **Adaptation de l'environnement** :

    o S'assurer que le patient est confortablement installé pour manger.
    o Veiller à ce que les ustensiles soient adaptés (couverts ergonomiques, verres anti-renversement).

6. **Prévention de la déshydratation** :

    o Proposer régulièrement des boissons, même en l'absence de demande.
    o Être attentif aux signes de déshydratation : sécheresse buccale, confusion, hypotension.

Cas particuliers et considérations spécifiques

1. **Diabète** : Adapter l'alimentation pour contrôler la glycémie, en collaboration avec le diététicien et le médecin.

2. **Insuffisance rénale** : Limiter certains nutriments comme le sodium, le potassium ou les protéines selon les recommandations médicales.

3. **Allergies ou intolérances alimentaires** : Identifier les aliments à éviter et proposer des alternatives sûres.

4. **Régimes culturels ou religieux** : Respecter les restrictions alimentaires liées aux croyances du patient.

- Aide à la prise des repas

L'aide à la prise des repas est une composante essentielle du rôle de l'aide-soignant en gériatrie. Les repas ne sont pas seulement un moment de nutrition, mais aussi une occasion de socialisation, de plaisir et de maintien de l'autonomie pour les personnes âgées. Cependant, avec l'avancée en âge, de nombreux obstacles peuvent entraver la capacité des seniors à s'alimenter correctement, qu'ils soient physiques, cognitifs ou émotionnels. L'aide-soignant joue donc un rôle crucial pour accompagner les patients dans ce moment clé de la journée, en veillant à leurs besoins nutritionnels, à leur sécurité et à leur bien-être global.

Les défis de l'alimentation chez les personnes âgées

Plusieurs facteurs peuvent compliquer la prise des repas chez les seniors :

1. **Troubles de la déglutition (dysphagie)** : Les difficultés à avaler peuvent entraîner un risque de fausse route ou d'étouffement, nécessitant une adaptation de la texture des aliments et une surveillance accrue.

2. **Diminution de l'appétit** : Liée à des modifications physiologiques, des effets secondaires médicamenteux ou des troubles psychologiques comme la dépression, la perte d'appétit peut conduire à la dénutrition.

3. **Problèmes dentaires** : L'absence de dents, des prothèses inadaptées ou des douleurs buccales peuvent rendre la mastication difficile.

4. **Troubles cognitifs** : Les maladies comme la démence ou la maladie d'Alzheimer peuvent entraîner une confusion lors des repas, une difficulté à utiliser les couverts ou à reconnaître les aliments.

5. **Limitations physiques** : La diminution de la force musculaire, les tremblements ou les troubles de la coordination peuvent entraver la capacité à se nourrir de manière autonome.

6. **Isolement social** : Manger seul peut réduire le plaisir du repas, diminuant ainsi l'envie de s'alimenter.

Rôle de l'aide-soignant dans l'aide à la prise des repas

L'aide-soignant intervient à plusieurs niveaux pour faciliter l'alimentation des personnes âgées :

1. **Préparation de l'environnement**
   - **Atmosphère agréable** : Créer un cadre convivial en soignant la présentation de la table, en évitant les distractions comme le bruit ou l'agitation.
   - **Confort du patient** : S'assurer que le patient est confortablement installé, avec un soutien adéquat du dos, des pieds posés au sol ou sur un repose-pieds, et une position assise droite pour faciliter la déglutition.
   - **Accessibilité** : Disposer les couverts, les verres et les assiettes à portée de main, en tenant compte des limitations motrices du patient.

2. **Adaptation des repas**
   - **Textures modifiées** : Proposer des aliments hachés, mixés ou épaissis en cas de dysphagie, en respectant les recommandations du médecin ou du diététicien.

- **Petites portions fréquentes** : Offrir plusieurs petits repas tout au long de la journée si le patient a un appétit réduit.
- **Préférences alimentaires** : Tenir compte des goûts, des habitudes culturelles et des restrictions alimentaires pour augmenter l'appétence.

3. Assistance lors du repas

- **Encouragement à l'autonomie** : Inciter le patient à se nourrir lui-même dans la mesure du possible, en proposant des couverts adaptés (manches ergonomiques, assiettes à rebords).
- **Aide directe** : Si nécessaire, aider le patient en lui donnant la nourriture à la cuillère, en veillant à respecter son rythme et en évitant de le presser.
- **Communication** : Expliquer ce qui est servi, stimuler les sens en décrivant les saveurs et les arômes pour éveiller l'appétit.

4. Surveillance et sécurité

- **Observation attentive** : Rester vigilant aux signes de difficulté, comme la toux, le changement de voix ou les expressions de malaise.
- **Prévention des fausses routes** : Assurer une position adéquate, adapter la vitesse d'alimentation, vérifier que la bouche est vide avant chaque nouvelle bouchée.
- **Réaction appropriée en cas de problème** : Connaître les gestes de premiers secours en cas d'étouffement, alerter immédiatement l'équipe soignante si nécessaire.

5. **Soutien émotionnel et social**

    o **Interaction positive** : Engager la conversation, écouter le patient, partager des moments agréables pour rendre le repas plus convivial.
    o **Respect et dignité** : Éviter toute infantilisation, respecter les refus alimentaires, être attentif aux signaux non verbaux.

Techniques et astuces pour faciliter la prise des repas

1. **Utilisation d'aides techniques**

    o **Couverts spécialisés** : Fourchettes et cuillères courbées, gobelets à bec, assiettes antidérapantes.
    o **Épaississants alimentaires** : Pour les liquides, afin de réduire le risque de fausse route.

2. **Stimulation de l'appétit**

    o **Varier les menus** : Proposer une diversité de plats pour éviter la monotonie.
    o **Soigner la présentation** : Des plats appétissants visuellement peuvent encourager à manger.
    o **Assaisonnements adaptés** : Utiliser des herbes et des épices pour rehausser les saveurs, surtout si le sens du goût est altéré.

3. **Gestion des troubles cognitifs**

    o **Simplification de l'environnement** : Réduire les éléments perturbateurs sur la table, utiliser de la vaisselle contrastée pour faciliter la distinction des aliments.
    o **Guidance** : Montrer les gestes, guider la main du patient si nécessaire, utiliser des phrases simples pour donner des instructions.

4. **Respect des rythmes individuels**

    o **Temps suffisant** : Laisser le patient manger à son rythme, éviter de le presser.
    o **Adaptation des horaires** : Proposer les repas aux moments où le patient est le plus disposé à manger.

Collaboration avec l'équipe soignante et la famille

1. **Transmission des informations**

    o **Observations** : Noter les quantités ingérées, les difficultés rencontrées, les changements d'appétit.
    o **Communication** : Informer l'infirmier, le médecin ou le diététicien des préoccupations nutritionnelles pour ajuster le plan de soins.

2. **Éducation et soutien aux proches**

    o **Conseils pratiques** : Partager avec la famille des astuces pour faciliter les repas à domicile.
    o **Implication** : Encourager les proches à participer aux repas, ce qui peut renforcer le lien affectif et stimuler l'appétit du patient.

Prévention de la dénutrition et de la déshydratation

La dénutrition est un risque majeur chez les personnes âgées, avec des conséquences graves telles que la diminution des défenses immunitaires, l'augmentation du risque d'escarres ou la perte d'autonomie. L'aide-soignant doit donc être attentif à :

- **Signes de dénutrition** : Perte de poids involontaire, vêtements devenant trop larges, fatigue excessive, fonte musculaire.
- **Apport hydrique suffisant** : Proposer régulièrement des boissons, même en l'absence de soif exprimée, en privilégiant l'eau, les tisanes ou les jus de fruits.

Approche éthique et respectueuse

1. **Consentement et choix**

    o **Respecter les refus** : Si le patient refuse de manger, il est important de comprendre les raisons sans le forcer, et de proposer des alternatives plus tard.
    o **Participation aux décisions** : Impliquer le patient dans le choix des menus, dans la mesure du possible.

2. **Préservation de la dignité**

    o **Discrétion** : Éviter de faire des commentaires négatifs sur les habitudes alimentaires du patient.
    o **Hygiène** : Assurer que le patient est propre avant et après le repas, nettoyer discrètement les éventuelles salissures.

Formation et développement des compétences

L'aide-soignant doit se former régulièrement pour :

- **Connaître les troubles de l'alimentation** : Comprendre les causes, les manifestations et les moyens d'intervention.
- **Maîtriser les techniques de prise en charge** : Gestes sécuritaires, utilisation des aides techniques, adaptation aux différents types de dysphagie.
- **Sensibilisation à la communication** : Développer des compétences en communication verbale et non verbale, surtout avec des patients ayant des troubles cognitifs.

- Surveillance des apports et des troubles de la déglutition

La surveillance des apports alimentaires et des troubles de la déglutition est une composante essentielle de la prise en charge des personnes âgées en gériatrie. Avec l'avancée en âge, de nombreux patients rencontrent des difficultés à s'alimenter correctement, ce qui peut entraîner des complications graves telles que la dénutrition, la déshydratation et les infections pulmonaires liées aux fausses routes. L'aide-soignant joue un rôle crucial dans l'identification, la surveillance et la gestion de ces problèmes, contribuant ainsi au maintien de la santé et du bien-être des patients.

Compréhension des troubles de la déglutition

La déglutition est un processus complexe qui implique la coordination de plusieurs muscles et nerfs. Chez les personnes âgées, ce mécanisme peut être altéré par divers facteurs :

1. **Altérations physiologiques** : Le vieillissement naturel entraîne une diminution de la force musculaire et de la coordination, affectant la capacité à mâcher et à avaler.

2. **Pathologies neurologiques** : Des maladies telles que l'accident vasculaire cérébral, la maladie de Parkinson ou la démence peuvent perturber le contrôle neuromusculaire de la déglutition.

3. **Affections locales** : Les problèmes dentaires, la sécheresse buccale ou les infections oropharyngées peuvent compliquer l'acte de manger.

4. **Effets secondaires médicamenteux** : Certains médicaments peuvent réduire la salivation ou affecter le tonus musculaire, exacerbant les difficultés de déglutition.

Importance de la surveillance des apports alimentaires et hydriques

Un apport nutritionnel adéquat est vital pour :

- **Maintenir la masse musculaire** : Prévenir la sarcopénie et préserver l'autonomie fonctionnelle.

- **Soutenir le système immunitaire** : Réduire le risque d'infections et favoriser la cicatrisation.
- **Assurer une hydratation suffisante** : Prévenir la déshydratation, qui peut entraîner des complications comme la confusion mentale ou l'insuffisance rénale.

La surveillance des apports permet de détecter précocement les signes de dénutrition ou de déshydratation, facilitant ainsi une intervention rapide.

Rôle de l'aide-soignant dans la surveillance des apports et des troubles de la déglutition

1. Observation attentive du patient
   L'aide-soignant doit être vigilant aux signes indiquant des difficultés de déglutition :

   - **Toux ou étouffement pendant ou après les repas** : Indique une possible fausse route.
   - **Changements de la voix** : Une voix rauque ou mouillée peut suggérer la présence de liquide dans les voies respiratoires.
   - **Résidus alimentaires dans la bouche** : Signale une mastication ou une déglutition incomplète.
   - **Refus de manger ou diminution de l'appétit** : Peut être lié à la peur de s'étouffer ou à une gêne lors de l'ingestion.
   - **Perte de poids involontaire** : Signe de dénutrition potentielle.

2. Enregistrement des apports

   - **Quantification des repas consommés** : Noter la proportion de l'assiette terminée, les aliments refusés ou préférés.
   - **Suivi des liquides ingérés** : Consigner la quantité de boissons absorbées quotidiennement.

- **Utilisation de feuilles de surveillance** : Permet une traçabilité et facilite la communication avec l'équipe soignante.

3. **Adaptation de l'alimentation**

    - **Textures modifiées** : Proposer des aliments mixés, hachés ou épaissis selon les recommandations.
    - **Variété alimentaire** : Offrir des repas appétissants pour stimuler l'envie de manger.
    - **Fréquence des repas** : Fractionner l'alimentation en plusieurs petits repas pour faciliter l'ingestion.

4. **Assistance lors des repas**

    - **Positionnement du patient** : Installer le patient en position assise droite, tête légèrement inclinée vers l'avant pour faciliter la déglutition.
    - **Rythme adapté** : Laisser le temps au patient de mâcher et d'avaler, éviter de le presser.
    - **Encouragement et soutien** : Motiver le patient, valoriser ses efforts, instaurer un climat serein.

5. **Collaboration avec l'équipe pluridisciplinaire**

    - **Signalement des observations** : Informer l'infirmier ou le médecin des difficultés constatées.
    - **Participation aux réunions de suivi** : Contribuer à l'élaboration du plan de soins nutritionnel.
    - **Coordination avec les orthophonistes** : Ces professionnels peuvent proposer des exercices de rééducation de la déglutition.

Stratégies pour gérer les troubles de la déglutition

1. **Techniques d'alimentation sécuritaires**

    - **Aliments de consistance appropriée** : Utiliser des liquides épaissis pour les boissons, éviter les aliments secs ou collants.
    - **Portion de taille adaptée** : Offrir de petites bouchées pour faciliter la mastication et la déglutition.
    - **Éviter les distractions** : Limiter les stimuli environnants pour que le patient puisse se concentrer sur l'acte de manger.

2. **Exercices de stimulation**

    - **Stimulation sensorielle** : Utiliser des aliments aux saveurs prononcées pour stimuler les réflexes de déglutition.
    - **Massage facial** : Sous la guidance d'un professionnel, pratiquer des massages pour renforcer les muscles impliqués.

3. **Éducation du patient et de la famille**

    - **Informer sur les risques** : Expliquer l'importance de suivre les recommandations pour prévenir les complications.
    - **Impliquer les proches** : Les former aux techniques d'aide à l'alimentation sécuritaire.

Prévention des complications liées aux troubles de la déglutition

Les fausses routes peuvent entraîner des pneumopathies d'inhalation, une infection grave des poumons. Pour prévenir ces complications :

- **Surveillance postprandiale** : Observer le patient après les repas pour détecter tout signe de détresse respiratoire.
- **Hygiène buccale rigoureuse** : Maintenir une bouche propre pour réduire la charge bactérienne et le risque d'infection en cas de fausse route.
- **Positionnement après le repas** : Garder le patient en position assise pendant au moins 30 minutes après avoir mangé.

Gestion de la dénutrition et de la déshydratation

1. **Détection précoce**

   - **Pesées régulières** : Surveiller le poids du patient pour détecter toute variation significative.
   - **Évaluation des apports** : Comparer les quantités ingérées aux besoins nutritionnels estimés.

2. **Intervention nutritionnelle**

   - **Suppléments nutritionnels oraux** : Sur prescription médicale, proposer des compléments riches en calories et en protéines.
   - **Hydratation renforcée** : Offrir des boissons régulièrement, privilégier les liquides adaptés en cas de dysphagie.

3. **Approche personnalisée**

   - **Prise en compte des préférences** : Adapter les menus aux goûts du patient pour stimuler l'appétit.
   - **Soutien psychologique** : Aborder les éventuels facteurs émotionnels influençant l'alimentation, comme la dépression ou l'anxiété.

Formation continue et développement des compétences

L'aide-soignant doit se tenir informé des meilleures pratiques pour améliorer la prise en charge :

- **Participer à des formations spécifiques** : Ateliers sur la déglutition, la nutrition en gériatrie, les techniques d'aide à l'alimentation.
- **Collaborer avec les spécialistes** : Orthophonistes, diététiciens, ergothérapeutes peuvent apporter des connaissances complémentaires.
- **Auto-évaluation** : Réfléchir sur ses pratiques, chercher à les améliorer en fonction des retours de l'équipe et des patients.

Mobilisation et Déplacements

- Techniques de manutention sécuritaires

La manutention des patients est une composante essentielle du travail de l'aide-soignant en gériatrie. Elle consiste à mobiliser, transférer ou positionner les personnes âgées dans diverses situations, que ce soit pour les aider à se lever, à se déplacer ou à réaliser des soins. Ces tâches, bien que courantes, comportent des risques importants pour le soignant comme pour le patient si elles ne sont pas effectuées correctement. Les techniques de manutention sécuritaires visent à prévenir les accidents, les blessures musculo-squelettiques et à garantir le confort et la sécurité des patients. Maîtriser ces techniques est donc indispensable pour une pratique professionnelle efficace et durable.

L'importance des techniques de manutention sécuritaires

Les statistiques montrent que les troubles musculo-squelettiques (TMS) représentent une part significative des maladies professionnelles chez les aides-soignants. Les mouvements répétitifs, les postures inconfortables et la manipulation de charges lourdes sont autant de facteurs de risque. De plus, une mauvaise manutention peut entraîner des chutes ou des blessures chez les patients, particulièrement vulnérables en gériatrie. Ainsi, adopter des techniques sécuritaires permet de :

1. **Préserver la santé du soignant** : Réduire le risque de douleurs lombaires, de blessures articulaires ou musculaires.
2. **Assurer la sécurité du patient** : Éviter les chutes, les traumatismes ou les inconforts liés à une manipulation inappropriée.
3. **Améliorer la qualité des soins** : Une bonne maîtrise des techniques favorise le bien-être du patient et renforce la confiance dans la relation soignant-soigné.
4. **Optimiser l'efficacité** : Des mouvements corrects et ergonomiques permettent de réaliser les tâches de manière plus fluide et moins fatigante.

Principes fondamentaux de la manutention sécuritaire

1. **Ergonomie et biomécanique**

    - **Posture du dos** : Maintenir le dos droit et aligné, éviter les torsions ou les flexions excessives de la colonne vertébrale.
    - **Utilisation des jambes** : Fléchir les genoux et utiliser la force des cuisses pour soulever, plutôt que de se pencher en avant.
    - **Pieds écartés** : Adopter une position stable avec les pieds écartés à la largeur des épaules pour une meilleure base de soutien.
    - **Proximité de la charge** : Garder le patient ou l'objet proche du corps pour réduire le bras de levier et diminuer la contrainte sur le dos.
    - **Respiration** : Synchroniser les mouvements avec la respiration pour optimiser l'effort et réduire la tension.

2. **Évaluation préalable**

    o **Analyse de la situation** : Avant toute manipulation, évaluer l'état du patient, sa capacité à participer, les risques potentiels et les besoins spécifiques.
    o **Planification** : Déterminer la technique appropriée, les aides techniques nécessaires et solliciter l'aide d'un collègue si nécessaire.
    o **Communication avec le patient** : Expliquer le déroulement de la manœuvre, obtenir sa collaboration et s'assurer de sa compréhension.

3. **Utilisation des aides techniques**

    o **Dispositifs de transfert** : Fauteuils roulants, lève-personnes, planches de transfert, ceintures de marche.
    o **Équipements de positionnement** : Coussins, appuie-tête, supports pour les membres.
    o **Formation à l'utilisation** : Connaître le fonctionnement des équipements, les vérifier régulièrement et respecter les protocoles de sécurité.

Techniques spécifiques de manutention

1. **Aide au lever du lit**

    o **Préparation** : Ajuster la hauteur du lit à une position ergonomique, abaisser les barrières, s'assurer que le sol est dégagé.
    o **Position du patient** : Encourager le patient à se tourner sur le côté, puis à s'asseoir au bord du lit en utilisant ses bras si possible.
    o **Assistance** : Se placer face au patient, pieds décalés, genoux fléchis, offrir un soutien sous les épaules ou utiliser une ceinture de transfert.

- **Transition** : Aider le patient à se lever en coordonnant les mouvements, en évitant de tirer sur ses bras ou ses vêtements.

2. **Transfert du lit au fauteuil**

    - **Positionnement du fauteuil** : Placer le fauteuil du côté fort du patient, freins enclenchés, repose-pieds relevés.
    - **Technique du pivot** : Faire participer le patient en le guidant pour pivoter et s'asseoir dans le fauteuil, en utilisant une ceinture de transfert si nécessaire.
    - **Utilisation du lève-personne** : Si le patient ne peut pas participer, utiliser un lève-personne en suivant les procédures de sécurité.

3. **Mobilisation au lit**

    - **Rehaussement** : Pour remonter le patient vers la tête du lit, se placer de chaque côté du lit avec un collègue, utiliser un drap de glisse ou une alèse.
    - **Changement de position** : Aider le patient à se tourner sur le côté, en fléchissant ses genoux et en guidant ses épaules et ses hanches.
    - **Prévention des escarres** : Alterner les positions toutes les deux heures, utiliser des supports pour décharger les points de pression.

4. **Aide à la marche**

    - **Évaluation de l'équilibre** : Vérifier la stabilité du patient, utiliser une canne ou un déambulateur si nécessaire.
    - **Positionnement** : Se tenir légèrement derrière et sur le côté du patient, prêt à le soutenir en cas de déséquilibre.

- **Encouragement** : Motiver le patient, adapter le rythme à ses capacités, faire des pauses si nécessaire.

Prévention des risques pour le soignant

1. **Formation continue**

    - Participer régulièrement à des formations sur les techniques de manutention, les nouvelles aides techniques et les protocoles de sécurité.
    - Actualiser ses connaissances en matière d'ergonomie et de prévention des TMS.

2. **Auto-évaluation**

    - Prendre conscience de ses propres limites physiques, éviter les charges excessives, solliciter de l'aide quand nécessaire.
    - Être attentif aux signaux du corps : douleurs, tensions, fatigue, et adopter des mesures pour y remédier.

3. **Hygiène de vie**

    - Maintenir une bonne condition physique par une activité régulière, renforcer les muscles du dos et des jambes.
    - Adopter une alimentation équilibrée et veiller à un repos suffisant.

Prévention des risques pour le patient

1. **Communication et consentement**

    - Informer le patient de chaque étape, obtenir son accord et son implication.
    - Être attentif à ses réactions, expressions de douleur ou d'inconfort.

2. **Sécurité environnementale**

    o S'assurer que le sol est dégagé, sans obstacles ou liquides pouvant provoquer des glissades.
    o Vérifier le bon état des équipements : freins fonctionnels, absence de défauts sur les dispositifs.

3. **Adaptation aux capacités du patient**

    o Tenir compte des limitations physiques, cognitives ou sensorielles du patient.
    o Adapter les techniques en fonction de sa taille, de son poids et de sa force.

Utilisation des aides techniques

Les aides techniques sont des outils précieux pour faciliter la manutention tout en réduisant les risques :

1. **Lève-personnes**

    o **Types** : Lève-personne mobile, sur rail, verticalisateur.
    o **Procédure** : Choisir le harnais adapté, vérifier le poids maximal autorisé, suivre les étapes d'installation en toute sécurité.
    o **Avantages** : Réduit l'effort physique du soignant, augmente le confort et la sécurité du patient.

2. **Planches de transfert**

    o **Utilisation** : Permettre le glissement du patient d'une surface à une autre (lit à fauteuil, fauteuil à toilette).
    o **Technique** : Placer la planche sous le patient, s'assurer qu'elle est bien positionnée, guider le mouvement en douceur.

3. **Ceintures de transfert**

    - **Fonction** : Offrir une prise sécurisée pour aider le patient à se lever ou à marcher.
    - **Précautions** : Positionner la ceinture au niveau de la taille, vérifier qu'elle est bien ajustée mais non serrée.

4. **Draps de glisse et alèses**

    - **But** : Réduire les frottements lors des mobilisations au lit, faciliter le rehaussement ou le retournement du patient.
    - **Technique** : Placer le drap de glisse sous le patient, utiliser des mouvements coordonnés avec un collègue.

Approche relationnelle lors de la manutention

1. **Empathie et respect**

    - Traiter le patient avec dignité, respecter son intimité, éviter les gestes brusques ou invasifs.
    - Prendre en compte ses peurs, ses douleurs, ses réticences, et y répondre avec patience.

2. **Encouragement et valorisation**

    - Féliciter le patient pour ses efforts, même modestes, pour renforcer sa confiance et sa motivation.
    - Impliquer le patient dans la mesure du possible, en lui donnant des instructions claires et simples.

3. **Écoute active**

    - Être attentif aux besoins exprimés verbalement ou non verbalement.

- o   Adapter les interventions en fonction des feedbacks du patient.

Réglementation et responsabilités

1. **Respect des protocoles institutionnels**

    - o   Connaître et appliquer les procédures établies par l'établissement en matière de manutention.
    - o   Participer aux formations obligatoires et respecter les consignes de sécurité.

2. **Responsabilité légale**

    - o   En cas d'accident lié à une mauvaise manipulation, la responsabilité de l'aide-soignant peut être engagée.
    - o   Documenter les incidents, informer la hiérarchie et contribuer à l'analyse pour éviter les récidives.

3. **Éthique professionnelle**

    - o   Prioriser la sécurité et le bien-être du patient, même en cas de contraintes de temps ou de ressources.
    - o   Refuser de réaliser des manœuvres à risque sans les moyens appropriés.

- Utilisation des aides techniques (déambulateurs, fauteuils roulants)

Les aides techniques telles que les déambulateurs et les fauteuils roulants jouent un rôle essentiel dans la prise en charge des personnes âgées en gériatrie. Elles favorisent la mobilité, l'autonomie et la sécurité des patients qui présentent des limitations physiques ou fonctionnelles. L'aide-soignant, par sa connaissance et son expertise, est un acteur clé dans l'utilisation appropriée de ces dispositifs, contribuant ainsi à améliorer la qualité de vie des patients.

Importance des aides techniques en gériatrie

Avec le vieillissement, de nombreux patients connaissent une diminution de leurs capacités motrices, que ce soit en raison de maladies chroniques, de troubles neurologiques ou de faiblesses musculaires. Les aides techniques permettent de compenser ces limitations, en offrant un soutien physique et en prévenant les chutes. Elles encouragent également la participation active du patient dans ses activités quotidiennes, renforçant ainsi son estime de soi et son sentiment d'indépendance.

Utilisation des déambulateurs

Les déambulateurs, également appelés *cadres de marche*, sont des dispositifs qui aident les personnes ayant des difficultés à marcher ou à maintenir leur équilibre. Ils offrent un appui stable et sécurisant, permettant au patient de se déplacer avec plus de confiance.

Types de déambulateurs

1. **Déambulateurs fixes** : Structures rigides sans roues, offrant un maximum de stabilité. Ils nécessitent que le patient les soulève légèrement pour avancer, ce qui peut demander un effort physique plus important.

2. **Déambulateurs à roulettes** : Équipés de deux roues à l'avant et de patins ou de roues à l'arrière. Ils facilitent le déplacement sans avoir à soulever le dispositif.

3. **Rollators** : Déambulateurs à quatre roues, souvent munis de freins, d'un siège et d'un panier. Ils sont adaptés pour les déplacements plus longs et offrent la possibilité de se reposer.

Indications pour l'utilisation des déambulateurs

- **Troubles de l'équilibre** : Les patients présentant des risques de chutes en raison d'une instabilité.

- **Faiblesse musculaire** : Diminution de la force dans les jambes due à des pathologies neurologiques ou musculaires.

- **Récupération post-chirurgicale** : Après une intervention orthopédique, comme une prothèse de hanche ou de genou.

- **Douleurs articulaires** : Arthrose ou autres affections limitant la mobilité.

Rôle de l'aide-soignant dans l'utilisation des déambulateurs

1. **Évaluation et choix du déambulateur**

    - **Adapter le dispositif** : S'assurer que le déambulateur est adapté à la taille, au poids et aux capacités du patient.

    - **Réglage de la hauteur** : Les poignées doivent être à la hauteur des hanches du patient, permettant une légère flexion des coudes.

2. **Enseignement de la technique**

    - **Positionnement** : Apprendre au patient à se tenir droit, entre les poignées, en regardant devant lui.

    - **Mouvement** : Expliquer comment avancer le déambulateur d'un pas, puis marcher en alternant les jambes, en synchronisation avec le dispositif.

- **Utilisation des freins** (pour les rollators) : Montrer comment actionner les freins pour s'arrêter ou s'asseoir en toute sécurité.

3. **Sécurité et prévention des chutes**
    - **Environnement sécurisé** : Vérifier que le sol est dégagé, sans obstacles ou tapis pouvant provoquer des trébuchements.
    - **Surveillance** : Accompagner le patient lors des premiers essais, être prêt à intervenir en cas de déséquilibre.
    - **Chaussures adaptées** : Conseiller le port de chaussures antidérapantes et fermées.

4. **Encouragement et soutien**
    - **Motivation** : Encourager le patient à utiliser le déambulateur pour maintenir son autonomie.
    - **Patience** : Respecter le rythme du patient, lui laisser le temps de s'adapter au dispositif.

Utilisation des fauteuils roulants

Les *fauteuils roulants* sont essentiels pour les patients qui ne peuvent pas marcher ou dont la mobilité est sévèrement limitée. Ils permettent de se déplacer à l'intérieur comme à l'extérieur, facilitant l'accès aux activités sociales et quotidiennes.

Types de fauteuils roulants

1. **Fauteuils manuels**
    - **Fauteuils standard** : Propulsés par le patient (cercles de propulsion) ou poussés par un tiers. Ils sont pliables et relativement légers.

- o **Fauteuils de transport** : Plus légers, avec de petites roues arrière, destinés à être poussés par un accompagnant.

2. **Fauteuils électriques**

    - o **Motorisés** : Contrôlés par un joystick, adaptés aux patients ayant une force ou une endurance limitée dans les bras.

    - o **Fonctionnalités avancées** : Certains modèles permettent l'inclinaison, la verticalisation ou l'élévation du siège.

Indications pour l'utilisation des fauteuils roulants

- **Paralysie ou faiblesse sévère** : Incapacité à marcher en raison de lésions neurologiques (paraplégie, hémiplégie).

- **Maladies dégénératives** : Sclérose en plaques, maladies neuromusculaires.

- **Endurance limitée** : Incapacité à parcourir de longues distances en raison de problèmes cardiaques ou respiratoires.

- **Douleurs invalidantes** : Arthrite sévère ou autres conditions limitant la mobilité.

Rôle de l'aide-soignant dans l'utilisation des fauteuils roulants

1. **Adaptation et confort**

    - o **Réglage du fauteuil** : S'assurer que le siège, les repose-pieds et les accoudoirs sont ajustés pour le confort et le soutien postural du patient.

- **Coussins de prévention des escarres** : Installer des coussins adaptés pour prévenir les pressions prolongées.

2. **Formation à l'utilisation**

    - **Propulsion manuelle** : Enseigner au patient comment utiliser les cercles de propulsion, manœuvrer et freiner.

    - **Sécurité** : Montrer comment manipuler les freins, éviter les obstacles et utiliser les rampes en toute sécurité.

3. **Transferts sécurisés**

    - **Du lit au fauteuil** : Utiliser des techniques de transfert appropriées, avec ou sans aides techniques (planches de transfert, lève-personne).

    - **Positionnement correct** : Veiller à ce que le patient soit bien installé, avec les pieds sur les repose-pieds et le dos soutenu.

4. **Entretien du fauteuil**

    - **Vérification régulière** : Contrôler l'état des roues, des freins et de la structure pour garantir le bon fonctionnement.

    - **Hygiène** : Nettoyer le fauteuil pour maintenir un environnement sain.

Promouvoir l'autonomie et la mobilité

L'aide-soignant doit encourager le patient à participer activement à ses déplacements, en fonction de ses capacités :

- **Renforcement de la confiance** : Valoriser les progrès du patient, le rassurer sur ses compétences.

- **Adaptation progressive** : Introduire les aides techniques progressivement, en fonction de l'évolution de l'état du patient.

- **Objectifs réalistes** : Fixer des objectifs atteignables pour maintenir la motivation.

Collaboration avec l'équipe pluridisciplinaire

1. **Kinésithérapeutes et ergothérapeutes**

    o **Évaluation des besoins** : Ces professionnels peuvent recommander le type d'aide technique le plus adapté.

    o **Programmes de rééducation** : Collaborer pour intégrer l'utilisation des aides dans les exercices de rééducation.

2. **Médecins et infirmiers**

    o **Suivi médical** : Informer sur l'évolution de la mobilité du patient, signaler toute difficulté ou complication.

    o **Gestion des prescriptions** : Assurer que les aides techniques sont prescrites et financées selon les réglementations en vigueur.

Sécurité et prévention des risques

1. **Formation du personnel**

    o **Connaissance des dispositifs** : L'aide-soignant doit être formé à l'utilisation correcte des différentes aides techniques.

- **Mises à jour régulières** : Participer à des formations continues pour rester informé des nouvelles technologies et des meilleures pratiques.

2. **Sensibilisation du patient**

    - **Instructions claires** : Fournir des explications simples et démontrer les gestes à effectuer.
    - **Précautions** : Informer des risques potentiels, comme le basculement du fauteuil ou le glissement avec le déambulateur.

3. **Adaptation de l'environnement**

    - **Accessibilité** : Veiller à ce que les espaces soient dégagés, les passages suffisamment larges et les sols non glissants.
    - **Signalisation** : Installer des repères visuels pour aider le patient à se repérer.

Aspects éthiques et relationnels

1. **Respect de la dignité**

    - **Autonomie** : Encourager le patient à utiliser les aides techniques pour préserver son indépendance.
    - **Choix du patient** : Respecter les préférences et les réticences, en discutant des avantages et en répondant aux inquiétudes.

2. **Communication empathique**

    - **Écoute** : Prendre en compte les difficultés ou les peurs exprimées par le patient.
    - **Soutien** : Offrir un accompagnement bienveillant, valoriser les efforts et les réussites.

- Prévention des chutes et maintien de l'autonomie

Les chutes chez les personnes âgées représentent un enjeu majeur de santé publique. Elles peuvent avoir des conséquences graves sur la santé physique, psychologique et sociale des seniors, entraînant parfois une perte d'autonomie significative. Prévenir ces chutes est donc essentiel pour favoriser le maintien à domicile, préserver la qualité de vie et réduire les coûts liés aux soins de santé. L'aide-soignant joue un rôle clé dans cette prévention, en adoptant une approche globale qui englobe l'évaluation des risques, la mise en place de mesures adaptées et le soutien à l'autonomie des patients.

Compréhension des facteurs de risque de chute

Les chutes résultent souvent d'une combinaison de facteurs intrinsèques (liés à la personne) et extrinsèques (liés à l'environnement) :

1. **Facteurs intrinsèques** :

    o **Altérations physiques** : Faiblesse musculaire, troubles de l'équilibre, diminution de la vision ou de l'audition, maladies chroniques (comme l'arthrose, le diabète, les maladies cardiovasculaires).
    o **Troubles cognitifs** : Démence, confusion, troubles de l'attention qui peuvent affecter la perception des dangers.
    o **Effets secondaires des médicaments** : Certains médicaments peuvent provoquer des étourdissements, de l'hypotension orthostatique ou de la somnolence.
    o **Historique de chutes** : Une chute antérieure augmente le risque de chutes futures.

2. **Facteurs extrinsèques** :

- **Environnement domestique inadapté** : Sols glissants, éclairage insuffisant, absence de rampes ou de barres d'appui.
- **Chaussures inappropriées** : Chaussures mal ajustées, à semelles glissantes ou talons hauts.
- **Objets entravant le passage** : Tapis mal fixés, fils électriques traînants, meubles mal positionnés.

Stratégies de prévention des chutes

La prévention des chutes repose sur une approche multidimensionnelle, visant à réduire les facteurs de risque et à renforcer les capacités du patient :

1. **Évaluation personnalisée des risques**

   - **Bilan médical complet** : Collaborer avec l'équipe médicale pour identifier les conditions médicales contribuant au risque de chute.
   - **Analyse de l'environnement** : Visiter le domicile du patient pour repérer les dangers potentiels et proposer des aménagements.
   - **Évaluation fonctionnelle** : Tester l'équilibre, la force musculaire, la mobilité et les capacités cognitives du patient.

2. **Amélioration de l'environnement**

   - **Éclairage adéquat** : Installer des lampes dans les zones sombres, utiliser des veilleuses la nuit.
   - **Sécurisation des sols** : Fixer les tapis, éliminer les obstacles, choisir des revêtements antidérapants.
   - **Installation d'aides techniques** : Barres d'appui dans la salle de bain, rampes dans les escaliers, sièges de douche.

- ○ **Organisation de l'espace** : Disposer les objets fréquemment utilisés à portée de main pour éviter les étirements ou les escalades dangereuses.

3. **Promotion de l'activité physique**

    - ○ **Exercices de renforcement musculaire** : Encourager la pratique régulière d'activités visant à renforcer les muscles des jambes et du tronc.
    - ○ **Activités d'équilibre et de coordination** : Taï-chi, yoga, exercices spécifiques recommandés par un kinésithérapeute.
    - ○ **Adaptation des exercices** : Proposer des activités adaptées aux capacités et aux préférences du patient pour assurer une pratique régulière et sécuritaire.

4. **Gestion des médicaments**

    - ○ **Revue médicamenteuse** : Collaborer avec le médecin ou le pharmacien pour identifier les médicaments à risque et ajuster les prescriptions si nécessaire.
    - ○ **Éducation sur les effets secondaires** : Informer le patient des symptômes à surveiller et de l'importance de signaler tout effet indésirable.

5. **Éducation et sensibilisation**

    - ○ **Informer le patient** : Expliquer les risques de chute, les conséquences possibles et l'importance des mesures préventives.
    - ○ **Impliquer la famille** : Sensibiliser les proches aux risques et aux aménagements nécessaires pour soutenir le patient.
    - ○ **Techniques de déplacement sécuritaires** : Enseigner au patient comment se lever

correctement, utiliser les aides à la marche, éviter les mouvements brusques.

6. Utilisation des aides techniques

- o **Dispositifs de mobilité** : Cannes, déambulateurs, fauteuils roulants adaptés aux besoins du patient.
- o **Formation à l'utilisation** : S'assurer que le patient maîtrise le fonctionnement de ces aides pour une utilisation efficace et sécurisée.
- o **Entretien régulier** : Vérifier l'état des dispositifs pour prévenir les défaillances mécaniques.

Maintien de l'autonomie du patient

Prévenir les chutes ne signifie pas restreindre les activités du patient, mais plutôt les adapter pour préserver son autonomie :

1. Encouragement à l'indépendance

- o **Participation active** : Impliquer le patient dans les décisions concernant son environnement et ses routines.
- o **Adaptation des activités** : Proposer des alternatives sécurisées pour les tâches quotidiennes, en utilisant des outils ergonomiques ou des techniques simplifiées.
- o **Valorisation des capacités** : Souligner les réussites du patient pour renforcer sa confiance en lui.

2. Soutien émotionnel

- o **Écoute empathique** : Reconnaître les peurs liées aux chutes, telles que la peur de la dépendance ou de la perte d'autonomie.

- o **Gestion du stress** : Proposer des techniques de relaxation, encourager la participation à des activités sociales pour réduire l'anxiété.

3. **Planification des soins personnalisés**

    - o **Objectifs réalistes** : Établir avec le patient des objectifs adaptés à ses capacités et à ses souhaits.
    - o **Suivi régulier** : Réévaluer périodiquement les besoins du patient et ajuster les interventions en conséquence.

Rôle de l'aide-soignant dans la prévention des chutes et le maintien de l'autonomie

L'aide-soignant est en première ligne pour mettre en œuvre les stratégies de prévention et soutenir l'autonomie du patient :

1. **Observation attentive**

    - o **Détection des changements** : Surveiller les variations de l'état physique ou mental du patient pouvant augmenter le risque de chute.
    - o **Signalement** : Communiquer rapidement avec l'équipe soignante en cas de problème identifié.

2. **Accompagnement quotidien**

    - o **Assistance sécurisée** : Aider le patient dans ses déplacements en appliquant les techniques de manutention sécuritaires.
    - o **Stimulation de l'activité** : Encourager le patient à participer aux activités quotidiennes, en respectant son rythme.

3. **Éducation et conseil**

    o **Partage des informations** : Expliquer les mesures de prévention de manière claire et adaptée au niveau de compréhension du patient.
    o **Démonstration pratique** : Montrer comment utiliser les aides techniques ou effectuer des mouvements en toute sécurité.

4. **Collaboration avec l'équipe pluridisciplinaire**

    o **Travail en équipe** : Participer aux réunions de coordination, partager les observations et les suggestions.
    o **Formation continue** : Se tenir informé des bonnes pratiques et des nouvelles recommandations en matière de prévention des chutes.

Élimination Urinaire et Fécale

- Assistance aux besoins naturels

L'assistance aux besoins naturels est une composante fondamentale du rôle de l'aide-soignant en gériatrie. Elle englobe l'accompagnement des personnes âgées dans leurs fonctions d'élimination, c'est-à-dire l'aide à la miction et à la défécation, tout en veillant à préserver leur dignité, leur confort et leur intimité. Ce soutien est essentiel pour maintenir la qualité de vie des patients, prévenir les complications médicales liées à l'incontinence ou à la constipation, et favoriser leur bien-être psychologique.

Compréhension des besoins naturels chez les personnes âgées

Avec l'âge, de nombreux facteurs peuvent affecter les fonctions d'élimination :

- **Altérations physiologiques** : La diminution du tonus musculaire, la réduction de la sensibilité vésicale ou intestinale, et les changements hormonaux peuvent influencer la miction et la défécation.
- **Pathologies associées** : Des maladies comme la maladie d'Alzheimer, le diabète, les accidents vasculaires cérébraux ou la maladie de Parkinson peuvent entraîner des troubles urinaires ou intestinaux.
- **Effets secondaires médicamenteux** : Certains médicaments peuvent provoquer de la constipation, de la diarrhée ou une augmentation de la fréquence urinaire.
- **Facteurs psychologiques** : La dépression, l'anxiété ou le stress peuvent affecter les habitudes d'élimination.

Rôle de l'aide-soignant dans l'assistance aux besoins naturels

1. **Préservation de la dignité et du respect**

   - **Intimité** : Toujours assurer que le patient est à l'abri des regards indiscrets lors de l'assistance aux besoins naturels. Fermer les portes, utiliser des paravents si nécessaire.
   - **Communication bienveillante** : Aborder le sujet avec tact, éviter les termes péjoratifs, et respecter les sentiments du patient.
   - **Consentement** : Demander l'autorisation avant d'intervenir, même si le patient est habitué à recevoir de l'aide.

2. **Assistance adaptée aux besoins individuels**

   - **Évaluation des capacités** : Déterminer si le patient peut se rendre aux toilettes seul, avec une aide partielle ou totale.
   - **Utilisation des équipements appropriés** : Bassins de lit, chaises percées, urinoirs, protections absorbantes, en fonction des besoins spécifiques.

- o **Aide à la mobilisation** : Faciliter le déplacement du patient vers les toilettes en utilisant les techniques de manutention sécuritaires.

3. **Prévention des complications**

    - o **Surveillance de l'élimination** : Observer la fréquence, la quantité, la couleur, la consistance des urines et des selles, et signaler toute anomalie à l'équipe soignante.
    - o **Prévention des infections urinaires** : Encourager une bonne hygiène intime, veiller à une hydratation adéquate.
    - o **Prévention de la constipation** : Favoriser une alimentation riche en fibres, encourager l'activité physique adaptée.

4. **Promotion de l'autonomie**

    - o **Encouragement** : Motiver le patient à participer activement, dans la mesure de ses capacités, à ses soins d'élimination.
    - o **Adaptation de l'environnement** : Installer des barres d'appui, surélever les toilettes, utiliser des dispositifs facilitant l'accès aux sanitaires.
    - o **Planification des horaires** : Établir des routines pour aller aux toilettes à des moments réguliers, en respectant les habitudes du patient.

5. **Gestion de l'incontinence**

    - o **Approche personnalisée** : Évaluer les causes de l'incontinence et adapter les interventions en conséquence.
    - o **Choix des protections** : Sélectionner les protections absorbantes adaptées au degré d'incontinence, assurer un changement régulier pour le confort du patient.

- o **Soutien psychologique** : Comprendre l'impact émotionnel de l'incontinence, offrir un soutien empathique, éviter toute stigmatisation.

Techniques spécifiques d'assistance

1. **Aide à la miction**

   - o **Positionnement** : Faciliter une position confortable pour le patient, assise ou debout, selon ses capacités.
   - o **Stimulation réflexe** : Utiliser des techniques pour faciliter la miction, comme le bruit de l'eau qui coule ou l'application d'une compresse tiède sur le bas-ventre.
   - o **Urinoirs adaptés** : Pour les hommes, proposer des urinoirs portatifs si le déplacement est difficile.

2. **Aide à la défécation**

   - o **Confort** : Assurer une position physiologique, avec les pieds bien posés, éventuellement surélevés pour favoriser le réflexe d'évacuation.
   - o **Temps suffisant** : Laisser le patient prendre le temps nécessaire, sans le presser, pour éviter le stress qui peut inhiber la défécation.
   - o **Massage abdominal** : En cas de constipation, pratiquer des massages doux dans le sens du transit pour stimuler l'activité intestinale.

Hygiène et prévention des infections

- **Hygiène des mains** : Se laver les mains avant et après l'assistance, utiliser des gants à usage unique pour prévenir la transmission des germes.
- **Soins d'hygiène intime** : Nettoyer délicatement les zones intimes après l'élimination, en respectant le sens de

nettoyage (de l'avant vers l'arrière chez la femme) pour éviter les infections.
- **Gestion des déchets** : Éliminer les protections souillées conformément aux protocoles, assurer une élimination sécuritaire pour l'environnement.

Communication et relationnel

- **Écoute active** : Être attentif aux préoccupations du patient, qu'elles soient verbales ou non verbales.
- **Empathie** : Reconnaître les sentiments de honte ou d'embarras que peut ressentir le patient, le rassurer sur le caractère normal de ces besoins.
- **Information** : Expliquer les procédures, répondre aux questions, impliquer le patient dans les décisions concernant son plan de soins.

Collaboration avec l'équipe soignante

- **Signalement des anomalies** : Informer l'infirmier ou le médecin en cas de symptômes tels que douleurs à la miction, sang dans les urines, diarrhées persistantes, constipation prolongée.
- **Participation aux réunions de suivi** : Contribuer à l'élaboration et à l'adaptation du plan de soins en partageant les observations pertinentes.
- **Formation continue** : Se tenir informé des nouvelles pratiques, des techniques innovantes et des protocoles institutionnels concernant l'assistance aux besoins naturels.

Approche éthique et respect des droits du patient

- **Confidentialité** : Respecter le secret professionnel, ne pas divulguer d'informations personnelles sans le consentement du patient.
- **Consentement éclairé** : S'assurer que le patient comprend et accepte les interventions proposées.

- **Non-jugement** : Adopter une attitude neutre, sans critique ni moquerie, quelles que soient les situations rencontrées.

Gestion des situations particulières

1. **Patients atteints de troubles cognitifs**

    o **Approche adaptée** : Utiliser des phrases simples, des gestes pour faciliter la compréhension.
    o **Routines** : Maintenir des horaires réguliers pour créer des repères.
    o **Surveillance accrue** : Être vigilant aux signes non verbaux indiquant le besoin d'éliminer.

2. **Patients agités ou opposants**

    o **Calme et patience** : Éviter la confrontation, utiliser des techniques de distraction.
    o **Sécurité** : Assurer un environnement sûr, prévenir les risques de chute.

- Gestion de l'incontinence

La gestion de l'incontinence est un aspect essentiel de la prise en charge des personnes âgées en gériatrie. L'incontinence, qu'elle soit urinaire ou fécale, affecte une proportion significative de la population senior et peut avoir des répercussions majeures sur la qualité de vie, la dignité et le bien-être psychologique des patients. L'aide-soignant joue un rôle central dans la reconnaissance, la prise en charge et le soutien des personnes souffrant d'incontinence, en collaborant étroitement avec l'équipe pluridisciplinaire pour offrir des soins adaptés et respectueux.

Compréhension de l'incontinence

L'incontinence se définit comme une perte involontaire d'urine ou de matières fécales, résultant d'un dysfonctionnement du système urinaire ou digestif. Chez les personnes âgées, plusieurs facteurs peuvent contribuer à l'apparition de l'incontinence :

1. **Changements physiologiques liés à l'âge** : Le vieillissement entraîne une diminution de l'élasticité des muscles du plancher pelvien, une réduction de la capacité vésicale et une altération du contrôle sphinctérien.

2. **Pathologies associées** : Des affections telles que la maladie de Parkinson, l'accident vasculaire cérébral, la démence, le diabète ou la sclérose en plaques peuvent affecter le contrôle des sphincters.

3. **Effets secondaires des médicaments** : Certains traitements, comme les diurétiques, les sédatifs ou les anticholinergiques, peuvent influencer la fréquence urinaire ou la capacité à retenir les urines.

4. **Facteurs environnementaux et psychologiques** : Des obstacles physiques, une mobilité réduite, la confusion ou la dépression peuvent entraver l'accès aux toilettes ou la reconnaissance du besoin d'éliminer.

Impact de l'incontinence sur le patient

L'incontinence a des conséquences multiples :

- **Physiques** : Risque accru d'infections urinaires, d'irritations cutanées, d'escarres.
- **Psychologiques** : Sentiments de honte, de gêne, d'anxiété, pouvant mener à l'isolement social ou à la dépression.
- **Sociales** : Réduction de la participation aux activités, repli sur soi, stigmatisation.

Rôle de l'aide-soignant dans la gestion de l'incontinence

1. **Évaluation et observation**

   - **Surveillance attentive** : Noter la fréquence, le volume, les circonstances des épisodes d'incontinence.
   - **Identification des signes associés** : Présence de douleurs, de brûlures, de sang dans les urines, odeur inhabituelle.
   - **Communication avec le patient** : Aborder le sujet avec tact pour recueillir des informations sur ses ressentis et ses habitudes.

2. **Mise en place d'un plan de soins personnalisé**

   - **Collaborer avec l'équipe soignante** : Participer à l'élaboration d'un plan de prise en charge adapté aux besoins spécifiques du patient.
   - **Techniques comportementales** : Encourager le patient à suivre un programme de mictions programmées, à pratiquer des exercices de renforcement du plancher pelvien (exercices de Kegel) sous supervision médicale.
   - **Adaptation de l'environnement** : Faciliter l'accès aux toilettes en éliminant les obstacles, en installant des barres d'appui, en s'assurant que les toilettes sont bien éclairées et signalées.

3. **Utilisation des protections et dispositifs adaptés**

   - **Sélection des protections** : Choisir des protections absorbantes adaptées au degré d'incontinence, en tenant compte du confort et de la discrétion pour le patient.
   - **Gestion des dispositifs** : Assurer un changement régulier des protections pour maintenir l'hygiène et prévenir les irritations cutanées.

- ○ **Formation à l'utilisation** : Expliquer au patient comment utiliser les protections, si son état le permet, pour favoriser son autonomie.

4. **Soins d'hygiène et prévention des complications**

   - ○ **Hygiène cutanée rigoureuse** : Nettoyer délicatement la peau après chaque épisode d'incontinence avec des produits doux, sécher soigneusement pour éviter les macérations.
   - ○ **Application de crèmes barrières** : Utiliser des pommades protectrices pour prévenir les irritations et les dermatites associées à l'incontinence.
   - ○ **Surveillance des signes d'infection** : Être attentif aux rougeurs, aux douleurs ou aux odeurs suspectes, et informer l'infirmier ou le médecin le cas échéant.

5. **Soutien psychologique et préservation de la dignité**

   - ○ **Approche empathique** : Reconnaître les émotions du patient, le rassurer sur le caractère fréquent de l'incontinence et l'absence de culpabilité à avoir.
   - ○ **Respect de l'intimité** : Assurer que les soins sont prodigués en toute discrétion, préserver la pudeur du patient.
   - ○ **Encouragement** : Valoriser les efforts du patient, le motiver à participer aux activités sociales et à maintenir une image positive de lui-même.

Collaboration avec l'équipe pluridisciplinaire

- **Infirmiers et médecins** : Transmettre les observations, participer aux ajustements du traitement médicamenteux ou proposer des examens complémentaires.
- **Kinésithérapeutes** : Collaborer pour mettre en place des programmes de rééducation périnéale.

- **Ergothérapeutes** : Adapter l'environnement du patient, proposer des aides techniques facilitant l'accès aux sanitaires.
- **Psychologues** : Orienter le patient si des signes de détresse émotionnelle ou de dépression sont détectés.

Éducation du patient et de la famille

1. **Information claire et adaptée**
   - **Explication des causes** : Aider le patient et ses proches à comprendre les mécanismes de l'incontinence.
   - **Présentation des options** : Exposer les différentes stratégies de gestion, les avantages et les inconvénients de chaque approche.

2. **Conseils pratiques**
   - **Habitudes alimentaires** : Conseiller une hydratation suffisante, éviter les irritants vésicaux comme la caféine, l'alcool ou les aliments épicés.
   - **Habitudes vestimentaires** : Porter des vêtements faciles à enlever pour faciliter l'accès rapide aux toilettes.
   - **Gestion des situations** : Planifier les sorties en tenant compte des besoins (localisation des toilettes publiques, emport de protections de rechange).

3. **Implication des proches**
   - **Soutien émotionnel** : Encourager la famille à adopter une attitude compréhensive et non jugeante.
   - **Participation aux soins** : Former les aidants aux techniques d'assistance, en respectant les limites du patient.

Prévention de l'incontinence

- **Activité physique régulière** : Favoriser les exercices qui renforcent les muscles pelviens et améliorent la mobilité générale.
- **Surveillance médicale** : Encourager des bilans de santé réguliers pour dépister les affections pouvant causer l'incontinence.
- **Gestion des médicaments** : Collaborer avec le médecin pour ajuster les traitements pouvant influencer la fonction vésicale ou intestinale.

Approche éthique et respect des droits du patient

- **Autonomie** : Respecter les choix du patient concernant les méthodes de gestion de l'incontinence.
- **Confidentialité** : Protéger les informations personnelles, ne partager les données médicales qu'avec les professionnels concernés.
- **Consentement éclairé** : S'assurer que le patient comprend les interventions proposées et y consent librement.

- Surveillance des diurèses et des selles

La surveillance des diurèses et des selles est une composante essentielle des soins prodigués aux personnes âgées en gériatrie. Elle permet de suivre l'état d'hydratation, le fonctionnement rénal et digestif, ainsi que de détecter précocement d'éventuels déséquilibres ou pathologies. L'aide-soignant joue un rôle clé dans cette surveillance, en observant attentivement les apports et les éliminations, en consignant les données et en communiquant efficacement avec l'équipe soignante. Cette démarche contribue à assurer une prise en charge globale, préventive et adaptée aux besoins spécifiques des patients âgés.

Importance de la surveillance des diurèses et des selles

Avec l'âge, les fonctions rénale et digestive subissent des modifications physiologiques qui peuvent affecter l'équilibre hydrique, électrolytique et nutritionnel de la personne. La diminution de la filtration glomérulaire, la réduction de la sensation de soif, les troubles de la motilité intestinale sont autant de facteurs susceptibles d'entraîner des complications telles que la déshydratation, l'insuffisance rénale, la constipation ou la diarrhée.

La surveillance régulière des diurèses (quantité d'urine excrétée) et des selles permet de :

- Évaluer l'état d'hydratation du patient.
- Détecter les signes précoces d'insuffisance rénale ou d'infection urinaire.
- Suivre l'efficacité des traitements diurétiques ou hydriques.
- Identifier les troubles digestifs tels que la constipation, la diarrhée ou les saignements gastro-intestinaux.
- Ajuster les apports nutritionnels et hydriques en fonction des besoins.

Rôle de l'aide-soignant dans la surveillance

L'aide-soignant, de par sa proximité avec le patient, est en première ligne pour observer et recueillir les informations nécessaires :

1. **Collecte des données**
    - **Quantification des diurèses** : Mesurer la quantité d'urine éliminée sur une période donnée (généralement sur 24 heures), en utilisant des dispositifs adaptés tels que les urinoirs gradués, les poches à urine ou les chaises percées.
    - **Observation des caractéristiques urinaires** : Noter la couleur, la transparence, l'odeur, la

présence éventuelle de sédiments ou de sang (hématurie).
- **Enregistrement des selles** : Consigner la fréquence des selles, leur consistance (selon l'échelle de Bristol), la couleur, l'odeur, et la présence de signes anormaux tels que du sang (méléna ou rectorragie), du mucus ou des parasites.

2. **Documentation**

- **Feuilles de surveillance** : Remplir précisément les fiches de suivi des entrées et sorties hydriques, en indiquant les heures, les quantités et les observations pertinentes.
- **Traçabilité** : Assurer une écriture lisible, utiliser les unités de mesure appropriées (millilitres pour les liquides), et respecter les protocoles de l'établissement.

3. **Communication avec l'équipe soignante**

- **Signalement des anomalies** : Informer rapidement l'infirmier ou le médecin en cas de modifications significatives ou de signes alarmants (anurie, oligurie, polyurie, diarrhée aiguë, constipation prolongée).
- **Participation aux transmissions** : Partager les informations lors des relèves, contribuer à l'élaboration du plan de soins en apportant des éléments concrets.

Techniques de surveillance

1. **Mesure des diurèses**

- **Recueil des urines** : Utiliser des dispositifs propres et adaptés, s'assurer que le patient

comprend la nécessité de collecter toutes les mictions, l'assister si besoin.
- **Précautions d'hygiène** : Porter des gants à usage unique, se laver les mains avant et après, nettoyer et désinfecter le matériel après usage.
- **Quantification** : Mesurer le volume d'urine à l'aide d'un récipient gradué, noter les quantités à chaque miction ou sur des intervalles de temps définis.

2. **Surveillance des selles**

    - **Observation directe** : Lors du change ou de l'aide aux toilettes, observer discrètement les caractéristiques des selles.
    - **Échelle de Bristol** : Utiliser cette échelle pour classifier la consistance des selles de type 1 (très dures) à type 7 (liquides).
    - **Collecte si nécessaire** : En cas d'examens complémentaires, recueillir un échantillon de selles en respectant les protocoles.

3. **Suivi des entrées et sorties**

    - **Balance hydrique** : Comparer les apports hydriques (boissons, perfusions) aux pertes (urines, selles, vomissements, transpiration) pour évaluer l'équilibre hydrique du patient.
    - **Adaptation des soins** : En fonction des résultats, contribuer à l'ajustement des apports en collaboration avec l'équipe soignante.

Signes à surveiller et actions à entreprendre

1. **Anomalies urinaires**

    - **Anurie** : Absence totale d'urine sur plus de 12 heures, urgence médicale.

- **Oligurie** : Diurèse inférieure à 500 ml par 24 heures, pouvant indiquer une déshydratation ou une insuffisance rénale.
- **Polyurie** : Diurèse supérieure à 2,5 litres par 24 heures, pouvant être liée à un diabète insipide ou sucré.
- **Hématurie** : Présence de sang dans les urines, nécessite une investigation médicale.

2. **Anomalies des selles**

    - **Constipation** : Absence de selles pendant plus de trois jours, ou selles dures et difficiles à évacuer.
    - **Diarrhée** : Selles liquides fréquentes, risque de déshydratation et de déséquilibre électrolytique.
    - **Sang dans les selles** : Présence de sang rouge (rectorragie) ou noir (méléna), signe potentiel d'hémorragie digestive.
    - **Douleurs abdominales** : Associées à des troubles du transit, peuvent indiquer une occlusion ou une infection.

Approche relationnelle et éthique

- **Respect de la dignité** : Aborder le sujet avec tact, respecter l'intimité du patient, assurer la confidentialité des informations recueillies.
- **Communication adaptée** : Expliquer l'importance de la surveillance, rassurer le patient, répondre à ses questions avec bienveillance.
- **Empathie** : Comprendre les possibles gênes ou inconforts liés à ces observations, adopter une attitude professionnelle et compréhensive.

Collaboration interprofessionnelle

- **Travail en équipe** : Collaborer étroitement avec les infirmiers, les médecins, les diététiciens pour une prise en charge globale.
- **Formation continue** : Participer aux formations sur les techniques de surveillance, les protocoles d'hygiène, les signes cliniques à reconnaître.
- **Participation aux réunions** : Contribuer aux discussions sur l'état du patient, partager les observations pour ajuster le plan de soins.

Prévention et éducation

- **Hydratation adéquate** : Encourager le patient à boire régulièrement, adapter les apports en fonction des besoins et des restrictions médicales.
- **Alimentation équilibrée** : Favoriser une alimentation riche en fibres pour prévenir la constipation, adapter les régimes en cas de diarrhée.
- **Activité physique** : Stimuler la mobilité du patient, même modérée, pour favoriser le transit intestinal.

Repos et Sommeil

- Importance du rythme veille-sommeil

Le rythme veille-sommeil, également connu sous le nom de cycle circadien, est un processus biologique fondamental qui régule les périodes d'éveil et de sommeil sur une période de 24 heures. Chez les personnes âgées, ce rythme peut subir des altérations significatives en raison de facteurs physiologiques, environnementaux et pathologiques. Comprendre l'importance de ce rythme et son impact sur la santé des seniors est essentiel pour les professionnels de la gériatrie, y compris les aides-soignants, qui jouent un rôle clé dans la promotion du bien-être et de la qualité de vie des personnes âgées.

Compréhension du rythme veille-sommeil

Le rythme circadien est orchestré par une horloge biologique située dans l'hypothalamus, plus précisément dans le noyau suprachiasmatique. Cette horloge interne synchronise les fonctions corporelles avec les cycles jour-nuit, influençant la température corporelle, la sécrétion hormonale, l'appétit et le sommeil. La mélatonine, une hormone produite par la glande pinéale, joue un rôle crucial dans l'induction du sommeil en signalant au corps qu'il est temps de se reposer.

Altérations du rythme veille-sommeil chez les personnes âgées

Avec le vieillissement, plusieurs changements peuvent perturber le rythme veille-sommeil :

1. **Diminution de la production de mélatonine** : La sécrétion de mélatonine tend à diminuer avec l'âge, ce qui peut entraîner des difficultés à initier et à maintenir le sommeil.

2. **Modifications de la structure du sommeil** : Les personnes âgées passent moins de temps en sommeil profond (stade N3) et en sommeil paradoxal, phases cruciales pour la récupération physique et cognitive. Le sommeil devient plus léger et fragmenté.

3. **Avancement de la phase du sommeil** : Les seniors ont souvent tendance à se coucher plus tôt le soir et à se réveiller plus tôt le matin, ce qui peut ne pas correspondre à leur environnement social ou familial.

4. **Sensibilité accrue aux facteurs environnementaux** : Le bruit, la lumière ou les conditions de confort peuvent avoir un impact plus important sur le sommeil des personnes âgées.

5. **Présence de pathologies** : Des maladies chroniques telles que l'apnée du sommeil, le syndrome des jambes sans

repos, les douleurs chroniques ou les troubles cognitifs comme la démence peuvent affecter la qualité et la quantité du sommeil.

6. **Polypharmacie** : La prise de multiples médicaments peut avoir des effets secondaires perturbant le sommeil, comme l'insomnie ou la somnolence diurne.

Conséquences des troubles du rythme veille-sommeil

Les perturbations du cycle veille-sommeil peuvent avoir des répercussions significatives sur la santé et le bien-être des personnes âgées :

1. **Altération des fonctions cognitives** : Un sommeil insuffisant ou de mauvaise qualité peut entraîner des troubles de la mémoire, de l'attention et de la concentration, augmentant le risque de confusion ou de démence.

2. **Risques accrus de chutes** : La somnolence diurne ou les réveils nocturnes fréquents peuvent provoquer des étourdissements ou des déséquilibres, augmentant le risque de chutes et de blessures.

3. **Affaiblissement du système immunitaire** : Un sommeil perturbé peut réduire la capacité de l'organisme à combattre les infections et à récupérer des maladies.

4. **Impact sur la santé mentale** : Les troubles du sommeil sont associés à une augmentation du risque de dépression, d'anxiété et d'irritabilité.

5. **Exacerbation des maladies chroniques** : Les conditions telles que l'hypertension, le diabète ou les maladies cardiaques peuvent être aggravées par un sommeil insuffisant.

Rôle de l'aide-soignant dans la promotion d'un rythme veille-sommeil sain

L'aide-soignant peut mettre en place diverses stratégies pour aider les personnes âgées à maintenir un rythme veille-sommeil équilibré :

1. **Évaluation et observation**

   - **Surveillance des habitudes de sommeil** : Noter les heures de coucher et de réveil, la durée du sommeil, les réveils nocturnes, les siestes diurnes.

   - **Identification des facteurs perturbateurs** : Observer les éléments susceptibles de gêner le sommeil, comme le bruit, la lumière, les douleurs ou les mictions fréquentes.

   - **Communication avec l'équipe soignante** : Transmettre les observations aux infirmiers et aux médecins pour ajuster le plan de soins si nécessaire.

2. **Amélioration de l'environnement de sommeil**

   - **Confort du lit** : S'assurer que le matelas, les oreillers et le linge de lit sont adaptés et confortables.

   - **Contrôle de la lumière** : Utiliser des rideaux occultants pour réduire la lumière extérieure, proposer des masques de sommeil si approprié.

   - **Réduction du bruit** : Limiter les sources de bruit, utiliser des bouchons d'oreille ou des dispositifs émettant des sons apaisants.

- **Température ambiante** : Maintenir une température agréable dans la chambre, ni trop chaude ni trop froide.

3. **Établissement de routines régulières**

    - **Horaires fixes** : Encourager le patient à se coucher et à se lever à des heures régulières pour synchroniser l'horloge biologique.

    - **Rituels apaisants** : Proposer des activités relaxantes avant le coucher, comme la lecture, l'écoute de musique douce ou la méditation.

    - **Limitation des siestes** : Réguler la durée et la fréquence des siestes diurnes pour ne pas perturber le sommeil nocturne.

4. **Promotion de l'activité physique et de l'exposition à la lumière naturelle**

    - **Exercice régulier** : Encourager des activités physiques adaptées, comme la marche, le jardinage ou la gymnastique douce, pour favoriser la fatigue naturelle.

    - **Lumière du jour** : Exposer le patient à la lumière naturelle le matin pour renforcer le rythme circadien.

5. **Gestion des facteurs médicaux et médicamenteux**

    - **Traitement des douleurs** : Collaborer avec l'équipe soignante pour gérer efficacement les douleurs qui peuvent perturber le sommeil.

    - **Évaluation des médicaments** : Surveiller les effets secondaires des médicaments, informer le médecin en cas de somnolence excessive ou d'insomnie.

- o **Traitement des troubles spécifiques** : Participer à la mise en place des thérapies pour les troubles du sommeil, comme l'apnée obstructive du sommeil.

6. Éducation et soutien

- o **Information au patient** : Expliquer l'importance d'un bon sommeil, les conséquences des troubles du sommeil et les moyens d'y remédier.

- o **Implication de la famille** : Sensibiliser les proches aux besoins du patient, encourager un environnement familial favorable au sommeil.

- o **Soutien psychologique** : Être à l'écoute des préoccupations du patient, proposer un accompagnement en cas d'anxiété ou de dépression.

Approches non pharmacologiques pour améliorer le sommeil

Il est souvent préférable de privilégier les interventions non médicamenteuses pour traiter les troubles du sommeil chez les personnes âgées :

1. Techniques de relaxation

- o **Respiration profonde** : Enseigner des exercices de respiration pour réduire le stress et favoriser l'endormissement.

- o **Relaxation musculaire progressive** : Aider le patient à détendre progressivement chaque groupe musculaire.

- o **Méditation et pleine conscience** : Proposer des séances guidées pour apaiser le mental.

2. **Thérapie cognitive et comportementale**

    - o **Gestion des pensées négatives** : Aider le patient à identifier et à modifier les pensées anxiogènes liées au sommeil.

    - o **Restriction du temps passé au lit** : Éviter de rester au lit en cas d'insomnie prolongée, favoriser des activités calmes jusqu'à l'apparition de la somnolence.

3. **Adaptation de l'alimentation**

    - o **Éviter les stimulants** : Réduire la consommation de caféine, de nicotine et d'alcool, surtout en fin de journée.

    - o **Repas légers le soir** : Préférer des aliments faciles à digérer pour éviter les inconforts gastriques.

    - o **Hydratation équilibrée** : Limiter les apports liquides en soirée pour réduire les réveils nocturnes liés aux besoins mictionnels.

Précautions concernant les somnifères

L'utilisation de médicaments hypnotiques doit être envisagée avec prudence chez les personnes âgées en raison des risques d'effets secondaires, tels que la confusion, les chutes ou les interactions médicamenteuses. L'aide-soignant doit être attentif aux signes d'effets indésirables et en informer l'équipe médicale.

Impact du rythme veille-sommeil sur la santé globale

Maintenir un rythme veille-sommeil régulier et de qualité a des effets bénéfiques sur :

- **La fonction cognitive** : Amélioration de la mémoire, de l'attention et des capacités de raisonnement.

- **L'humeur** : Réduction des symptômes dépressifs, de l'irritabilité et de l'anxiété.

- **La santé physique** : Renforcement du système immunitaire, régulation du métabolisme, diminution du risque de maladies cardiovasculaires.

- **La qualité de vie** : Augmentation de l'énergie, meilleure participation aux activités sociales, sentiment de bien-être général.

- Aménagement de l'environnement pour favoriser le repos

Le repos est une composante essentielle du bien-être et de la santé, particulièrement chez les personnes âgées. Un environnement adapté peut grandement influencer la qualité du sommeil et du repos, contribuant ainsi à la récupération physique, mentale et émotionnelle. Dans le contexte de la gériatrie, l'aménagement de l'espace de vie pour favoriser le repos revêt une importance cruciale. Il s'agit non seulement de créer un cadre propice au sommeil, mais aussi de soutenir le sentiment de sécurité, de confort et de dignité des personnes âgées. L'aide-soignant joue un rôle clé dans cette démarche, en veillant à adapter l'environnement aux besoins spécifiques de chaque individu.

Importance d'un environnement propice au repos

Avec l'âge, le sommeil subit des modifications : il devient plus léger, moins profond, et les réveils nocturnes sont plus fréquents. De plus, les personnes âgées peuvent être affectées par diverses conditions médicales ou psychologiques qui perturbent leur repos. Un environnement inadapté peut exacerber ces difficultés, entraînant fatigue, irritabilité, confusion ou aggravation de certaines pathologies. À l'inverse, un espace bien aménagé peut améliorer la qualité du sommeil, favoriser la relaxation et contribuer à une meilleure santé globale.

Principes clés pour aménager l'environnement

1. Confort physique

    o **Literie adaptée** : Un matelas de bonne qualité, ni trop ferme ni trop mou, est essentiel pour soutenir le corps et prévenir les douleurs. Les oreillers doivent être confortables et offrir un soutien adéquat pour la tête et le cou.

    o **Contrôle de la température** : La chambre doit être maintenue à une température agréable, généralement entre 18 et 20 degrés Celsius. Une température trop élevée ou trop basse peut perturber le sommeil.

    o **Vêtements de nuit appropriés** : Des pyjamas confortables, en matières naturelles comme le coton, permettent de réguler la température corporelle et d'assurer un confort optimal.

2. Gestion de la lumière

    o **Obscurité pendant la nuit** : Une pièce sombre favorise la production de mélatonine, l'hormone du sommeil. L'utilisation de rideaux occultants ou de volets peut aider à bloquer la lumière extérieure.

    o **Éclairage doux** : En cas de besoin, des veilleuses à intensité réglable peuvent être installées pour permettre des déplacements sécurisés sans perturber le sommeil.

    o **Exposition à la lumière naturelle** : Durant la journée, il est bénéfique d'exposer la personne à la lumière du jour pour réguler le rythme circadien, ce qui facilite l'endormissement le soir.

3. **Réduction du bruit**

    o **Isolation phonique** : Si possible, utiliser des matériaux absorbants pour réduire les bruits environnants. Les tapis, les rideaux épais et les panneaux acoustiques peuvent contribuer à une atmosphère plus calme.

    o **Limitation des sources de bruit** : Éviter les activités bruyantes à proximité de la chambre pendant les heures de repos. Les appareils électroniques comme la télévision ou la radio doivent être utilisés avec modération.

    o **Utilisation de sons apaisants** : Des bruits blancs ou des musiques relaxantes peuvent aider à masquer les bruits perturbateurs et favoriser la détente.

4. **Organisation de l'espace**

    o **Disposition sécurisée** : L'aménagement de la chambre doit permettre une circulation facile et sans obstacles pour prévenir les chutes. Les meubles doivent être disposés de manière fonctionnelle et sécuritaire.

    o **Personnalisation** : Intégrer des objets personnels, des photos ou des décorations familiales peut créer un sentiment de confort et de sécurité.

    o **Rangement adéquat** : Un espace ordonné réduit le stress et facilite l'accès aux objets nécessaires, évitant ainsi les frustrations ou les agitations nocturnes.

5. **Qualité de l'air**

    o **Ventilation** : Une bonne aération de la pièce est essentielle pour assurer une qualité de l'air optimale. Ouvrir les fenêtres régulièrement, si les conditions le permettent, peut rafraîchir l'atmosphère.

    o **Contrôle de l'humidité** : Un taux d'humidité trop élevé ou trop bas peut affecter le confort respiratoire. Des humidificateurs ou des déshumidificateurs peuvent être utilisés pour maintenir un niveau adéquat.

    o **Éviter les irritants** : Limiter l'utilisation de produits chimiques ou de parfums forts qui pourraient provoquer des allergies ou des irritations.

6. **Promotion de rituels apaisants**

    o **Routine du coucher** : Encourager des activités relaxantes avant le sommeil, comme la lecture, l'écoute de musique douce ou des exercices de respiration.

    o **Éviter les stimulants** : Réduire la consommation de caféine, de nicotine ou d'alcool en fin de journée, qui peuvent perturber le sommeil.

    o **Horaires réguliers** : Maintenir des heures de coucher et de lever constantes pour réguler l'horloge biologique.

Rôle de l'aide-soignant dans l'aménagement de l'environnement

L'aide-soignant, en collaboration avec l'équipe soignante et la famille, peut intervenir de différentes manières :

- **Évaluation des besoins** : Observer les habitudes de sommeil du patient, identifier les facteurs perturbateurs et recueillir ses préférences.

- **Mise en place des aménagements** : Adapter la literie, organiser l'espace, installer les dispositifs nécessaires pour améliorer le confort et la sécurité.

- **Communication** : Informer le patient des modifications apportées, s'assurer de son accord et de sa satisfaction. Expliquer l'importance de certains aménagements pour son bien-être.

- **Surveillance** : Continuer à observer l'efficacité des aménagements, ajuster si nécessaire en fonction des retours du patient et des observations cliniques.

- **Éducation et conseil** : Sensibiliser le patient et ses proches aux bonnes pratiques pour favoriser le repos, proposer des stratégies pour gérer les troubles du sommeil.

Collaboration avec l'équipe pluridisciplinaire

- **Professionnels de santé** : Travailler avec les infirmiers, médecins et psychologues pour identifier les causes médicales des troubles du sommeil et mettre en place des interventions appropriées.

- **Ergothérapeutes** : Solliciter leur expertise pour optimiser l'aménagement de l'espace, choisir des équipements adaptés et ergonomiques.

- **Kinésithérapeutes** : Intégrer des exercices physiques adaptés pour favoriser la fatigue naturelle et améliorer la qualité du sommeil.

Respect des préférences et de l'autonomie du patient

Il est essentiel de respecter les souhaits du patient en matière d'environnement et de routines. L'aide-soignant doit veiller à :

- **Personnaliser les interventions** : Adapter les aménagements en fonction des goûts, des habitudes culturelles et des besoins spécifiques du patient.

- **Favoriser l'autonomie** : Encourager le patient à participer à l'organisation de son espace, à exprimer ses préférences et à maintenir ses rituels personnels.

- **Éviter l'infantilisation** : Traiter le patient avec respect, éviter de prendre des décisions à sa place sans consultation.

Gestion des situations particulières

- **Troubles cognitifs** : Pour les patients atteints de démence ou de confusion, l'environnement doit être sécurisé tout en étant apaisant. Des repères visuels, une luminosité adaptée et des objets familiers peuvent aider à réduire l'anxiété.

- **Douleurs chroniques** : Collaborer avec l'équipe médicale pour gérer efficacement la douleur, utiliser des positions de couchage adaptées et des dispositifs de soutien.

- **Anxiété et dépression** : Proposer des techniques de relaxation, créer un environnement rassurant, et encourager le dialogue pour exprimer les inquiétudes.

- Détection des troubles du sommeil

Le sommeil est une fonction vitale essentielle à la santé physique, mentale et émotionnelle. Chez les personnes âgées, le sommeil peut être perturbé par divers facteurs, entraînant des troubles qui affectent significativement leur qualité de vie. La détection précoce de ces troubles est cruciale pour prévenir les complications et améliorer le bien-être des patients. L'aide-soignant, de par sa proximité avec les personnes âgées, joue un rôle déterminant dans l'identification des signes évocateurs de troubles du sommeil. En adoptant une approche attentive et empathique, il contribue activement à une prise en charge adaptée et efficace.

Importance du sommeil chez les personnes âgées

Avec l'âge, le sommeil subit des modifications naturelles: il devient plus léger, moins profond, et les phases de sommeil paradoxal diminuent. Ces changements physiologiques peuvent rendre les personnes âgées plus vulnérables aux perturbations du sommeil. Un sommeil de qualité est pourtant indispensable pour :

- **Maintenir les fonctions cognitives** : la consolidation de la mémoire et l'apprentissage sont étroitement liés aux phases de sommeil profond.
- **Soutenir le système immunitaire** : un repos suffisant renforce la capacité de l'organisme à lutter contre les infections.
- **Préserver l'équilibre émotionnel** : le manque de sommeil peut exacerber les symptômes dépressifs ou anxieux.
- **Assurer une bonne récupération physique** : le sommeil permet la régénération des tissus et la réparation cellulaire.

Principaux troubles du sommeil chez les personnes âgées

1. **Insomnie** : difficulté à s'endormir, réveils fréquents pendant la nuit, réveil précoce le matin. Elle peut être chronique ou transitoire, liée à des facteurs psychologiques, environnementaux ou médicaux.

2. **Apnée obstructive du sommeil** : interruptions répétées de la respiration pendant le sommeil dues à une obstruction des voies aériennes supérieures, entraînant des micro-réveils et une somnolence diurne.

3. **Syndrome des jambes sans repos** : sensations désagréables dans les jambes, incitant à les bouger, surtout au repos ou la nuit, perturbant l'endormissement.

4. **Troubles du rythme circadien** : désynchronisation entre le rythme veille-sommeil interne et l'environnement extérieur, conduisant à une somnolence diurne ou une insomnie nocturne.

5. **Parasomnies** : comportements anormaux pendant le sommeil, tels que le somnambulisme, les terreurs nocturnes ou les cauchemars.

Signes évocateurs de troubles du sommeil

L'aide-soignant doit être attentif aux manifestations suivantes :

- **Plainte du patient** : expression de difficultés à s'endormir, de fatigue persistante, de sommeil non réparateur.
- **Somnolence diurne** : endormissements involontaires pendant la journée, difficulté à rester éveillé lors d'activités calmes.
- **Irritabilité ou changements d'humeur** : nervosité, dépression, anxiété pouvant résulter d'un manque de sommeil.
- **Troubles cognitifs** : confusion, troubles de la mémoire, difficulté de concentration.
- **Comportements inhabituels** : agitation nocturne, paroles incohérentes pendant le sommeil, épisodes de somnambulisme.
- **Signes physiques** : cernes prononcés, yeux rougis, baisse de l'appétit.

Rôle de l'aide-soignant dans la détection des troubles du sommeil

1. **Observation attentive**
   L'aide-soignant, présent au quotidien auprès du patient, est

idéalement placé pour observer les signes subtils de troubles du sommeil :

- o **Surveillance nocturne** : noter les éveils fréquents, les périodes d'agitation, les ronflements intenses ou les pauses respiratoires.
- o **Observation diurne** : remarquer la somnolence, les endormissements intempestifs, la baisse d'énergie.

2. **Écoute et communication**

- o **Dialogue ouvert** : encourager le patient à parler de son sommeil, de ses ressentis, sans minimiser ses préoccupations.
- o **Questionnement ciblé** : poser des questions sur les habitudes de sommeil, les rituels du coucher, les éventuels cauchemars.

3. **Enregistrement des informations**

- o **Tenue d'un journal de sommeil** : consigner les heures de coucher et de lever, les réveils nocturnes, les siestes, les symptômes observés.
- o **Transmission à l'équipe soignante** : partager les observations avec les infirmiers et les médecins pour une évaluation approfondie.

4. **Identification des facteurs contributifs**

- o **Environnement** : vérifier si le bruit, la lumière, la température de la chambre peuvent perturber le sommeil.
- o **Médicaments** : être conscient que certains traitements peuvent affecter le sommeil (stimulants, diurétiques, corticoïdes).

- o **Douleurs ou inconforts physiques** : repérer les signes de douleur non exprimée pouvant gêner l'endormissement.

Stratégies pour favoriser la détection des troubles du sommeil

1. **Formation et sensibilisation**

    - o **Acquérir des connaissances** : se former sur les différents troubles du sommeil, leurs signes et leurs conséquences.
    - o **Rester informé** : suivre les mises à jour des protocoles et des bonnes pratiques en matière de sommeil en gériatrie.

2. **Approche individualisée**

    - o **Connaître le patient** : comprendre ses habitudes, ses antécédents médicaux, ses préférences.
    - o **Adapter les interventions** : proposer des solutions personnalisées pour améliorer le sommeil (routines apaisantes, environnement adapté).

3. **Collaboration interdisciplinaire**

    - o **Travailler en équipe** : échanger avec les autres professionnels (médecins, infirmiers, psychologues, kinésithérapeutes) pour une prise en charge globale.
    - o **Orienter vers des spécialistes** : en cas de suspicion de troubles sévères, suggérer une évaluation par un médecin du sommeil ou un neurologue.

Importance de la détection précoce

Identifier rapidement les troubles du sommeil permet de :

- **Prévenir les complications** : éviter les chutes liées à la somnolence, les aggravations de maladies chroniques, les troubles cognitifs.
- **Améliorer la qualité de vie** : un sommeil réparateur contribue à une meilleure humeur, une plus grande vitalité et une participation accrue aux activités.
- **Adapter les traitements** : ajuster les médications, proposer des thérapies non pharmacologiques (relaxation, luminothérapie).
- **Soutenir le patient** : l'aider à comprendre ses difficultés, réduire son anxiété, renforcer son sentiment de contrôle.

Conseils pratiques pour l'aide-soignant

- **Favoriser un environnement propice au sommeil** : veiller à ce que la chambre soit calme, sombre, à une température agréable.
- **Encourager des habitudes de sommeil saines** : respecter des horaires réguliers, éviter les stimulants en fin de journée, limiter les siestes prolongées.
- **Promouvoir des activités relaxantes** : proposer des exercices doux, de la lecture, de la musique apaisante avant le coucher.
- **Éviter les perturbations nocturnes** : minimiser les interventions durant la nuit, utiliser des lampes de chevet plutôt que l'éclairage principal.

Approche éthique et respectueuse

- **Confidentialité** : respecter la vie privée du patient, ne pas divulguer ses difficultés sans son consentement.
- **Empathie** : montrer de la compréhension, éviter de minimiser ses plaintes ou de porter des jugements.
- **Autonomie** : impliquer le patient dans les décisions concernant son sommeil, respecter ses choix et ses préférences.

Chapitre 4

Prise en Charge des Pathologies Courantes

Maladies Neurodégénératives

- Maladie d'Alzheimer : signes et accompagnement

La maladie d'Alzheimer est une affection neurodégénérative progressive qui affecte des millions de personnes à travers le monde. Elle se caractérise par une détérioration progressive des fonctions cognitives, entraînant une perte de mémoire, des troubles du langage, de la pensée et du comportement. Comprendre les signes précurseurs et savoir comment accompagner une personne atteinte est essentiel pour offrir un soutien adapté et préserver sa qualité de vie. Cet écrit vise à éclairer les manifestations de la maladie d'Alzheimer et à proposer des approches pour un accompagnement efficace et humain.

Compréhension de la maladie d'Alzheimer

La maladie d'Alzheimer est la forme la plus courante de démence chez les personnes âgées. Elle résulte d'une accumulation anormale de protéines dans le cerveau, formant des plaques amyloïdes et des enchevêtrements neurofibrillaires. Ces anomalies conduisent à la dégénérescence des neurones et à une diminution de la transmission des signaux nerveux. Les causes exactes restent inconnues, mais des facteurs génétiques, environnementaux et liés au mode de vie sont impliqués.

Signes et symptômes de la maladie d'Alzheimer

Les symptômes de la maladie d'Alzheimer apparaissent progressivement et s'aggravent avec le temps. Ils peuvent être classés en différentes phases, bien que la progression varie d'une personne à l'autre.

1. Signes précoces

    - **Perte de mémoire récente** : Difficulté à se rappeler des événements récents, à retenir de nouvelles informations, oublis fréquents.

- **Difficultés à planifier ou à résoudre des problèmes** : Incapacité à suivre une recette, à gérer des factures, confusion avec les dates ou les saisons.
- **Problèmes d'orientation spatiale et temporelle** : Se perdre dans des lieux familiers, ne plus savoir quel jour on est.
- **Troubles du langage** : Difficulté à trouver les mots justes, répétition des mêmes phrases, arrêt au milieu d'une conversation.
- **Jugement altéré** : Prise de décisions inappropriées, négligence de l'hygiène personnelle, vulnérabilité aux arnaques.

2. **Phase intermédiaire**

   - **Aggravation des troubles de la mémoire** : Oublier des événements importants, ne pas reconnaître des proches, désorientation accrue.
   - **Modification du comportement** : Agitation, agressivité, dépression, anxiété, hallucinations.
   - **Perte d'autonomie** : Difficulté à réaliser les activités quotidiennes (s'habiller, se nourrir, se laver).
   - **Troubles du sommeil** : Inversion du rythme veille-sommeil, insomnies, somnolence diurne.

3. **Phase avancée**

   - **Perte sévère des capacités cognitives** : Incapacité à communiquer, à comprendre l'environnement, à reconnaître les proches.
   - **Déclin physique** : Faiblesse musculaire, troubles de la marche, incontinence, perte de poids.
   - **Dépendance totale** : Besoin d'assistance pour toutes les activités de la vie quotidienne.

Diagnostic de la maladie d'Alzheimer

Le diagnostic repose sur une évaluation clinique complète :

- **Entretien médical** : Recueil des antécédents médicaux, évaluation des symptômes, discussions avec les proches.
- **Examens cognitifs** : Tests neuropsychologiques pour évaluer la mémoire, le langage, l'attention, les capacités visuospatiales.
- **Imagerie cérébrale** : Scanner ou IRM pour visualiser les structures cérébrales, détecter une atrophie ou exclure d'autres pathologies.
- **Examens biologiques** : Analyses sanguines pour écarter d'autres causes de démence (carences vitaminiques, troubles thyroïdiens).

Un diagnostic précoce permet de mettre en place des interventions pour ralentir la progression des symptômes et améliorer la qualité de vie.

Accompagnement des personnes atteintes de la maladie d'Alzheimer

L'accompagnement est multidimensionnel, impliquant des approches médicales, psychosociales et environnementales.

1. **Prise en charge médicale**

    - **Traitements médicamenteux** : Utilisation d'inhibiteurs de l'acétylcholinestérase (donépézil, rivastigmine) ou de mémantine pour ralentir la progression des symptômes cognitifs.
    - **Gestion des symptômes associés** : Antidépresseurs, anxiolytiques ou antipsychotiques pour traiter les troubles de l'humeur ou du comportement, avec prudence en raison des effets secondaires.
    - **Suivi régulier** : Consultations médicales pour ajuster les traitements, surveiller l'évolution de la maladie et gérer les comorbidités.

2. **Interventions non pharmacologiques**

    - **Stimulation cognitive** : Activités visant à maintenir les fonctions cognitives, comme les jeux de mémoire, la lecture, les puzzles.
    - **Thérapie occupationnelle** : Encourager la participation à des activités significatives pour le patient, adaptées à ses capacités.
    - **Thérapie de réminiscence** : Utiliser des souvenirs passés pour stimuler la mémoire et favoriser le bien-être émotionnel.
    - **Musicothérapie et art-thérapie** : Utiliser la musique ou l'art pour améliorer l'humeur, réduire l'anxiété et favoriser l'expression.

3. **Communication et relation**

    - **Approche empathique** : Faire preuve de patience, écouter activement, respecter le rythme du patient.
    - **Communication simple** : Utiliser des phrases courtes, un langage clair, éviter les questions complexes.
    - **Validation émotionnelle** : Reconnaître et accepter les émotions exprimées, même si elles semblent incohérentes.
    - **Maintien du contact visuel et du toucher** : Favoriser le lien affectif, rassurer le patient.

4. **Adaptation de l'environnement**

    - **Sécurité** : Installer des dispositifs pour prévenir les chutes, sécuriser les accès aux zones dangereuses (cuisine, escaliers).
    - **Simplicité** : Réduire les distractions, organiser l'espace de manière ordonnée, utiliser des repères visuels.
    - **Confort** : Créer un environnement apaisant, avec des objets familiers, des photos, des souvenirs.

- **Routine quotidienne** : Établir des horaires réguliers pour les repas, le sommeil, les activités, afin de réduire la confusion.

5. **Soutien aux activités de la vie quotidienne**

    - **Assistance progressive** : Encourager l'autonomie du patient en l'aidant seulement lorsque nécessaire.
    - **Adaptation des tâches** : Simplifier les activités complexes, fractionner les tâches en étapes simples.
    - **Utilisation d'aides techniques** : Ustensiles adaptés, vêtements faciles à enfiler, dispositifs pour faciliter la prise des médicaments.

6. **Soutien psychosocial**

    - **Groupes de soutien** : Participation à des groupes pour les patients et les aidants, permettant le partage d'expériences et de stratégies.
    - **Intervention des professionnels** : Psychologues, travailleurs sociaux pour accompagner le patient et sa famille dans les aspects émotionnels et pratiques.

Rôle des aidants et des professionnels de santé

Les aidants, souvent des membres de la famille, jouent un rôle central dans l'accompagnement des personnes atteintes de la maladie d'Alzheimer. Leur implication peut être source de stress et d'épuisement, il est donc essentiel de les soutenir :

- **Formation** : Fournir des informations sur la maladie, les techniques de communication, la gestion des comportements difficiles.
- **Répit** : Offrir des solutions pour soulager les aidants, comme les services de soins à domicile, les accueils de jour.

- **Soutien psychologique** : Proposer des consultations avec des professionnels pour gérer le stress, la dépression ou l'anxiété.

Les professionnels de santé, y compris les médecins, les infirmiers, les aides-soignants, les ergothérapeutes, travaillent en équipe pour assurer une prise en charge globale :

- **Coordination des soins** : Élaborer un plan de soins personnalisé, adapter les interventions en fonction de l'évolution de la maladie.
- **Communication interprofessionnelle** : Partager les informations pertinentes pour assurer une continuité des soins.
- **Formation continue** : Se tenir informé des avancées dans le domaine pour améliorer les pratiques.

Aspects légaux et éthiques

La maladie d'Alzheimer soulève des questions importantes concernant le consentement, la capacité de décision et la protection juridique :

- **Tutelle ou curatelle** : Mettre en place une mesure de protection juridique si le patient n'est plus en mesure de gérer ses affaires.
- **Directives anticipées** : Encourager le patient à exprimer ses souhaits concernant les soins futurs tant qu'il est encore capable de le faire.
- **Respect de la dignité** : Assurer que toutes les interventions préservent l'intégrité et les droits fondamentaux du patient.

Prévention et recherche

Actuellement, il n'existe pas de traitement curatif pour la maladie d'Alzheimer, mais la recherche continue pour mieux comprendre la maladie et développer de nouvelles thérapies. Certaines mesures peuvent contribuer à réduire le risque ou à retarder l'apparition des symptômes :

- **Activité physique régulière** : Favorise la santé cardiovasculaire et cérébrale.
- **Stimulation intellectuelle** : Apprentissage continu, activités sociales, jeux cognitifs.
- **Alimentation équilibrée** : Régime riche en fruits, légumes, poissons, avec une réduction des graisses saturées.
- **Gestion des facteurs de risque** : Contrôle de l'hypertension, du diabète, du cholestérol, arrêt du tabac.
-

- Démences : types et approches non médicamenteuses

La démence est un syndrome caractérisé par une détérioration progressive et irréversible des fonctions cognitives, affectant la mémoire, le langage, le raisonnement, le comportement et la capacité à effectuer les activités quotidiennes. Elle touche principalement les personnes âgées, mais peut également survenir chez des individus plus jeunes. Comprendre les différents types de démences et les approches non médicamenteuses pour leur prise en charge est essentiel pour améliorer la qualité de vie des personnes atteintes et de leurs proches. Cet exposé se propose d'explorer les principaux types de démences et les stratégies non pharmacologiques pour leur gestion.

Compréhension de la démence

La démence n'est pas une maladie en soi, mais plutôt un ensemble de symptômes résultant de diverses affections qui affectent le cerveau. Elle se manifeste par une altération des fonctions cognitives supérieures, interférant avec les activités sociales, professionnelles et personnelles.

Types de démences

1. **Maladie d'Alzheimer**

    o **Description** : La maladie d'Alzheimer est la forme la plus courante de démence, représentant environ 60 à 80 % des cas. Elle est caractérisée par la formation de plaques amyloïdes et d'enchevêtrements neurofibrillaires dans le cerveau, entraînant la mort des neurones.

    o **Symptômes** : Perte de mémoire progressive, troubles du langage, désorientation spatiale et temporelle, difficultés à effectuer des tâches familières, changements d'humeur et de personnalité.

2. **Démence vasculaire**

    o **Description** : La démence vasculaire résulte de lésions cérébrales causées par des troubles de la circulation sanguine, tels que des accidents vasculaires cérébraux (AVC) ou des infarctus lacunaires.

    o **Symptômes** : Apparition soudaine de troubles cognitifs, fluctuations de l'attention, difficultés à planifier et à organiser, troubles de la marche, incontinence.

3. **Démence à corps de Lewy**

    o **Description** : Cette forme de démence est causée par la présence de dépôts anormaux de protéines alpha-synucléines (corps de Lewy) dans les neurones.

    o **Symptômes** : Fluctuations cognitives, hallucinations visuelles récurrentes, troubles du sommeil paradoxal, rigidité musculaire, troubles

du mouvement similaires à la maladie de Parkinson.

4. **Dégénérescence lobaire fronto-temporale**

    o **Description** : Cette démence affecte principalement les lobes frontal et temporal du cerveau, responsables du comportement, de la personnalité et du langage.
    o **Symptômes** : Changements marqués de la personnalité, comportements sociaux inappropriés, apathie, troubles du langage (aphasie), difficultés à comprendre le langage.

5. **Démence due à la maladie de Parkinson**

    o **Description** : Certaines personnes atteintes de la maladie de Parkinson développent une démence à un stade avancé de la maladie.
    o **Symptômes** : Troubles du mouvement (tremblements, rigidité), ralentissement cognitif, difficultés de concentration, hallucinations.

6. **Démence mixte**

    o **Description** : Il s'agit d'une combinaison de plusieurs types de démences, généralement la maladie d'Alzheimer et la démence vasculaire.
    o **Symptômes** : Présentation clinique mixte, avec des symptômes caractéristiques de plusieurs types de démences.

7. **Démences secondaires**

    o **Description** : Certaines démences sont le résultat de conditions médicales sous-jacentes telles que des carences en vitamines, des troubles thyroïdiens, des infections, ou l'abus de substances.

- **Symptômes** : Variables en fonction de la cause, possibilité d'amélioration ou de réversibilité si la cause est traitée précocement.

Approches non médicamenteuses de la démence

Les approches non pharmacologiques jouent un rôle crucial dans la prise en charge des personnes atteintes de démence. Elles visent à améliorer la qualité de vie, à maintenir l'autonomie, à réduire les symptômes comportementaux et psychologiques, et à soutenir les aidants.

1. **Stimulation cognitive**
   - **Objectif** : Préserver et améliorer les fonctions cognitives telles que la mémoire, l'attention, le langage et le raisonnement.
   - **Méthodes** :
     - **Activités intellectuelles** : Jeux de mémoire, puzzles, mots croisés, lectures, discussions sur des sujets variés.
     - **Programmes structurés** : Thérapies cognitives réalisées par des professionnels, séances de groupe pour stimuler les capacités cognitives.

2. **Thérapies occupationnelles**
   - **Objectif** : Maintenir l'engagement dans les activités quotidiennes, renforcer le sentiment d'utilité et l'estime de soi.
   - **Méthodes** :
     - **Activités manuelles** : Peinture, jardinage, cuisine, bricolage.
     - **Adaptation des tâches** : Simplifier les activités complexes, utiliser des aides techniques pour faciliter l'exécution des tâches.

3. **Thérapie de réminiscence**

    o **Objectif** : Évoquer des souvenirs du passé pour stimuler la mémoire et favoriser le bien-être émotionnel.
    o **Méthodes** :
        - **Utilisation de supports** : Photos, musiques, objets familiers, histoires personnelles.
        - **Sessions individuelles ou en groupe** : Discussions guidées par un animateur pour partager des souvenirs et des expériences.

4. **Musicothérapie**

    o **Objectif** : Utiliser la musique pour améliorer l'humeur, réduire l'anxiété, stimuler les fonctions cognitives et motrices.
    o **Méthodes** :
        - **Écoute de musique** : Sélection de morceaux appréciés par le patient, chansons du passé.
        - **Participation active** : Chant, jeu d'instruments simples, mouvements en rythme.

5. **Art-thérapie**

    o **Objectif** : Encourager l'expression des émotions et des pensées à travers des activités artistiques.
    o **Méthodes** :
        - **Activités créatives** : Dessin, peinture, sculpture, collage.
        - **Focus sur le processus** : Importance de l'engagement plutôt que du résultat artistique.

6. **Thérapie par l'animal**

    o **Objectif** : Améliorer le bien-être émotionnel, réduire le stress et l'agitation grâce à l'interaction avec des animaux.
    o **Méthodes** :
    - **Visites d'animaux** : Chiens, chats, ou autres animaux entraînés pour interagir avec les patients.
    - **Activités encadrées** : Caresser, nourrir, jouer avec l'animal sous la supervision d'un professionnel.

7. **Exercice physique**

    o **Objectif** : Maintenir la mobilité, améliorer la santé physique, réduire les symptômes dépressifs.
    o **Méthodes** :
    - **Activités adaptées** : Marche, tai-chi, gymnastique douce, natation.
    - **Programmes réguliers** : Séances planifiées en fonction des capacités du patient.

8. **Approches comportementales**

    o **Objectif** : Gérer les symptômes comportementaux et psychologiques tels que l'agitation, l'agressivité, l'errance.
    o **Méthodes** :
    - **Identification des déclencheurs** : Observer et comprendre les situations qui provoquent des comportements problématiques.
    - **Stratégies de gestion** : Adapter l'environnement, établir des routines, utiliser la distraction ou la redirection.

9. **Thérapie Snoezelen**

    - **Objectif** : Offrir une stimulation sensorielle contrôlée pour apaiser et relaxer le patient.
    - **Méthodes** :
        - **Environnement multisensoriel** : Salle équipée de lumières douces, sons apaisants, textures variées, arômes agréables.
        - **Sessions individualisées** : Accompagnement par un thérapeute pour adapter les stimuli aux préférences du patient.

10. **Interventions environnementales**

    - **Objectif** : Adapter le cadre de vie pour réduire la confusion et favoriser l'autonomie.
    - **Méthodes** :
        - **Signalétique claire** : Utilisation de pictogrammes, de couleurs pour identifier les pièces ou les objets.
        - **Sécurité** : Installation de dispositifs pour prévenir les chutes, limiter l'accès aux zones dangereuses.
        - **Aménagement apaisant** : Décoration sobre, absence de surstimulation visuelle ou auditive.

11. **Soutien psychosocial**

    - **Objectif** : Offrir un soutien émotionnel, favoriser les interactions sociales, prévenir l'isolement.
    - **Méthodes** :
        - **Groupes de soutien** : Rencontres avec d'autres personnes atteintes de démence ou avec des aidants pour partager des expériences.

- **Activités sociales** : Participation à des clubs, des ateliers, des sorties encadrées.

Rôle de l'aide-soignant dans les approches non médicamenteuses

L'aide-soignant occupe une place centrale dans la mise en œuvre des approches non pharmacologiques :

- **Observation attentive** : Identifier les besoins, les préférences et les réactions du patient pour adapter les interventions.
- **Communication empathique** : Utiliser un langage simple, des gestes, maintenir un contact visuel, faire preuve de patience.
- **Encouragement à l'autonomie** : Soutenir le patient dans les activités qu'il peut réaliser seul, valoriser ses réussites.
- **Gestion des comportements** : Appliquer des techniques pour apaiser le patient en cas d'agitation, éviter la confrontation.
- **Collaboration avec l'équipe** : Travailler en étroite collaboration avec les infirmiers, les médecins, les psychologues, les ergothérapeutes.
- **Soutien aux aidants** : Fournir des conseils, partager des observations, orienter vers des ressources de soutien.

Implication des proches et des aidants

Le rôle des proches est fondamental dans l'accompagnement des personnes atteintes de démence :

- **Information et formation** : Comprendre la maladie, les symptômes, les stratégies d'accompagnement.
- **Participation aux activités** : Impliquer les proches dans les approches non médicamenteuses pour renforcer le lien affectif.

- **Prise en charge de soi** : Encourager les aidants à prendre soin d'eux-mêmes, à chercher du soutien pour prévenir l'épuisement.

Éthique et respect de la dignité

Dans toutes les interventions, il est essentiel de respecter les droits et la dignité des personnes atteintes de démence :

- **Consentement** : Impliquer le patient dans les décisions autant que possible, respecter ses choix.
- **Confidentialité** : Protéger les informations personnelles, respecter le secret professionnel.
- **Approche individualisée** : Adapter les interventions aux besoins spécifiques, éviter les solutions standardisées.

- Communication avec les patients désorientés

La communication avec les patients désorientés est un aspect crucial des soins en gériatrie et en psychiatrie. Les personnes souffrant de désorientation, qu'elle soit temporaire ou chronique, vivent une réalité altérée qui peut engendrer anxiété, frustration et isolement. Pour les professionnels de santé, établir une communication efficace avec ces patients est essentiel pour leur apporter le soutien nécessaire, assurer leur sécurité et améliorer leur qualité de vie. Cet écrit explore les défis liés à la communication avec les patients désorientés et propose des approches pour favoriser une interaction empathique et constructive.

Comprendre la désorientation

La désorientation se manifeste par une confusion dans le temps, l'espace, l'identité personnelle ou celle des autres. Elle peut être causée par diverses conditions, notamment la démence, la maladie d'Alzheimer, les troubles neurologiques, les infections, les déséquilibres métaboliques ou les effets secondaires de certains médicaments. Les patients désorientés peuvent éprouver des difficultés à comprendre leur environnement, à se souvenir d'événements récents ou à reconnaître des personnes familières. Cette confusion peut entraîner de l'anxiété, de l'agitation ou des comportements inadaptés.

Les défis de la communication

Communiquer avec une personne désorientée présente plusieurs défis :

1. **Barrières cognitives** : Les troubles de la mémoire, de l'attention et du langage peuvent entraver la compréhension et l'expression.

2. **Émotions intenses** : La peur, la frustration ou l'agitation peuvent rendre le patient moins réceptif aux tentatives de communication.

3. **Interprétation erronée** : Le patient peut mal interpréter les intentions du soignant, percevant parfois une menace là où il n'y en a pas.

4. **Variabilité des symptômes** : Le degré de désorientation peut fluctuer, rendant la communication imprévisible.

Principes fondamentaux de la communication

Pour établir une communication efficace avec les patients désorientés, plusieurs principes clés doivent être adoptés :

1. **Empathie et respect** : Se mettre à la place du patient, reconnaître ses émotions et le traiter avec dignité.

2. **Patience** : Prendre le temps nécessaire, éviter de montrer de l'impatience ou de la frustration.

3. **Simplicité** : Utiliser un langage clair, des phrases courtes, éviter les termes techniques ou les métaphores complexes.

4. **Constance** : Maintenir des routines et des repères constants pour réduire la confusion.

5. **Non-verbal positif** : Adopter une posture ouverte, un ton de voix doux, un contact visuel apaisant.

Techniques de communication efficaces

1. **Approche calme et rassurante**
Commencez chaque interaction en vous présentant, même si le patient vous connaît. Utilisez un ton de voix calme et rassurant. Évitez les mouvements brusques ou les gestes qui pourraient être perçus comme menaçants.

2. **Utilisation du prénom du patient**
Appeler le patient par son prénom peut aider à capter son attention et à établir une connexion personnelle. Cela renforce également son sentiment d'identité.

3. **Questions simples et fermées**
Posez des questions qui nécessitent des réponses courtes ou un simple "oui" ou "non". Évitez de surcharger le patient avec plusieurs informations à la fois.

4. **Écoute active**
Montrez que vous êtes attentif à ce que le patient exprime, verbalement ou non verbalement. Hochez la tête, répétez ou reformulez ses paroles pour confirmer votre compréhension.

5. **Validation des sentiments**
Reconnaissez les émotions du patient, même si vous ne comprenez pas entièrement la source de sa confusion. Par exemple, "Je vois que vous êtes inquiet, comment puis-je vous aider ?"

6. **Utilisation d'aides visuelles**
Les images, les objets familiers ou les repères visuels peuvent aider le patient à mieux comprendre et à se situer.

Par exemple, montrer une horloge pour indiquer l'heure des repas.

7. **Éviter les confrontations**
   Ne pas contredire ou corriger directement le patient s'il exprime des idées fausses. Cela peut augmenter son agitation. Il est préférable de détourner doucement la conversation vers un sujet plus apaisant.

8. **Toucher thérapeutique**
   Un contact physique léger, comme tenir la main ou toucher l'épaule, peut apporter du réconfort si le patient est réceptif. Assurez-vous que ce geste est approprié et accepté.

9. **Réduire les distractions**
   Créez un environnement calme pour faciliter la communication. Éteignez la télévision ou la radio, évitez les conversations multiples en même temps.

10. **Adapter le rythme**
    Parlez lentement, en articulant clairement. Laissez le temps au patient de traiter l'information et de répondre. Ne le pressez pas.

Gestion des comportements difficiles

Les patients désorientés peuvent parfois manifester de l'agitation, de l'agressivité ou de l'opposition. Voici quelques stratégies pour gérer ces situations :

1. **Rester calme**
   Gardez une attitude sereine. Votre calme peut aider à apaiser le patient.

2. **Identifier les déclencheurs**
   Essayez de comprendre ce qui a pu provoquer le comportement : douleur, inconfort, peur, besoin insatisfait.

3. **Offrir des choix limités**
   Donner au patient un sentiment de contrôle peut réduire l'opposition. Proposez des options simples, par exemple : "Préférez-vous un jus d'orange ou un thé ?"

4. **Utiliser la distraction**
   Si le patient est fixé sur une idée ou un comportement perturbateur, proposez une activité alternative ou changez de sujet de manière subtile.

5. **Impliquer la famille**
   Les proches peuvent fournir des informations précieuses sur les préférences et les habitudes du patient, aidant ainsi à personnaliser l'approche.

Importance de l'environnement

Un environnement adapté peut grandement influencer la communication avec les patients désorientés :

- **Repères visuels** : Utilisez des couleurs contrastées, des pictogrammes ou des photos pour faciliter l'orientation.

- **Éclairage approprié** : Un bon éclairage réduit les ombres qui peuvent être source de confusion ou de peur.

- **Réduction du bruit** : Minimisez les bruits forts ou soudains qui peuvent perturber le patient.

- **Sécurité** : Assurez-vous que l'espace est sécurisé pour prévenir les accidents.

Formation et soutien du personnel

Les professionnels de santé doivent être formés pour communiquer efficacement avec les patients désorientés :

- **Formations spécialisées** : Participer à des ateliers ou des séminaires sur la démence, les troubles cognitifs et les techniques de communication.

- **Partage d'expériences** : Échanger avec les collègues sur les situations rencontrées et les approches efficaces.

- **Gestion du stress** : Prendre soin de sa propre santé mentale pour éviter l'épuisement professionnel.

Implication de la famille et des proches

La famille joue un rôle clé dans le soutien des patients désorientés :

- **Communication régulière** : Maintenir le lien avec le patient par des visites, des appels, des lettres.

- **Partage d'informations** : Fournir au personnel soignant des détails sur les habitudes, les préférences et l'histoire de vie du patient.

- **Soutien émotionnel** : Offrir du réconfort et de l'amour, essentiels pour le bien-être du patient.

Troubles Cardiovasculaires

- Insuffisance cardiaque : surveillance et signes d'alerte

L'insuffisance cardiaque est une affection chronique grave qui se caractérise par l'incapacité du cœur à pomper efficacement le sang pour répondre aux besoins métaboliques de l'organisme. Cette maladie touche principalement les personnes âgées et représente un enjeu majeur de santé publique en raison de sa prévalence croissante et de son impact sur la qualité de vie des patients. Une surveillance attentive et une détection précoce des signes d'alerte sont essentielles pour prévenir les complications, réduire les hospitalisations et améliorer le pronostic. Cet écrit se propose d'explorer les aspects clés de la surveillance de l'insuffisance cardiaque et d'identifier les signes d'alerte nécessitant une intervention médicale.

Compréhension de l'insuffisance cardiaque

L'insuffisance cardiaque résulte d'une altération de la fonction cardiaque, due à diverses pathologies sous-jacentes telles que la maladie coronarienne, l'hypertension artérielle, les cardiomyopathies ou les valvulopathies. Le cœur, affaibli, ne parvient plus à assurer un débit sanguin adéquat, entraînant une accumulation de sang dans les veines et une congestion des organes. Les symptômes qui en découlent affectent considérablement la vie quotidienne des patients et nécessitent une prise en charge globale.

Importance de la surveillance

La surveillance régulière des patients atteints d'insuffisance cardiaque est cruciale pour :

- **Évaluer l'évolution de la maladie** : Suivre les changements dans l'état de santé permet d'adapter le traitement et de prévenir les décompensations.
- **Détecter les signes précoces de détérioration** : Une intervention rapide peut éviter les hospitalisations et les complications graves.
- **Optimiser le traitement** : Ajuster les doses médicamenteuses en fonction des symptômes et des paramètres cliniques.
- **Améliorer la qualité de vie** : En réduisant les symptômes et en prévenant les épisodes aigus, les patients peuvent maintenir une vie plus active et autonome.

Signes et symptômes de l'insuffisance cardiaque

Les manifestations cliniques de l'insuffisance cardiaque sont variées et peuvent inclure :

1. **Dyspnée** : Essoufflement à l'effort ou au repos, aggravé en position allongée (orthopnée) ou survenant la nuit (dyspnée paroxystique nocturne).
2. **Fatigue et faiblesse** : Diminution de la capacité à effectuer des activités quotidiennes en raison d'un apport insuffisant en oxygène aux muscles.
3. **Œdèmes** : Gonflement des membres inférieurs (chevilles, jambes), des mains ou de l'abdomen (ascite) dû à la rétention de liquides.
4. **Prise de poids rapide** : Gain pondéral soudain lié à l'accumulation de fluides.
5. **Toux sèche ou productive** : Parfois accompagnée d'expectorations mousseuses, surtout en position allongée.
6. **Palpitations** : Sensation de battements cardiaques rapides, irréguliers ou forts.
7. **Troubles digestifs** : Perte d'appétit, nausées, ballonnements en raison de la congestion hépatique et gastro-intestinale.
8. **Confusion ou troubles de la mémoire** : Réduction du débit sanguin cérébral pouvant affecter les fonctions cognitives.

Surveillance des patients atteints d'insuffisance cardiaque

Une surveillance efficace repose sur plusieurs éléments clés :

1. **Mesure du poids corporel**

       o **Importance** : Une prise de poids rapide peut indiquer une rétention hydrique due à une décompensation cardiaque.
       o **Pratique** : Peser le patient quotidiennement, de préférence le matin après la miction et avant le petit-déjeuner, dans des conditions similaires (vêtements légers, même balance).
       o **Interprétation** : Une augmentation de plus de 2 kg en 3 jours doit alerter le soignant.

2. **Évaluation des symptômes respiratoires**

    o **Observation de la dyspnée** : Noter l'apparition ou l'aggravation de l'essoufflement, la nécessité de dormir avec plusieurs oreillers, les épisodes de toux nocturne.
    o **Utilisation d'échelles** : Échelles de dyspnée (comme l'échelle de Borg) pour quantifier l'intensité des symptômes.

3. **Inspection des œdèmes**

    o **Localisation et étendue** : Examiner les chevilles, les jambes, le sacrum chez les patients alités.
    o **Consistance** : Appuyer doucement sur la zone œdémateuse pour vérifier la présence d'un signe du godet (empreinte qui persiste quelques secondes).

4. **Surveillance de la tension artérielle et du pouls**

    o **Mesure régulière** : Contrôler la pression artérielle et la fréquence cardiaque pour détecter des anomalies.
    o **Rythme cardiaque** : Noter les irrégularités, les tachycardies ou les bradycardies.

5. **Évaluation de la diurèse**

    o **Quantification des urines** : Suivre la quantité d'urine émise, surtout chez les patients sous diurétiques.
    o **Observation de la couleur et de la fréquence** : Signes de déshydratation ou d'insuffisance rénale associée.

6. **Suivi des symptômes généraux**

    - **Fatigue** : Noter les changements dans le niveau d'énergie, la capacité à effectuer les activités habituelles.
    - **Appétit et digestion** : Surveiller la prise alimentaire, les nausées, les sensations de satiété précoce.
    - **Fonctions cognitives** : Observer les signes de confusion, d'agitation, de troubles de la mémoire.

Signes d'alerte nécessitant une intervention médicale

Il est essentiel de reconnaître rapidement les signes indiquant une aggravation de l'insuffisance cardiaque :

1. **Prise de poids rapide**

    - **Signification** : Indique une rétention hydrosodée pouvant conduire à un œdème pulmonaire.
    - **Action** : Contacter le médecin pour ajuster le traitement diurétique ou évaluer l'état clinique.

2. **Aggravation de la dyspnée**

    - **Essoufflement au repos** : Incapacité à respirer confortablement même au repos.
    - **Dyspnée nocturne** : Réveils fréquents dus à l'essoufflement.
    - **Action** : Consultation médicale urgente pour évaluer la nécessité d'un traitement supplémentaire.

3. **Œdèmes étendus ou soudains**

    - **Augmentation rapide** : Apparition ou aggravation des œdèmes en peu de temps.
    - **Action** : Informer le médecin pour ajuster le traitement.

4. **Douleurs thoraciques**

    o **Angor** : Douleur oppressante au niveau de la poitrine pouvant indiquer une ischémie myocardique.
    o **Action** : Urgence médicale, appeler les services d'urgence.

5. **Palpitations ou syncope**

    o **Troubles du rythme** : Sensation de battements cardiaques irréguliers, malaises, perte de connaissance.
    o **Action** : Évaluation médicale immédiate pour exclure une arythmie grave.

6. **Confusion mentale**

    o **Changement brutal** : Désorientation, troubles de la conscience pouvant signaler une hypoxie cérébrale.
    o **Action** : Intervention médicale rapide pour déterminer la cause.

7. **Réduction marquée de la diurèse**

    o **Oligurie** : Diminution significative de la production d'urine, possible signe d'insuffisance rénale aiguë.
    o **Action** : Consultation médicale pour évaluer la fonction rénale et ajuster le traitement.

Rôle de l'aide-soignant dans la surveillance et la prise en charge

L'aide-soignant occupe une position privilégiée pour observer et signaler les changements dans l'état du patient :

1. **Observation attentive**

   - **Signes cliniques** : Noter les modifications des symptômes, l'apparition de nouveaux signes.
   - **Comportement** : Observer les changements d'humeur, d'appétit, de niveau d'activité.

2. **Communication efficace**

   - **Transmissions** : Informer l'infirmier ou le médecin des observations pertinentes.
   - **Documentation** : Consigner les données de surveillance dans le dossier du patient.

3. **Éducation du patient**

   - **Informations sur la maladie** : Expliquer les symptômes à surveiller, l'importance de la prise régulière des médicaments.
   - **Conseils pratiques** : Encourager une pesée quotidienne, une alimentation adaptée (restriction sodée), une activité physique modérée.

4. **Soutien psychologique**

   - **Écoute active** : Permettre au patient d'exprimer ses inquiétudes, ses sentiments.
   - **Motivation** : Encourager l'observance thérapeutique, valoriser les efforts du patient.

5. **Prévention des complications**

   - **Veille hydrique** : Surveiller les apports en liquides selon les prescriptions.
   - **Prévention des infections** : Encourager une hygiène rigoureuse pour éviter les surinfections respiratoires.

Collaboration avec l'équipe pluridisciplinaire

- **Infirmiers** : Partager les observations, participer aux soins techniques (administration de médicaments, surveillance des constantes).
- **Médecins** : Informer des signes d'alerte, contribuer à l'ajustement du plan de soins.
- **Diététiciens** : Collaborer pour adapter l'alimentation du patient (régime hyposodé, équilibre nutritionnel).
- **Kinésithérapeutes** : Faciliter la réadaptation à l'effort, les exercices respiratoires.

Approches complémentaires pour améliorer la qualité de vie

- **Activité physique adaptée** : Encourager des exercices modérés pour renforcer la capacité cardiaque, sous supervision médicale.
- **Gestion du stress** : Techniques de relaxation, soutien psychologique pour réduire l'anxiété liée à la maladie.
- **Arrêt du tabac et limitation de l'alcool** : Conseils pour adopter un mode de vie sain et réduire les facteurs aggravants.

- Hypertension artérielle : mesures de prévention

L'hypertension artérielle, souvent surnommée le "tueur silencieux", est une affection chronique caractérisée par une pression sanguine trop élevée dans les artères. Elle est l'une des principales causes de maladies cardiovasculaires, d'accidents vasculaires cérébraux et d'insuffisance rénale dans le monde. Malgré son impact majeur sur la santé publique, elle demeure souvent méconnue ou négligée, car elle peut évoluer sans symptômes apparents pendant de nombreuses années. La prévention de l'hypertension artérielle est donc essentielle pour réduire la morbidité et la mortalité associées. Cet écrit explore les mesures de prévention efficaces pour lutter contre cette affection.

Comprendre l'hypertension artérielle

La pression artérielle correspond à la force exercée par le sang sur les parois des artères lors de la circulation sanguine. Elle est déterminée par deux mesures :

1. **La pression systolique** : pression lors de la contraction du cœur (systole).
2. **La pression diastolique** : pression lors du relâchement du cœur entre deux battements (diastole).

Une pression artérielle normale est généralement inférieure à 120/80 mmHg. L'hypertension est diagnostiquée lorsque la pression systolique est égale ou supérieure à 140 mmHg et/ou la pression diastolique est égale ou supérieure à 90 mmHg, lors de mesures répétées.

Importance de la prévention

La prévention de l'hypertension artérielle est cruciale pour plusieurs raisons :

- **Réduction des risques cardiovasculaires** : L'hypertension augmente le risque de maladies cardiaques, d'accidents vasculaires cérébraux (AVC) et d'insuffisance cardiaque.
- **Préservation de la santé rénale** : Une pression élevée peut endommager les reins, entraînant une insuffisance rénale.
- **Amélioration de la qualité de vie** : Prévenir l'hypertension contribue à maintenir une bonne santé générale et à éviter les complications à long terme.

Facteurs de risque de l'hypertension artérielle

La compréhension des facteurs de risque est essentielle pour mettre en place des mesures préventives efficaces. Les facteurs de risque peuvent être classés en deux catégories : non modifiables et modifiables.

1. **Facteurs non modifiables**

    o **Âge** : Le risque d'hypertension augmente avec l'âge, en raison de la perte d'élasticité des artères.
    o **Hérédité** : Une histoire familiale d'hypertension augmente le risque individuel.
    o **Sexe** : Les hommes sont généralement plus à risque avant 55 ans, tandis que les femmes sont plus à risque après la ménopause.

2. **Facteurs modifiables**

    o **Mode de vie sédentaire** : Le manque d'activité physique favorise le surpoids et l'hypertension.
    o **Alimentation riche en sel** : Une consommation excessive de sodium contribue à l'augmentation de la pression artérielle.
    o **Consommation excessive d'alcool** : L'abus d'alcool peut élever la pression artérielle.
    o **Surpoids et obésité** : L'excès de poids sollicite davantage le cœur.
    o **Tabagisme** : La nicotine et les autres substances chimiques du tabac endommagent les parois artérielles.
    o **Stress** : Un stress chronique peut avoir un impact négatif sur la pression artérielle.

Mesures de prévention de l'hypertension artérielle

La prévention repose principalement sur l'adoption d'un mode de vie sain et actif. Voici les principales mesures à mettre en place :

1. **Adopter une alimentation équilibrée**

    o **Réduction de la consommation de sel** : Limiter l'apport en sodium à moins de 5 grammes par jour (environ une cuillère à café). Cela implique de réduire la consommation d'aliments transformés,

de charcuteries, de fromages salés et de plats préparés.
- **Augmentation de la consommation de fruits et légumes** : Riches en potassium, en fibres et en antioxydants, ils contribuent à réguler la pression artérielle.
- **Privilégier les grains entiers** : Les céréales complètes favorisent la santé cardiovasculaire.
- **Limiter les graisses saturées et les trans** : Réduire la consommation de viandes grasses, de produits laitiers entiers, de fritures et de pâtisseries industrielles.
- **Adopter le régime DASH** (*Dietary Approaches to Stop Hypertension*) : Ce régime préconise une alimentation riche en fruits, légumes, produits laitiers allégés, grains entiers, volailles, poissons et noix, tout en limitant les graisses, les viandes rouges et les sucres ajoutés.

2. Maintenir un poids santé

- **Calcul de l'indice de masse corporelle (IMC)** : Un IMC entre 18,5 et 24,9 est considéré comme normal.
- **Perte de poids progressive** : En cas de surpoids ou d'obésité, une perte de poids modérée (5 à 10 % du poids corporel) peut significativement réduire la pression artérielle.
- **Équilibre entre apport calorique et dépense énergétique** : Adapter l'alimentation et l'activité physique pour maintenir un poids stable.

3. Pratiquer une activité physique régulière

- **Recommandations** : Au moins 150 minutes d'activité aérobique d'intensité modérée par semaine (par exemple, 30 minutes par jour, 5 jours par semaine).

- **Types d'activités** : Marche rapide, natation, cyclisme, danse, jogging.
- **Renforcement musculaire** : Intégrer des exercices de musculation deux fois par semaine pour améliorer la santé globale.

4. **Limiter la consommation d'alcool**

    - **Recommandations** : Pas plus de deux verres standard par jour pour les hommes et un verre pour les femmes, avec au moins deux jours sans alcool par semaine.
    - **Compréhension des unités** : Un verre standard correspond à environ 10 grammes d'alcool pur (par exemple, 250 ml de bière à 5 %, 100 ml de vin à 12 %, 30 ml de spiritueux à 40 %).

5. **Arrêter le tabac**

    - **Effets du tabac** : La nicotine augmente la pression artérielle et accélère le rythme cardiaque. Les substances chimiques du tabac endommagent les parois des artères, favorisant l'athérosclérose.
    - **Stratégies de sevrage** : Consultation d'un professionnel de santé, utilisation de substituts nicotiniques, participation à des programmes d'aide à l'arrêt du tabac.

6. **Gérer le stress**

    - **Techniques de relaxation** : Yoga, méditation, respiration profonde, tai-chi.
    - **Activités relaxantes** : Lecture, musique, loisirs créatifs, promenades dans la nature.
    - **Équilibre vie professionnelle/vie personnelle** : S'accorder du temps pour soi, éviter la surcharge de travail.

7. **Limiter la consommation de caféine**

    o **Effet sur la pression artérielle** : La caféine peut provoquer une élévation temporaire de la pression artérielle chez certaines personnes.
    o **Recommandations** : Consommer avec modération, observer sa propre sensibilité.

8. **Surveiller régulièrement sa pression artérielle**

    o **Automesure à domicile** : Utilisation d'un tensiomètre validé pour suivre sa pression artérielle.
    o **Consultations régulières** : Visites chez le médecin pour un suivi professionnel, surtout en présence de facteurs de risque.

9. **Limiter l'exposition à la pollution**

    o **Effets de la pollution** : Les particules fines peuvent contribuer à l'hypertension en endommageant les vaisseaux sanguins.
    o **Précautions** : Éviter les zones à forte pollution, surtout pendant les pics, privilégier les espaces verts.

10. **S'informer et éduquer**

    o **Connaître les facteurs de risque** : Comprendre l'importance de chaque mesure préventive.
    o **Participer à des programmes éducatifs** : Ateliers, conférences, séances d'information sur la santé cardiovasculaire.

Rôle des professionnels de santé dans la prévention

Les médecins, infirmiers, pharmaciens et autres professionnels de santé jouent un rôle essentiel dans la prévention de l'hypertension artérielle :

- **Évaluation des risques individuels** : Identification des facteurs de risque spécifiques à chaque personne.
- **Conseil personnalisé** : Élaboration d'un plan de prévention adapté, incluant des recommandations sur l'alimentation, l'activité physique et le mode de vie.
- **Suivi régulier** : Contrôle de la pression artérielle, ajustement des conseils en fonction de l'évolution.
- **Soutien à l'observance** : Encouragement à maintenir les changements de mode de vie, aide à surmonter les obstacles.

Implication de la communauté et des politiques de santé

La prévention de l'hypertension artérielle nécessite également des actions à l'échelle communautaire et nationale :

- **Programmes de sensibilisation** : Campagnes d'information sur les risques de l'hypertension et les moyens de prévention.
- **Promotion de l'activité physique** : Aménagement d'espaces publics pour favoriser l'exercice (parcs, pistes cyclables, installations sportives).
- **Réglementation alimentaire** : Réduction de la teneur en sel des aliments transformés, étiquetage clair des produits.
- **Accès aux soins** : Faciliter l'accès aux services de santé pour le dépistage et le suivi de l'hypertension.

- Accidents vasculaires cérébraux : prise en charge post-AVC

L'accident vasculaire cérébral (AVC) est une urgence médicale majeure qui survient lorsque la circulation sanguine vers une partie du cerveau est interrompue, entraînant la mort des cellules cérébrales. Les AVC constituent une cause importante de mortalité et de handicap dans le monde. La prise en charge post-AVC est cruciale pour maximiser les chances de récupération, prévenir les récidives et améliorer la qualité de vie des patients. Cet écrit explore les différentes facettes de la prise en charge après un AVC, en soulignant l'importance d'une approche multidisciplinaire et centrée sur le patient.

Compréhension de l'accident vasculaire cérébral

Il existe deux types principaux d'AVC :

1. **AVC ischémique** : Représente environ 85 % des cas et est causé par une obstruction d'une artère cérébrale par un caillot sanguin, entraînant une diminution ou un arrêt de l'apport sanguin à une partie du cerveau.

2. **AVC hémorragique** : Survient lorsqu'un vaisseau sanguin cérébral se rompt, provoquant une hémorragie dans le cerveau. Cela peut être dû à une hypertension artérielle non contrôlée ou à une malformation vasculaire.

Les symptômes d'un AVC peuvent inclure une faiblesse ou un engourdissement soudain d'un côté du corps, des troubles de la parole ou de la compréhension, une perte de vision, des maux de tête sévères ou une confusion soudaine.

Importance de la prise en charge post-AVC

La période suivant un AVC est critique pour le patient. Une prise en charge adéquate peut :

- **Améliorer la récupération fonctionnelle** : Réduire les déficits moteurs, sensoriels et cognitifs.

- **Prévenir les complications** : Éviter les infections, les escarres, les troubles de la déglutition ou les thromboses veineuses profondes.
- **Réduire le risque de récidive** : Mettre en place des mesures pour contrôler les facteurs de risque.
- **Soutenir le patient et sa famille** : Offrir un accompagnement psychologique et social pour faire face aux changements de vie.

Étapes de la prise en charge post-AVC

1. **Phase aiguë à l'hôpital**

    - **Stabilisation médicale** : Surveillance des signes vitaux, contrôle de la pression artérielle, gestion des complications immédiates.
    - **Évaluation initiale** : Réalisation d'examens neurologiques, imagerie cérébrale (scanner, IRM) pour déterminer le type et l'étendue de l'AVC.
    - **Traitements spécifiques** :
        - *AVC ischémique* : Thrombolyse intraveineuse pour dissoudre le caillot, thrombectomie mécanique pour retirer le caillot.
        - *AVC hémorragique* : Contrôle de l'hypertension, interventions chirurgicales pour évacuer l'hématome ou réparer les vaisseaux.

2. **Rééducation précoce en milieu hospitalier**

    - **Mobilisation précoce** : Prévention des complications liées à l'immobilité (escarres, embolies pulmonaires).
    - **Évaluation pluridisciplinaire** : Bilan des fonctions motrices, cognitives, du langage, de la déglutition et de l'état émotionnel.
    - **Début de la rééducation** :

- *Kinésithérapie* : Exercices pour améliorer la force musculaire, l'équilibre et la coordination.
- *Orthophonie* : Rééducation du langage et de la déglutition.
- *Ergothérapie* : Apprentissage ou réapprentissage des activités de la vie quotidienne.

3. **Rééducation en centre spécialisé ou à domicile**

    o **Programme de réadaptation personnalisé** : Adapté aux besoins spécifiques du patient, avec des objectifs réalistes et progressifs.
    o **Interventions des professionnels** :
        - *Kinésithérapeutes* : Thérapies motrices, rééducation de la marche.
        - *Orthophonistes* : Amélioration de la communication, exercices de déglutition.
        - *Ergothérapeutes* : Adaptation de l'environnement, utilisation d'aides techniques.
        - *Neuropsychologues* : Soutien cognitif, gestion des troubles de l'attention, de la mémoire.
        - *Assistants sociaux* : Aide à l'organisation du retour à domicile, démarches administratives.

4. **Prévention secondaire**

    o **Contrôle des facteurs de risque** :
        - *Hypertension artérielle* : Surveillance régulière, traitement antihypertenseur.
        - *Diabète* : Contrôle glycémique, régime alimentaire adapté.
        - *Hypercholestérolémie* : Régime hypolipémiant, statines.

- *Tabagisme* : Arrêt du tabac, programmes de sevrage.
- *Sédentarité* : Encouragement à l'activité physique régulière.
  - **Traitements médicamenteux** :
    - *Antiplaquettaires* : Aspirine, clopidogrel pour prévenir la formation de nouveaux caillots.
    - *Anticoagulants* : En cas de fibrillation auriculaire ou d'autres troubles du rythme cardiaque.
  - **Suivi médical régulier** : Consultations avec le neurologue, le cardiologue, le médecin traitant.

5. Soutien psychologique et social

- **Gestion des troubles émotionnels** : Dépression, anxiété, irritabilité fréquentes après un AVC.
- **Thérapie psychologique** : Psychologues, psychiatres pour aider le patient à s'adapter aux changements.
- **Groupes de soutien** : Rencontres avec d'autres patients pour partager des expériences, briser l'isolement.
- **Implication de la famille** : Soutien aux aidants, information sur la maladie, conseils pour l'accompagnement au quotidien.

Réadaptation fonctionnelle

La réadaptation est un élément central de la prise en charge post-AVC. Elle vise à :

- **Restaurer les capacités perdues** : Par la plasticité cérébrale, le cerveau peut réorganiser ses réseaux neuronaux.
- **Compensation des déficits** : Apprendre des stratégies alternatives pour effectuer des tâches.

- **Prévention des complications secondaires** : Contractures musculaires, troubles musculo-squelettiques.

Stratégies de rééducation

1. **Réadaptation motrice**

    o **Exercices actifs** : Mobilisation des membres affectés pour renforcer les muscles.
    o **Thérapie par contrainte induite** : Immobilisation du membre sain pour encourager l'utilisation du membre atteint.
    o **Technologies d'assistance** : Robots de rééducation, réalité virtuelle pour stimuler l'engagement du patient.

2. **Réadaptation du langage**

    o **Exercices d'expression orale** : Prononciation, formation de phrases.
    o **Compréhension** : Travail sur la compréhension des instructions, des textes.
    o **Communication alternative** : Utilisation de gestes, de pictogrammes, de tablettes.

3. **Réadaptation cognitive**

    o **Exercices de mémoire** : Jeux de mémoire, rappel d'informations.
    o **Attention et concentration** : Tâches ciblées pour améliorer la focalisation.
    o **Fonctions exécutives** : Planification, organisation, résolution de problèmes.

4. **Réadaptation de la déglutition**

    o **Techniques de compensation** : Positions spécifiques pour faciliter la déglutition.

- **Adaptation de l'alimentation** : Textures modifiées, liquides épaissis pour prévenir les fausses routes.
- **Exercices musculaires** : Renforcement des muscles de la déglutition.

Adaptation de l'environnement et retour à domicile

1. Aménagement du domicile

- **Accessibilité** : Élimination des obstacles, installation de rampes, élargissement des portes.
- **Sécurité** : Barres d'appui dans la salle de bain, sols antidérapants.
- **Aides techniques** : Fauteuils roulants, déambulateurs, lève-personnes.

2. Aide à domicile

- **Services d'assistance** : Aides-soignants, auxiliaires de vie pour les soins personnels.
- **Soutien ménager** : Aide pour les tâches domestiques, les courses, la préparation des repas.
- **Téléassistance** : Systèmes d'alerte en cas de chute ou d'urgence médicale.

Reprise des activités sociales et professionnelles

- **Réinsertion sociale** : Participation à des activités communautaires, loisirs adaptés.
- **Retour au travail** : Évaluation des capacités, aménagement du poste, temps partiel thérapeutique.
- **Conduite automobile** : Évaluation médicale pour déterminer l'aptitude à conduire, formation spécifique si nécessaire.

Prévention des récidives

La prévention secondaire est essentielle pour réduire le risque d'un nouvel AVC :

- **Adhésion au traitement** : Prise régulière des médicaments prescrits.
- **Mode de vie sain** :
    - *Alimentation équilibrée* : Riche en fruits, légumes, poissons, pauvre en graisses saturées et en sel.
    - *Activité physique* : Exercice régulier adapté aux capacités du patient.
    - *Arrêt du tabac* : Éviter le tabagisme actif et passif.
    - *Consommation modérée d'alcool* : Limiter l'alcool selon les recommandations médicales.
- **Suivi médical** : Contrôles réguliers de la pression artérielle, du taux de cholestérol, de la glycémie.

Soutien aux aidants

Les proches jouent un rôle crucial dans la prise en charge post-AVC, mais peuvent faire face à un stress important :

- **Information et formation** : Comprendre la nature de l'AVC, les besoins du patient, les techniques de soins.
- **Soutien émotionnel** : Groupes de parole, accompagnement psychologique pour gérer l'épuisement, la dépression.
- **Ressources externes** : Recours aux associations, aux services sociaux pour obtenir de l'aide.

Innovation et recherche

La recherche continue d'apporter de nouvelles perspectives dans la prise en charge de l'AVC :

- **Thérapies innovantes** : Cellules souches, neurostimulation, thérapies géniques en cours d'évaluation.
- **Technologies de rééducation** : Exosquelettes, interfaces cerveau-machine pour améliorer la récupération motrice.
- **Programmes de télémédecine** : Suivi à distance, consultations en ligne pour les zones rurales ou les patients à mobilité réduite.

Affections Respiratoires

- Broncho-pneumopathie chronique obstructive (BPCO)

La broncho-pneumopathie chronique obstructive (BPCO) est une maladie respiratoire chronique caractérisée par une obstruction progressive et irréversible des voies aériennes, entraînant une limitation du débit respiratoire. Cette affection englobe deux pathologies principales : la bronchite chronique et l'emphysème pulmonaire. La BPCO est une cause majeure de morbidité et de mortalité dans le monde, affectant des millions de personnes et représentant un enjeu de santé publique important. Comprendre les mécanismes, les facteurs de risque, les symptômes, le diagnostic et la prise en charge de la BPCO est essentiel pour améliorer la qualité de vie des patients et réduire l'impact de la maladie.

Physiopathologie de la BPCO

La BPCO résulte d'une inflammation chronique des voies aériennes et du parenchyme pulmonaire, conduisant à des altérations structurelles :

1. **Bronchite chronique** : Inflammation et épaississement de la muqueuse bronchique, avec hyperproduction de mucus, entraînant une toux productive persistante.

2. **Emphysème pulmonaire** : Destruction des parois alvéolaires, perte de l'élasticité pulmonaire, entraînant une hyperinflation des poumons et une diminution des échanges gazeux.

Ces modifications entraînent une obstruction des voies aériennes, une limitation du débit expiratoire et une ventilation inefficace, conduisant à une hypoxémie (diminution de l'oxygène dans le sang) et, dans les cas avancés, à une hypercapnie (augmentation du dioxyde de carbone dans le sang).

Facteurs de risque et causes

La BPCO est une maladie multifactorielle, où les facteurs environnementaux et génétiques interagissent :

1. **Tabagisme** : Le principal facteur de risque. La fumée de cigarette contient des substances toxiques qui provoquent une inflammation et des lésions des voies respiratoires.

2. **Exposition professionnelle** : Inhalation prolongée de poussières, de fumées ou de produits chimiques dans certains métiers (mineurs, ouvriers du bâtiment, travailleurs du textile).

3. **Pollution atmosphérique** : Exposition aux polluants extérieurs (dioxyde d'azote, particules fines) et intérieurs (fumée de biomasse pour la cuisson ou le chauffage).

4. **Facteurs génétiques** : Déficit en alpha-1 antitrypsine, une protéine qui protège les poumons des enzymes destructrices.

5. **Infections respiratoires répétées** : Surtout dans l'enfance, elles peuvent affecter le développement pulmonaire.

6. **Faible statut socio-économique** : Associé à une exposition accrue aux facteurs de risque et à un accès limité aux soins.

Symptômes et manifestations cliniques

La BPCO se développe lentement, et les symptômes apparaissent généralement après des années de progression silencieuse :

1. **Toux chronique** : Souvent appelée "toux du fumeur", elle est productive, avec expectorations muqueuses ou mucopurulentes.

2. **Dyspnée** : Essoufflement à l'effort, puis au repos dans les stades avancés, dû à la limitation du débit aérien.

3. **Sifflements et râles** : Bruits respiratoires audibles liés à l'obstruction des voies aériennes.

4. **Oppression thoracique** : Sensation de poitrine serrée ou lourde.

5. **Fatigue** : Liée à l'effort accru pour respirer et à l'hypoxie tissulaire.

6. **Perte de poids** : Dans les stades avancés, en raison de la dépense énergétique augmentée et de l'anorexie.

7. **Exacerbations** : Épisodes aigus d'aggravation des symptômes, souvent déclenchés par des infections respiratoires.

Diagnostic de la BPCO

Un diagnostic précoce est crucial pour ralentir la progression de la maladie :

1. **Anamnèse** : Interrogatoire détaillé sur les symptômes, les antécédents de tabagisme, les expositions professionnelles.

2. **Examen clinique** : Auscultation pulmonaire pour détecter les râles, sifflements, allongement du temps expiratoire.

3. **Spirométrie** : Test fonctionnel respiratoire de référence, mesurant les volumes pulmonaires et les débits expiratoires. Le VEMS (volume expiratoire maximal seconde) et le rapport VEMS/CV (capacité vitale) sont diminués dans la BPCO.

4. **Radiographie thoracique** : Peut montrer des signes d'emphysème, hyperinflation pulmonaire, aplatissement des coupoles diaphragmatiques.

5. **Gaz du sang** : Évaluation des échanges gazeux, recherche d'hypoxémie et d'hypercapnie.

6. **Dosage de l'alpha-1 antitrypsine** : Surtout chez les patients jeunes ou non-fumeurs, pour détecter un déficit génétique.

7. **Tests d'effort** : Évaluation de la tolérance à l'effort et de la désaturation en oxygène.

Classification de la sévérité

La sévérité de la BPCO est classée selon les critères de la Global Initiative for Chronic Obstructive Lung Disease (GOLD) :

- **GOLD 1 (léger)** : VEMS ≥ 80 % de la valeur prédite.
- **GOLD 2 (modéré)** : VEMS entre 50 % et 79 %.
- **GOLD 3 (sévère)** : VEMS entre 30 % et 49 %.
- **GOLD 4 (très sévère)** : VEMS < 30 %.

Cette classification prend également en compte les symptômes et les exacerbations pour guider le traitement.

Prise en charge de la BPCO

La gestion de la BPCO vise à soulager les symptômes, améliorer la qualité de vie, ralentir la progression de la maladie et prévenir les exacerbations :

1. **Arrêt du tabac**

    - **Mesure la plus efficace** : Le sevrage tabagique ralentit le déclin de la fonction pulmonaire.
    - **Soutien** : Thérapies comportementales, substituts nicotiniques, médicaments (varénicline, bupropion).

2. **Traitements pharmacologiques**

    - **Bronchodilatateurs inhalés** : Médicaments de base pour soulager la dyspnée.
        - **Bêta-2 agonistes à courte durée d'action (SABA)** : Soulagement rapide des symptômes.
        - **Bêta-2 agonistes à longue durée d'action (LABA)** : Contrôle prolongé des symptômes.
        - **Anticholinergiques** : Réduction du tonus bronchique, disponibles en courte (SAMA) et longue durée d'action (LAMA).
    - **Corticostéroïdes inhalés** : Réduction de l'inflammation, indiqués chez les patients avec des exacerbations fréquentes.
    - **Association thérapeutique** : Combinaison de bronchodilatateurs et de corticostéroïdes pour une efficacité accrue.
    - **Théophylline** : Bronchodilatateur oral, moins utilisé en raison des effets secondaires.
    - **Inhibiteurs de la phosphodiestérase-4** : Pour les patients avec bronchite chronique et exacerbations fréquentes.

3. **Oxygénothérapie**

    - **Indication** : Pour les patients avec hypoxémie sévère ($PaO_2 \leq 55$ mmHg).

- **But** : Améliorer la survie, réduire la polyglobulie, soulager la dyspnée.
- **Modalités** : Oxygénothérapie à long terme (au moins 15 heures par jour).

4. **Réhabilitation respiratoire**

    - **Programme multidisciplinaire** : Exercice physique, éducation, soutien nutritionnel, thérapie comportementale.
    - **Objectifs** : Améliorer la tolérance à l'effort, réduire la dyspnée, améliorer la qualité de vie.

5. **Vaccinations**

    - **Vaccin antigrippal** : Annuel, pour prévenir les infections respiratoires.
    - **Vaccin antipneumococcique** : Protection contre les pneumonies bactériennes.

6. **Gestion des exacerbations**

    - **Traitement des infections** : Antibiotiques en cas de suspicion d'infection bactérienne.
    - **Corticostéroïdes systémiques** : Réduisent l'inflammation lors des exacerbations sévères.
    - **Bronchodilatateurs à courte durée d'action** : Augmentation de la dose ou de la fréquence.

7. **Interventions chirurgicales**

    - **Chirurgie de réduction du volume pulmonaire** : Résection des zones emphysémateuses pour améliorer la fonction respiratoire.
    - **Transplantation pulmonaire** : Pour les patients jeunes avec BPCO très sévère.

Éducation et soutien du patient

1. Éducation thérapeutique

- **Connaissance de la maladie** : Compréhension des symptômes, des traitements, des signes d'exacerbation.
- **Autogestion** : Apprentissage des techniques d'inhalation correctes, respect de l'observance thérapeutique.

2. Soutien psychologique

- **Anxiété et dépression** : Fréquentes chez les patients atteints de BPCO, nécessitent un soutien approprié.
- **Groupes de soutien** : Partage d'expériences, renforcement de la motivation pour le sevrage tabagique et l'adhésion aux traitements.

3. Conseils nutritionnels

- **Surpoids** : Peut aggraver la dyspnée, nécessite une gestion diététique.
- **Dénutrition** : Fréquente dans les stades avancés, nécessite un apport calorique adapté.

Prévention et dépistage

1. Prévention primaire

- **Lutte contre le tabagisme** : Politiques de santé publique, interdiction de fumer dans les lieux publics, taxation.
- **Réduction des expositions professionnelles** : Normes de sécurité, équipements de protection individuelle.

2. **Dépistage précoce**

    o **Population à risque** : Fumeurs ou ex-fumeurs de plus de 40 ans, personnes exposées à des agents nocifs.
    o **Spirométrie de dépistage** : Pour détecter une obstruction des voies aériennes avant l'apparition des symptômes.

Impact socio-économique de la BPCO

- **Coût élevé des soins** : Hospitalisations fréquentes, traitements de longue durée.
- **Perte de productivité** : Arrêts de travail, invalidité.
- **Charge pour les familles** : Soutien aux patients dépendants, impact psychologique.

Recherche et perspectives d'avenir

1. **Nouvelles thérapies**

    o **Médicaments ciblant l'inflammation** : Inhibiteurs de cytokines, anticorps monoclonaux.
    o **Thérapies régénératives** : Cellules souches pour réparer les tissus pulmonaires endommagés.

2. **Approches personnalisées**

    o **Phénotypage des patients** : Traitements adaptés en fonction des caractéristiques individuelles.
    o **Biomarqueurs** : Pour prédire la réponse aux traitements et l'évolution de la maladie.

3. **Technologies numériques**

    o **Télémédecine** : Suivi à distance des patients, détection précoce des exacerbations.

- ○ **Applications mobiles** : Outils d'autogestion, rappels de médicaments, enregistrement des symptômes.

- Pneumonies : prévention et soins

La pneumonie est une infection aiguë du tissu pulmonaire, affectant principalement les alvéoles où s'effectuent les échanges gazeux essentiels à la respiration. Elle est causée par une variété de micro-organismes, notamment des bactéries, des virus et des champignons. La pneumonie constitue un problème de santé majeur à l'échelle mondiale, touchant particulièrement les jeunes enfants, les personnes âgées et les individus dont le système immunitaire est affaibli. Comprendre les mécanismes de cette maladie, les méthodes de prévention et les approches de soins est essentiel pour réduire sa prévalence et ses conséquences potentiellement graves.

Compréhension de la pneumonie

La pneumonie se caractérise par une inflammation des alvéoles pulmonaires, souvent accompagnée d'un remplissage de celles-ci par du liquide ou du pus. Cette accumulation entrave l'oxygénation du sang, conduisant à des symptômes respiratoires significatifs et à une détresse respiratoire dans les cas sévères.

Causes et facteurs de risque

1. **Agents infectieux** :

    - ○ **Bactéries** : *Streptococcus pneumoniae* (pneumocoque) est la cause bactérienne la plus fréquente chez les adultes. D'autres bactéries, comme *Haemophilus influenzae*, *Staphylococcus aureus* et certains bacilles Gram négatif, peuvent également être impliquées.
    - ○ **Virus** : Les virus respiratoires tels que le virus de la grippe, le virus respiratoire syncytial (VRS) et

les coronavirus peuvent provoquer des pneumonies virales.
- **Champignons** : Chez les personnes immunodéprimées, des champignons comme *Pneumocystis jirovecii* peuvent être responsables de pneumonies.

2. **Facteurs de risque** :

   - **Âge avancé** : Les personnes de plus de 65 ans sont plus susceptibles de développer une pneumonie en raison d'un système immunitaire affaibli.
   - **Jeunes enfants** : Les systèmes immunitaires immatures des enfants les rendent vulnérables.
   - **Maladies chroniques** : Des affections comme le diabète, l'insuffisance cardiaque ou la BPCO augmentent le risque.
   - **Tabagisme** : Le tabac endommage les voies respiratoires et réduit les défenses pulmonaires.
   - **Alcoolisme** : L'abus d'alcool peut affaiblir le système immunitaire et augmenter le risque d'aspiration.
   - **Déficience immunitaire** : Les patients sous chimiothérapie ou vivant avec le VIH/SIDA sont plus à risque.
   - **Hospitalisation** : Les patients hospitalisés, surtout en soins intensifs, sont exposés à des pneumonies nosocomiales.

Symptômes et manifestations cliniques

Les symptômes de la pneumonie peuvent varier en fonction de l'agent causal, de l'âge du patient et de son état de santé général. Les manifestations courantes incluent :

- **Fièvre** : Souvent élevée, accompagnée de frissons.
- **Toux** : Initialement sèche, puis productive avec expectoration purulente.

- **Dyspnée** : Essoufflement, difficulté à respirer.
- **Douleur thoracique** : Douleur aiguë, souvent augmentée lors de la respiration profonde ou de la toux.
- **Fatigue** : Sensation de faiblesse générale et de malaise.
- **Confusion mentale** : Particulièrement chez les personnes âgées, pouvant indiquer une infection sévère.
- **Tachypnée** : Respiration rapide et superficielle.
- **Tachycardie** : Fréquence cardiaque élevée en réponse à l'infection.

Diagnostic de la pneumonie

Un diagnostic précis est essentiel pour une prise en charge efficace :

1. **Anamnèse et examen clinique** :

    o **Interrogatoire** : Recueil des symptômes, durée, facteurs aggravants ou atténuants, antécédents médicaux.
    o **Auscultation pulmonaire** : Détection de bruits anormaux tels que des crépitements ou des râles bronchiques.

2. **Examens complémentaires** :

    o **Radiographie thoracique** : Visualisation des infiltrats pulmonaires caractéristiques de la pneumonie.
    o **Analyses sanguines** : Numération formule sanguine pour détecter une leucocytose, marqueurs inflammatoires élevés (CRP, procalcitonine).
    o **Gaz du sang** : Évaluation de l'oxygénation sanguine et de l'équilibre acido-basique.
    o **Examen des expectorations** : Culture et antibiogramme pour identifier l'agent pathogène et déterminer sa sensibilité aux antibiotiques.

- **Hémocultures** : Recherche de bactéries dans le sang en cas de suspicion de septicémie.

Traitement et soins de la pneumonie

La prise en charge thérapeutique dépend de la gravité de la pneumonie, de l'agent causal présumé ou identifié, et des caractéristiques du patient.

1. **Traitements antibiotiques** :
   - **Pneumonies bactériennes** : Prescription d'antibiotiques adaptés. En l'absence d'identification précise, un traitement empirique ciblant les germes les plus probables est initié.
   - **Adaptation du traitement** : Ajustement en fonction des résultats de l'antibiogramme et de l'évolution clinique.

2. **Traitements antiviraux** :
   - **Pneumonies virales** : Administration d'antiviraux spécifiques lorsque cela est possible (par exemple, oseltamivir pour la grippe). Le traitement est souvent symptomatique.

3. **Soins de support** :
   - **Oxygénothérapie** : Administration d'oxygène pour corriger l'hypoxémie.
   - **Hydratation** : Maintien d'une hydratation adéquate pour fluidifier les sécrétions bronchiques.
   - **Antipyrétiques et analgésiques** : Paracétamol pour réduire la fièvre et soulager la douleur.
   - **Physiothérapie respiratoire** : Aide à l'évacuation des sécrétions, amélioration de la ventilation.

4. **Hospitalisation** :

    o **Critères d'hospitalisation** : Pneumonie sévère, comorbidités, âge avancé, incapacité à prendre les médicaments par voie orale, détresse respiratoire.
    o **Soins intensifs** : Pour les patients présentant une insuffisance respiratoire aiguë ou une instabilité hémodynamique.

5. **Surveillance et suivi** :

    o **Évaluation clinique régulière** : Surveillance des signes vitaux, de la saturation en oxygène, de la réponse au traitement.
    o **Réévaluation radiologique** : Si les symptômes persistent ou s'aggravent, ou pour confirmer la résolution de l'infection.

Prévention de la pneumonie

La prévention est un élément clé pour réduire l'incidence de la pneumonie, en particulier chez les populations à risque.

1. **Vaccinations** :

    o **Vaccin antipneumococcique** : Recommandé pour les enfants, les personnes âgées de plus de 65 ans, et les individus à risque (maladies chroniques, immunodépression).
    o **Vaccin antigrippal** : Vaccination annuelle pour prévenir la grippe, qui peut prédisposer à une pneumonie.
    o **Autres vaccins** : Vaccination contre *Haemophilus influenzae* de type b (Hib) pour les enfants.

2. **Hygiène personnelle et collective** :

    o **Lavage des mains** : Régulier et soigneux, surtout après avoir toussé ou éternué.

- **Étiquette respiratoire** : Couvrir la bouche et le nez avec un mouchoir ou le coude lors de la toux ou des éternuements.
- **Isolement des personnes infectées** : Limiter la propagation des infections respiratoires.

3. **Mode de vie sain** :

   - **Arrêt du tabac** : Réduction des dommages aux voies respiratoires et amélioration des défenses pulmonaires.
   - **Alimentation équilibrée** : Apport suffisant en nutriments essentiels pour soutenir le système immunitaire.
   - **Activité physique régulière** : Renforcement des défenses de l'organisme et amélioration de la capacité pulmonaire.

4. **Protection des populations vulnérables** :

   - **Surveillance accrue** : Pour les personnes âgées et les patients immunodéprimés, avec une attention particulière aux premiers signes d'infection.
   - **Éducation sanitaire** : Sensibilisation aux mesures de prévention et à l'importance de consulter rapidement en cas de symptômes.

Rôle des professionnels de santé dans la prévention et les soins

1. **Éducation et sensibilisation** :

   - **Information des patients** : Sur les facteurs de risque, les signes avant-coureurs et les mesures préventives.
   - **Promotion de la vaccination** : Encourager et faciliter l'accès aux vaccins recommandés.

2. **Dépistage précoce et diagnostic** :

    o **Reconnaissance rapide des symptômes** : Pour initier un traitement approprié sans délai.
    o **Utilisation judicieuse des examens complémentaires** : Pour confirmer le diagnostic et orienter le traitement.

3. **Gestion thérapeutique** :

    o **Prescription adaptée** : Choix des antibiotiques en fonction des recommandations et des résistances locales.
    o **Surveillance de l'efficacité du traitement** : Ajustement si nécessaire en fonction de l'évolution clinique.

4. **Prévention des infections nosocomiales** :

    o **Respect des protocoles d'hygiène** : Lavage des mains, utilisation d'équipements de protection individuelle.
    o **Formation continue** : Mise à jour régulière des connaissances sur les bonnes pratiques.

Complications possibles de la pneumonie

La pneumonie peut entraîner des complications, surtout si elle n'est pas traitée rapidement ou chez les patients fragiles :

- **Épanchement pleural** : Accumulation de liquide dans la cavité pleurale, pouvant nécessiter une ponction.
- **Empyème pleural** : Collection de pus dans la cavité pleurale, nécessitant un drainage.
- **Abcès pulmonaire** : Formation de cavités purulentes dans le tissu pulmonaire.
- **Bactériémie** : Propagation de l'infection dans le sang, pouvant mener à une septicémie.

- **Insuffisance respiratoire aiguë** : Nécessitant une assistance ventilatoire.
- **Syndrome de détresse respiratoire aiguë (SDRA)** : Inflammation diffuse des poumons, compromettant gravement l'oxygénation.

- Utilisation de l'oxygénothérapie

L'oxygénothérapie est une méthode thérapeutique qui consiste à administrer de l'oxygène à des patients souffrant d'hypoxémie, c'est-à-dire d'un taux d'oxygène insuffisant dans le sang. Cette intervention vise à améliorer l'apport en oxygène aux tissus et aux organes, essentiels pour le fonctionnement optimal de l'organisme. L'oxygénothérapie est une composante clé dans la prise en charge de nombreuses affections respiratoires et cardiovasculaires, et son utilisation appropriée peut significativement améliorer la qualité de vie et le pronostic des patients.

L'oxygène est indispensable à la vie. Chaque cellule du corps en a besoin pour produire l'énergie nécessaire à ses fonctions métaboliques, par le biais du processus de respiration cellulaire. Lorsque l'apport en oxygène est compromis, les cellules ne peuvent plus fonctionner correctement, ce qui peut conduire à des dysfonctionnements organiques et, dans les cas sévères, à la défaillance multi-organes. L'hypoxie tissulaire peut résulter de diverses conditions pathologiques, notamment des maladies pulmonaires, cardiaques ou des situations aiguës comme les intoxications.

Indications de l'oxygénothérapie

L'oxygénothérapie est indiquée dans plusieurs situations cliniques où l'oxygénation est altérée :

1. **Maladies pulmonaires chroniques** : Les patients atteints de broncho-pneumopathie chronique obstructive (BPCO), d'emphysème ou de fibrose pulmonaire peuvent présenter

une hypoxémie chronique nécessitant une oxygénothérapie à long terme.

2. **Insuffisance respiratoire aiguë** : Dans des conditions telles que la pneumonie, l'œdème pulmonaire, l'asthme sévère ou le syndrome de détresse respiratoire aiguë (SDRA), l'oxygénothérapie est essentielle pour corriger l'hypoxémie.

3. **Affections cardiovasculaires** : L'insuffisance cardiaque congestive peut entraîner une mauvaise oxygénation en raison d'un débit sanguin insuffisant, justifiant l'utilisation d'oxygène.

4. **Situations d'urgence** : Lors d'un infarctus du myocarde, d'un choc, d'une hémorragie massive ou d'une intoxication au monoxyde de carbone, l'administration d'oxygène est cruciale.

5. **Anémie sévère** : Bien que moins fréquente, une anémie profonde peut nécessiter une oxygénothérapie pour assurer une oxygénation adéquate des tissus.

Méthodes d'administration

L'oxygène peut être administré de différentes manières, en fonction des besoins du patient, du niveau d'hypoxémie et du contexte clinique :

1. **Canule nasale (lunettes à oxygène)** : Il s'agit d'un dispositif simple composé de deux petits tubes insérés dans les narines. Il permet l'administration d'oxygène à faible débit (1 à 6 litres par minute), idéal pour les patients nécessitant un apport modéré en oxygène tout en conservant un certain confort et la possibilité de parler et de manger.

2. **Masque facial simple** : Ce masque couvre le nez et la bouche, permettant un débit d'oxygène plus élevé (5 à 10

litres par minute). Il est utilisé lorsque les besoins en oxygène sont supérieurs à ce que peut offrir la canule nasale.

3. **Masque à réservoir (masque à haute concentration)** : Équipé d'un sac réservoir, il peut fournir des concentrations d'oxygène élevées (jusqu'à 90-95 %) à des débits de 10 à 15 litres par minute. Il est indiqué dans les situations d'hypoxémie sévère.

4. **Masque Venturi** : Ce dispositif permet de délivrer une concentration précise d'oxygène, grâce à un système de valves calibrées. Il est particulièrement utile pour les patients souffrant de BPCO, chez qui une hyperoxie peut être délétère.

5. **Oxygénothérapie à haut débit** : Utilisée en réanimation, elle délivre de l'oxygène chauffé et humidifié à des débits très élevés (jusqu'à 60 litres par minute), améliorant le confort et l'efficacité de la ventilation.

6. **Ventilation non invasive** : Pour les patients en insuffisance respiratoire aiguë, l'ajout d'une pression positive peut aider à maintenir les voies aériennes ouvertes et améliorer l'oxygénation.

Précautions et surveillance

L'administration d'oxygène, bien que salvatrice, nécessite une surveillance attentive pour éviter les complications potentielles :

- **Hyperoxie** : Un apport excessif en oxygène peut conduire à une toxicité, particulièrement au niveau pulmonaire et rétinien chez les nouveau-nés. Chez les patients atteints de BPCO, une concentration trop élevée en oxygène peut supprimer le stimulus respiratoire, entraînant une hypoventilation et une rétention de dioxyde de carbone (hypercapnie).

- **Sécheresse des muqueuses** : L'oxygène sec peut irriter les voies aériennes supérieures. L'utilisation d'humidificateurs permet de prévenir cet inconfort.

- **Risque d'incendie** : L'oxygène favorise la combustion. Il est essentiel d'éloigner les sources de chaleur ou de flamme, d'interdire le tabac à proximité et de respecter les consignes de sécurité.

- **Barotraumatismes** : À des pressions élevées, notamment lors de ventilation assistée, il existe un risque de lésions pulmonaires.

La surveillance clinique du patient est primordiale. Elle inclut l'évaluation de la fréquence respiratoire, du rythme cardiaque, de la coloration cutanée, et surtout la mesure de la saturation en oxygène (SpO_2) à l'aide d'un oxymètre de pouls. Des gaz du sang artériel peuvent être réalisés pour une analyse plus précise de l'oxygénation et de la ventilation.

Rôle des professionnels de santé

Les soignants jouent un rôle crucial dans l'utilisation efficace et sécuritaire de l'oxygénothérapie :

- **Évaluation initiale** : Identifier les signes d'hypoxie, comprendre les besoins spécifiques du patient et choisir le mode d'administration approprié.

- **Installation du dispositif** : S'assurer que l'équipement est correctement mis en place, fonctionnel et adapté au patient.

- **Éducation du patient** : Expliquer l'importance de l'oxygénothérapie, comment utiliser le dispositif à domicile si nécessaire, et les précautions à prendre.

- **Surveillance continue** : Observer les signes cliniques, vérifier la saturation en oxygène, ajuster le débit en fonction des prescriptions médicales et de l'évolution de l'état du patient.

- **Coordination des soins** : Collaborer avec l'équipe pluridisciplinaire, signaler les anomalies, participer aux décisions concernant l'adaptation du traitement.

Oxygénothérapie à domicile

Pour les patients nécessitant une oxygénothérapie prolongée, le traitement peut être poursuivi à domicile. Cela nécessite une organisation spécifique :

- **Équipement** : Les concentrateurs d'oxygène sont les dispositifs les plus couramment utilisés à domicile. Ils extraient l'oxygène de l'air ambiant et le concentrent pour le patient.

- **Formation** : Le patient et ses proches doivent être formés à l'utilisation de l'appareil, aux mesures de sécurité et à la maintenance de base.

- **Suivi régulier** : Des visites à domicile par des professionnels de santé permettent de s'assurer du bon usage de l'oxygénothérapie et de l'état de santé du patient.

- **Adaptation du mode de vie** : Des ajustements peuvent être nécessaires pour intégrer l'oxygénothérapie dans la vie quotidienne, tout en maintenant une activité physique adaptée et une participation sociale.

Bénéfices de l'oxygénothérapie

Lorsqu'elle est utilisée de manière appropriée, l'oxygénothérapie apporte de nombreux avantages :

- **Amélioration de la fonction organique** : En corrigeant l'hypoxémie, elle permet aux organes de fonctionner de manière optimale.

- **Soulagement des symptômes** : Réduction de la dyspnée, augmentation de la tolérance à l'effort, amélioration du sommeil.

- **Amélioration de la qualité de vie** : Les patients peuvent retrouver une certaine autonomie et participer davantage aux activités quotidiennes.

- **Réduction de la mortalité** : Chez les patients atteints de BPCO sévère avec hypoxémie chronique, l'oxygénothérapie à long terme a démontré une augmentation de la survie.

Considérations éthiques et relationnelles

L'oxygénothérapie, en tant que traitement potentiellement invasif et contraignant, soulève des questions éthiques :

- **Consentement éclairé** : Le patient doit être informé des bénéfices, des risques et des alternatives, et donner son accord pour le traitement.

- **Respect de l'autonomie** : Les préférences et les valeurs du patient doivent être prises en compte dans les décisions thérapeutiques.

- **Communication empathique** : Les soignants doivent écouter les préoccupations du patient, répondre à ses questions et le soutenir dans son parcours de soins.

Troubles Musculosquelettiques

- Arthrose et rhumatismes : gestion de la douleur

L'arthrose et les rhumatismes représentent un ensemble de pathologies touchant les articulations, les os, les muscles et les tissus conjonctifs. Ces affections, souvent chroniques, sont responsables de douleurs persistantes, de raideurs et de limitations fonctionnelles qui affectent considérablement la qualité de vie des patients. La gestion de la douleur liée à l'arthrose et aux rhumatismes est un enjeu majeur en médecine, nécessitant une approche globale et personnalisée pour soulager les symptômes, améliorer la mobilité et préserver l'autonomie des personnes atteintes.

L'arthrose, forme la plus courante de maladie articulaire, est une dégénérescence progressive du cartilage qui recouvre les extrémités osseuses au niveau des articulations. Cette usure entraîne une friction accrue entre les os, provoquant douleur, inflammation et formation d'excroissances osseuses appelées ostéophytes. Les articulations les plus fréquemment touchées sont les genoux, les hanches, les mains et la colonne vertébrale. Les rhumatismes, quant à eux, englobent un large spectre de maladies inflammatoires, dont la polyarthrite rhumatoïde, le lupus érythémateux systémique et la spondylarthrite ankylosante. Ces affections sont caractérisées par une inflammation chronique des articulations et des tissus environnants, souvent d'origine auto-immune, conduisant à des douleurs articulaires diffuses, des déformations et une altération de la fonction articulaire.

La douleur associée à l'arthrose et aux rhumatismes est complexe et multidimensionnelle. Elle résulte de mécanismes nociceptifs, inflammatoires et neuropathiques, impliquant non seulement les structures articulaires mais aussi les voies nerveuses et le système nerveux central. Cette douleur chronique peut entraîner des répercussions physiques, psychologiques et sociales significatives, telles que la fatigue, la dépression, l'anxiété et l'isolement social.

La gestion de la douleur dans ces affections repose sur une approche multimodale, combinant des interventions pharmacologiques et non pharmacologiques, adaptées aux besoins et aux préférences du patient. L'objectif est de réduire la douleur, d'améliorer la fonction articulaire, de prévenir les déformations et de maintenir une qualité de vie satisfaisante.

Sur le plan pharmacologique, les analgésiques constituent le pilier du traitement symptomatique. Le paracétamol est souvent utilisé en première intention pour sa bonne tolérance et son efficacité sur les douleurs légères à modérées. Les anti-inflammatoires non stéroïdiens (AINS), tels que l'ibuprofène ou le naproxène, sont efficaces pour réduire l'inflammation et la douleur, mais leur utilisation doit être prudente en raison des effets secondaires potentiels sur le système digestif, rénal et cardiovasculaire. Chez les patients présentant des contre-indications aux AINS, des alternatives comme les inhibiteurs sélectifs de la COX-2 peuvent être envisagées.

Dans les cas de douleurs intenses ou résistantes aux traitements de première ligne, les opioïdes faibles, comme le tramadol ou la codéine, peuvent être prescrits avec une surveillance attentive pour éviter le risque de dépendance ou d'effets indésirables. Les infiltrations intra-articulaires de corticostéroïdes sont une option pour soulager temporairement la douleur et l'inflammation dans les articulations affectées, en particulier lorsque les traitements systémiques sont insuffisants ou contre-indiqués.

Les traitements de fond, notamment dans les rhumatismes inflammatoires, visent à modifier l'évolution de la maladie et à prévenir les lésions articulaires. Les médicaments antirhumatismaux modificateurs de la maladie (ARMM), comme le méthotrexate, la sulfasalazine ou les biothérapies ciblant les cytokines pro-inflammatoires, sont essentiels pour contrôler l'activité de la maladie et réduire la progression des lésions.

Au-delà des médicaments, les approches non pharmacologiques jouent un rôle crucial dans la gestion de la douleur et l'amélioration de la fonction articulaire. L'éducation du patient est fondamentale pour lui permettre de comprendre sa maladie, de participer activement à sa prise en charge et d'adopter des comportements favorables à sa santé. La kinésithérapie est indispensable pour maintenir ou restaurer la mobilité articulaire, renforcer les muscles, améliorer l'équilibre et prévenir les déformations. Des exercices adaptés, réalisés sous la supervision d'un professionnel, contribuent à réduire la douleur et à améliorer la capacité fonctionnelle.

L'ergothérapie aide le patient à adapter ses activités quotidiennes, son environnement et à utiliser des aides techniques pour préserver son autonomie et réduire les contraintes sur les articulations douloureuses. Les techniques de thermothérapie, comme l'application de chaleur ou de froid, peuvent apporter un soulagement symptomatique en diminuant la douleur et l'inflammation locales.

Les thérapies complémentaires, telles que l'acupuncture, la relaxation, la méditation ou le yoga, peuvent également être bénéfiques en réduisant le stress, en améliorant le bien-être général et en modulant la perception de la douleur. L'approche psychosociale est importante pour aborder les aspects émotionnels et relationnels liés à la douleur chronique. Un soutien psychologique ou une thérapie cognitivo-comportementale peuvent aider le patient à développer des stratégies pour gérer la douleur, l'anxiété ou la dépression associées.

La prise en charge nutritionnelle peut également influencer la gestion de la douleur dans l'arthrose et les rhumatismes. Une alimentation équilibrée, riche en antioxydants, en acides gras oméga-3 et en nutriments essentiels, contribue à réduire l'inflammation systémique. La perte de poids chez les patients en surpoids ou obèses est particulièrement bénéfique pour diminuer la charge mécanique sur les articulations portantes, comme les genoux et les hanches, et pour atténuer la douleur.

La chirurgie orthopédique est envisagée lorsque les traitements conservateurs sont insuffisants et que la douleur ou le handicap altèrent considérablement la qualité de vie. Les interventions chirurgicales, telles que l'arthroplastie (remplacement articulaire), peuvent restaurer la fonction articulaire, réduire la douleur et améliorer la mobilité. Toutefois, ces procédures comportent des risques et nécessitent une évaluation soigneuse des bénéfices et des inconvénients pour chaque patient.

La coordination des soins est essentielle pour assurer une prise en charge globale et cohérente. Les professionnels de santé, y compris les médecins généralistes, les rhumatologues, les kinésithérapeutes, les ergothérapeutes, les infirmières et les psychologues, doivent collaborer étroitement pour élaborer un plan de soins personnalisé, adapté aux besoins spécifiques du patient.

Il est important de souligner que la gestion de la douleur dans l'arthrose et les rhumatismes est un processus continu, qui nécessite une réévaluation régulière des traitements et des interventions. L'écoute active du patient, la prise en compte de ses préférences et de ses objectifs personnels sont des éléments clés pour optimiser l'efficacité de la prise en charge et favoriser l'adhésion aux traitements.

- Ostéoporose : prévention des fractures

L'ostéoporose est une maladie osseuse caractérisée par une diminution de la densité et de la qualité des os, les rendant fragiles et susceptibles de se fracturer facilement. Elle est souvent appelée "maladie silencieuse" car elle évolue progressivement sans symptômes apparents jusqu'à ce qu'une fracture survienne. La prévention des fractures liées à l'ostéoporose est un enjeu majeur de santé publique, notamment chez les personnes âgées, car ces fractures peuvent avoir des conséquences graves sur la mobilité, l'autonomie et la qualité de vie.

Compréhension de l'ostéoporose

Avec l'âge, le remodelage osseux naturel devient déséquilibré : la résorption osseuse (destruction du tissu osseux) dépasse la formation osseuse. Ce processus entraîne une perte progressive de la masse osseuse. L'ostéoporose se caractérise par une porosité accrue du tissu osseux, ce qui diminue sa résistance mécanique et augmente le risque de fractures, même à la suite de traumatismes mineurs.

Facteurs de risque

Plusieurs facteurs contribuent au développement de l'ostéoporose :

- **Âge** : Le risque augmente avec l'âge, surtout après 50 ans.
- **Sexe** : Les femmes sont plus touchées, en particulier après la ménopause en raison de la baisse des œstrogènes qui jouent un rôle protecteur sur la masse osseuse.
- **Antécédents familiaux** : Une prédisposition génétique peut augmenter le risque.
- **Morphologie** : Les personnes de petite taille ou à faible poids ont un risque accru.
- **Carences nutritionnelles** : Un apport insuffisant en calcium et en vitamine D affecte la santé osseuse.
- **Sédentarité** : Le manque d'activité physique réduit la stimulation nécessaire au maintien de la densité osseuse.
- **Tabagisme et alcool** : Le tabac et la consommation excessive d'alcool nuisent à la santé des os.
- **Certaines maladies et médicaments** : Des affections endocriniennes, digestives ou l'utilisation prolongée de corticostéroïdes peuvent favoriser l'ostéoporose.

Prévention des fractures

La prévention des fractures liées à l'ostéoporose repose sur plusieurs axes complémentaires visant à renforcer la solidité des os et à réduire le risque de chutes.

1. **Alimentation équilibrée et riche en nutriments essentiels**

    o **Calcium** : Minéral clé pour la formation et le maintien des os. Les besoins quotidiens varient selon l'âge, mais les adultes ont généralement besoin de 1 000 à 1 200 mg de calcium par jour. Les sources alimentaires incluent les produits laitiers (lait, yaourt, fromage), les légumes verts à

feuilles (brocoli, chou frisé), les amandes et les poissons avec arêtes comestibles comme les sardines.
- **Vitamine D** : Elle facilite l'absorption du calcium par l'organisme. La vitamine D est synthétisée par la peau sous l'effet du soleil et se trouve également dans certains aliments comme les poissons gras (saumon, maquereau), le foie et les œufs. Une supplémentation peut être nécessaire, surtout en hiver ou chez les personnes âgées dont la synthèse cutanée est réduite.
- **Protéines** : Essentielles pour la santé osseuse, mais doivent être consommées en quantité adéquate. Les sources incluent la viande, le poisson, les légumineuses et les produits laitiers.
- **Autres nutriments** : Le magnésium, le phosphore, le zinc et les vitamines K et C jouent également un rôle dans la santé osseuse.

2. Activité physique régulière

- **Exercices portants** : Les activités qui sollicitent les os contre la gravité, comme la marche, la danse, le jogging, contribuent à renforcer la densité osseuse.
- **Exercices de renforcement musculaire** : L'entraînement avec des poids ou des bandes élastiques améliore la force musculaire, soutenant les os et réduisant le risque de chutes.
- **Exercices d'équilibre et de coordination** : Le tai-chi, le yoga ou la gymnastique douce aident à prévenir les chutes en améliorant la stabilité et la proprioception.

3. Mode de vie sain

- **Arrêt du tabac** : Le tabagisme accélère la perte osseuse et augmente le risque de fractures.

- **Limitation de l'alcool** : Une consommation excessive d'alcool nuit à la formation osseuse et augmente le risque de chutes.
- **Gestion du stress** : Un niveau élevé de stress peut affecter la santé osseuse. Les techniques de relaxation et une bonne hygiène de sommeil sont bénéfiques.

4. **Dépistage et surveillance**

   - **Évaluation du risque fracturaire** : Les outils comme le score FRAX permettent d'estimer le risque de fracture à 10 ans en fonction de plusieurs facteurs cliniques.
   - **Densitométrie osseuse** : Cet examen mesure la densité minérale osseuse (DMO) et aide à diagnostiquer l'ostéoporose. Il est recommandé pour les femmes de plus de 65 ans, les hommes de plus de 70 ans, ou plus tôt en présence de facteurs de risque.
   - **Suivi médical régulier** : Permet de surveiller l'évolution de la densité osseuse et d'adapter les mesures préventives ou thérapeutiques.

5. **Traitements médicamenteux**

   Lorsque les mesures préventives ne suffisent pas ou en cas d'ostéoporose avérée, des traitements peuvent être prescrits :

   - **Bisphosphonates** : Réduisent la résorption osseuse en inhibant l'activité des ostéoclastes. Ils diminuent le risque de fractures vertébrales et non vertébrales.
   - **Modulateurs sélectifs des récepteurs aux œstrogènes (SERM)** : Agissent comme des œstrogènes sur les os, sans les effets secondaires sur les seins ou l'utérus.

- **Dénosumab** : Un anticorps monoclonal qui inhibe la formation et l'activité des ostéoclastes.
- **Thérapies hormonales** : La thérapie hormonale substitutive peut être envisagée chez les femmes ménopausées, mais doit être évaluée en fonction des risques et bénéfices.
- **Anabolisants osseux** : Comme le tériparatide, favorisent la formation osseuse.

6. Ces traitements nécessitent un suivi médical pour surveiller l'efficacité et les éventuels effets indésirables.

7. **Prévention des chutes**
Les fractures ostéoporotiques résultent souvent de chutes, en particulier chez les personnes âgées. La prévention des chutes est donc essentielle :

- **Aménagement du domicile** : Éliminer les obstacles, sécuriser les tapis, installer des barres d'appui dans les salles de bains, assurer un bon éclairage.
- **Correction des troubles visuels** : Un examen ophtalmologique régulier pour corriger la vue.
- **Chaussures adaptées** : Porter des chaussures antidérapantes et bien ajustées.
- **Évaluation des médicaments** : Certains médicaments peuvent provoquer des étourdissements ou affecter l'équilibre. Une révision des traitements avec le médecin peut être nécessaire.
- **Programmes d'entraînement à l'équilibre** : Participer à des ateliers spécifiques pour améliorer la stabilité et réduire le risque de chute.

8. **Éducation et sensibilisation**

    o **Information sur la maladie** : Comprendre l'ostéoporose aide les patients à adhérer aux mesures préventives.
    o **Groupes de soutien** : Participer à des associations ou des groupes de patients pour partager des expériences et des conseils.

- Aide à la mobilisation avec respect des limitations

La mobilisation des patients est une composante essentielle des soins infirmiers et de l'accompagnement des personnes en situation de dépendance temporaire ou permanente. Elle vise à maintenir ou à améliorer la mobilité physique, à prévenir les complications liées à l'immobilité et à favoriser l'autonomie. Cependant, chaque patient présente des capacités et des limitations spécifiques qu'il est crucial de respecter pour assurer une prise en charge sécuritaire et bienveillante. Cet écrit explore les principes fondamentaux de l'aide à la mobilisation en tenant compte des limitations individuelles, en mettant l'accent sur les techniques appropriées, le rôle des soignants et l'importance d'une approche centrée sur la personne.

Compréhension des limitations du patient

Avant d'entreprendre toute action de mobilisation, il est primordial de comprendre les limitations du patient, qu'elles soient physiques, cognitives ou émotionnelles. Ces limitations peuvent être dues à divers facteurs :

1. **Limitations physiques :**

    o **Faiblesse musculaire** : Liée à une maladie, une intervention chirurgicale ou une immobilisation prolongée.
    o **Douleur** : Présente lors des mouvements, elle peut entraver la mobilité.

- **Troubles de l'équilibre** : Risque accru de chutes lors de la mobilisation.
- **Limitations articulaires** : Raideurs, contractures ou restrictions de mouvement dues à des pathologies comme l'arthrose.
- **Paralysie partielle ou complète** : Conséquence d'un accident vasculaire cérébral ou d'une lésion médullaire.

2. **Limitations cognitives** :

   - **Confusion mentale** : Difficulté à comprendre les instructions ou à collaborer.
   - **Troubles de la mémoire** : Oubli des consignes de sécurité.
   - **Désorientation** : Risque de mouvements inappropriés ou dangereux.

3. **Limitations émotionnelles et psychologiques** :

   - **Anxiété ou peur** : Peur de la douleur, de tomber ou de l'inconnu.
   - **Manque de motivation** : Dépression ou apathie réduisant l'engagement dans la mobilisation.
   - **Refus de coopération** : Opposition aux soins pour diverses raisons.

Principes de base pour une mobilisation respectueuse

1. **Évaluation initiale** :

   - **Observation** : Noter la posture, les mouvements spontanés, les expressions faciales indiquant la douleur.
   - **Communication** : Discuter avec le patient pour comprendre ses ressentis, ses craintes et ses attentes.

- **Consultation du dossier médical** : Connaître les antécédents, les diagnostics, les prescriptions et les recommandations des professionnels de santé.

2. **Planification de la mobilisation** :

    - **Définir des objectifs réalistes** : Adapter les activités en fonction des capacités actuelles du patient.
    - **Choisir les techniques appropriées** : Utiliser des méthodes de transfert ou de mobilisation adaptées aux limitations identifiées.
    - **Préparer l'environnement** : Assurer un espace sécurisé, dégagé et équipé des aides techniques nécessaires.

3. **Communication efficace** :

    - **Explication claire** : Informer le patient du déroulement de la mobilisation, des étapes et de ce que l'on attend de lui.
    - **Écoute active** : Encourager le patient à exprimer ses préoccupations ou son inconfort.
    - **Renforcement positif** : Valoriser les efforts du patient, même minimes, pour renforcer sa confiance et sa motivation.

4. **Respect du rythme du patient** :

    - **Patience** : Laisser le temps au patient de réaliser les mouvements, sans le presser.
    - **Adaptation** : Modifier le plan si le patient rencontre des difficultés inattendues.
    - **Repos** : Prévoir des pauses si nécessaire pour éviter la fatigue excessive.

5. **Sécurité avant tout** :

    - **Utilisation des aides techniques** : Fauteuils roulants, déambulateurs, barrières de lit, ceintures de transfert.
    - **Positionnement correct** : Veiller à la bonne posture pour prévenir les blessures du patient et du soignant.
    - **Assistance appropriée** : Demander l'aide d'un collègue si la mobilisation nécessite plusieurs personnes.

Techniques de mobilisation adaptées

1. **Transfert lit-chaise** :

    - **Préparation** : Vérifier que les freins du lit et de la chaise sont activés.
    - **Positionnement** : Aider le patient à s'asseoir au bord du lit, pieds à plat sur le sol.
    - **Utilisation d'une ceinture de transfert** : Faciliter la prise et le soutien du patient.
    - **Accompagnement du mouvement** : Encourager le patient à participer en poussant sur ses jambes si possible.

2. **Aide à la marche** :

    - **Évaluation de l'équilibre** : S'assurer que le patient peut se tenir debout en toute sécurité.
    - **Utilisation d'un déambulateur ou d'une canne** : Offrir un soutien supplémentaire.
    - **Positionnement du soignant** : Se tenir légèrement en arrière et sur le côté, prêt à soutenir en cas de déséquilibre.

3. **Changements de position au lit** :

    o **Prévention des escarres** : Changer régulièrement la position du patient pour éviter les points de pression prolongés.
    o **Techniques de retournement** : Utiliser un drap de glisse ou une alèse pour faciliter le mouvement.
    o **Respect de la douleur** : Éviter les mouvements brusques, être attentif aux réactions du patient.

4. **Mobilisation passive** :

    o **Pour les patients incapables de bouger seuls** : Le soignant réalise les mouvements pour maintenir la mobilité articulaire.
    o **Amplitude douce et progressive** : Ne pas forcer les articulations au-delà du point de résistance ou de douleur.
    o **Observation des réactions** : Surveiller les signes de douleur ou de fatigue.

Rôle du soignant dans le respect des limitations

1. **Compétence technique** :

    o **Formation continue** : Se tenir informé des nouvelles techniques de mobilisation et des protocoles de sécurité.
    o **Maîtrise des gestes** : Assurer une exécution précise pour éviter les blessures.

2. **Empathie et respect** :

    o **Reconnaissance de l'individualité** : Chaque patient est unique, avec ses propres besoins et préférences.

- **Confidentialité et dignité** : Respecter l'intimité lors des mobilisations, notamment en présence d'autres personnes.

3. **Collaboration interprofessionnelle** :
    - **Communication avec l'équipe** : Partager les observations et les difficultés rencontrées pour adapter le plan de soins.
    - **Coordination avec les kinésithérapeutes** : Intégrer les recommandations des spécialistes de la rééducation.

4. **Promotion de l'autonomie** :
    - **Encouragement à la participation** : Motiver le patient à effectuer les mouvements qu'il peut réaliser seul.
    - **Éducation** : Fournir des conseils sur les exercices à faire en autonomie, si approprié.

Importance de l'environnement adapté

1. **Sécurité du lieu** :
    - **Élimination des obstacles** : S'assurer que le sol est dégagé, sans tapis glissants ou objets encombrants.
    - **Éclairage adéquat** : Faciliter la visibilité pour prévenir les chutes.

2. **Équipements appropriés** :
    - **Lits ajustables** : Permettre de régler la hauteur pour faciliter les transferts.
    - **Barres d'appui** : Installer des supports dans les zones clés comme la salle de bain.

- **Aides techniques** : Utiliser des lève-personnes ou des planches de transfert si nécessaire.

Approche centrée sur le patient

1. **Prise en compte des préférences** :
   - **Horaires** : Mobiliser le patient à des moments qui lui conviennent, en respectant son rythme biologique.
   - **Méthodes** : Adapter les techniques en fonction de ce qui est le plus confortable pour le patient.

2. **Respect culturel et spirituel** :
   - **Sensibilité aux croyances** : Prendre en compte les pratiques culturelles ou religieuses pouvant influencer la mobilisation.
   - **Langage approprié** : Utiliser des termes respectueux et éviter le jargon médical incompréhensible.

3. **Soutien psychologique** :
   - **Gestion de l'anxiété** : Utiliser des techniques de relaxation ou de distraction pour apaiser le patient.
   - **Renforcement de la confiance** : Établir une relation de confiance par la fiabilité et la bienveillance.

Gestion des situations difficiles

1. **Refus de mobilisation** :
   - **Compréhension des raisons** : Identifier si le refus est lié à la douleur, à la peur ou à une confusion.
   - **Négociation** : Proposer des alternatives ou reporter la mobilisation si possible.

- **Recherche de solutions** : Impliquer l'équipe soignante ou les proches pour trouver des stratégies adaptées.

2. **Douleur lors de la mobilisation** :

    - **Évaluation de la douleur** : Utiliser des échelles adaptées pour mesurer l'intensité.
    - **Traitement antalgique** : Administrer les médicaments prescrits avant la mobilisation.
    - **Adaptation des mouvements** : Réduire l'amplitude ou modifier la technique pour minimiser la douleur.

Diabète chez la Personne Âgée

- Surveillance de la glycémie

La glycémie, c'est-à-dire le taux de glucose présent dans le sang, est un paramètre biologique essentiel pour le bon fonctionnement de l'organisme. Le glucose est la principale source d'énergie pour les cellules, en particulier celles du cerveau et des muscles. La régulation de la glycémie est donc cruciale pour maintenir l'homéostasie et prévenir les complications métaboliques. La surveillance de la glycémie est une pratique fondamentale, notamment chez les personnes atteintes de diabète, pour assurer un contrôle optimal de leur état de santé.

Le diabète est une maladie chronique caractérisée par une hyperglycémie persistante due à une insuffisance de production d'insuline (diabète de type 1), une résistance à l'insuline (diabète de type 2) ou les deux. Sans une gestion appropriée, le diabète peut entraîner des complications graves telles que des maladies cardiovasculaires, des atteintes rénales, des lésions nerveuses et des problèmes de vision. La surveillance régulière de la glycémie permet aux patients et aux professionnels de santé de prendre des décisions éclairées concernant le traitement, l'alimentation et le mode de vie.

Comprendre la régulation de la glycémie

La glycémie est régulée par un équilibre complexe entre la production de glucose par le foie, l'apport alimentaire et l'utilisation du glucose par les cellules. L'insuline, hormone sécrétée par les cellules bêta du pancréas, joue un rôle clé en facilitant l'entrée du glucose dans les cellules, réduisant ainsi la glycémie. Le glucagon, produit par les cellules alpha du pancréas, a l'effet inverse en stimulant la libération de glucose par le foie lorsque la glycémie est basse.

Chez les personnes en bonne santé, ce système régulateur maintient la glycémie dans une fourchette normale, généralement comprise entre 70 et 110 mg/dL à jeun. Toutefois, divers facteurs peuvent perturber cet équilibre, nécessitant une surveillance accrue.

Pourquoi surveiller la glycémie ?

La surveillance de la glycémie est essentielle pour plusieurs raisons :

1. **Contrôle du diabète** : Elle permet d'ajuster les doses d'insuline ou d'autres médicaments hypoglycémiants en fonction des variations glycémiques.

2. **Prévention des hypoglycémies et hyperglycémies** : En identifiant rapidement les anomalies, le patient peut prendre des mesures pour corriger sa glycémie.

3. **Évaluation de l'efficacité du traitement** : Elle aide à déterminer si le plan de traitement actuel est efficace ou s'il nécessite des modifications.

4. **Compréhension de l'impact de l'alimentation et de l'activité physique** : Elle offre un aperçu de la manière

dont les repas, l'exercice et d'autres facteurs influencent la glycémie.

5. **Prévention des complications à long terme** : Un contrôle glycémique strict réduit le risque de complications microvasculaires et macrovasculaires.

Méthodes de surveillance de la glycémie

La surveillance de la glycémie peut être réalisée de différentes manières :

1. **Glycémie capillaire** : C'est la méthode la plus courante, impliquant une petite piqûre au bout du doigt pour obtenir une goutte de sang, analysée par un glucomètre portable. Cette méthode est rapide, pratique et peut être effectuée à domicile.

2. **Glycémie veineuse** : Réalisée en laboratoire, elle offre une mesure précise de la glycémie, mais n'est pas pratique pour une surveillance fréquente.

3. **Systèmes de surveillance en continu du glucose (CGM)** : Ces dispositifs mesurent en permanence la glycémie interstitielle à l'aide d'un capteur placé sous la peau. Ils fournissent des données en temps réel et alertent en cas d'hypo- ou d'hyperglycémie.

4. **Hémoglobine glyquée (HbA1c)** : Cet indicateur reflète la glycémie moyenne sur les deux à trois derniers mois. Bien qu'elle ne remplace pas la surveillance quotidienne, elle est essentielle pour évaluer le contrôle glycémique à long terme.

Comment effectuer une surveillance correcte de la glycémie ?

Une surveillance efficace nécessite une technique appropriée :

1. **Préparation** : Se laver les mains à l'eau tiède et au savon pour éviter les contaminations qui pourraient fausser les résultats. Sécher complètement les mains avant la mesure.

2. **Lancement de la mesure** : Insérer une bandelette dans le glucomètre conformément aux instructions du fabricant.

3. **Obtention de l'échantillon de sang** : Utiliser une lancette stérile pour piquer le côté du bout du doigt (moins douloureux que le centre). Une légère pression peut aider à obtenir une goutte de sang suffisante.

4. **Application du sang** : Toucher la bandelette avec la goutte de sang, en veillant à ce que la quantité soit suffisante pour une lecture précise.

5. **Lecture du résultat** : Attendre que le glucomètre affiche la glycémie, généralement en quelques secondes. Noter le résultat, l'heure et les circonstances (avant ou après un repas, après un exercice, etc.).

6. **Gestion des déchets** : Jeter les lancettes et les bandelettes usagées dans un conteneur prévu pour les objets tranchants afin de prévenir les blessures et les infections.

Interprétation des résultats

La compréhension des valeurs glycémiques est essentielle pour prendre les mesures appropriées :

- **Glycémie normale à jeun** : Entre 70 et 110 mg/dL.
- **Glycémie postprandiale (2 heures après un repas)** : Inférieure à 140 mg/dL pour les personnes non diabétiques. Chez les diabétiques, les objectifs peuvent varier en fonction des recommandations médicales.

Des valeurs inférieures à 70 mg/dL indiquent une hypoglycémie, nécessitant une action immédiate, comme la consommation de glucides rapides. Des valeurs supérieures aux cibles recommandées peuvent nécessiter un ajustement du traitement ou des modifications du régime alimentaire et de l'activité physique.

Fréquence de la surveillance

La fréquence de la surveillance dépend du type de diabète, du traitement et des recommandations médicales :

- **Diabète de type 1** : Surveillance fréquente, généralement avant les repas, au coucher et parfois la nuit.
- **Diabète de type 2 sous insuline** : Surveillance avant les repas et au coucher.
- **Diabète de type 2 sous médicaments oraux** : La fréquence peut être moins élevée, mais une surveillance régulière est recommandée pour évaluer l'efficacité du traitement.
- **Situations particulières** : En cas de maladie, de changement de traitement, de voyage, ou de symptômes d'hypo- ou d'hyperglycémie, une surveillance accrue est nécessaire.

Avancées technologiques en surveillance glycémique

Les technologies ont considérablement amélioré la surveillance de la glycémie :

1. **Systèmes de surveillance en continu du glucose (CGM)** : Ils offrent une image complète des variations glycémiques, aidant à identifier les tendances et à prévenir les épisodes d'hypo- ou d'hyperglycémie.

2. **Pompes à insuline couplées à des CGM** : Elles peuvent ajuster automatiquement l'administration d'insuline en fonction des lectures glycémiques, améliorant le contrôle du diabète.

3. **Applications mobiles et logiciels** : Ils permettent de suivre les données glycémiques, l'alimentation, l'activité

physique et d'autres paramètres, facilitant la gestion du diabète.

4. **Glucomètres sans piqûre** : Des recherches sont en cours pour développer des dispositifs non invasifs, mesurant la glycémie par des méthodes optiques ou par interférence électromagnétique.

Défis et considérations

Malgré les avantages, la surveillance de la glycémie peut présenter des défis :

- **Douleur et inconfort** : Les piqûres répétées peuvent être douloureuses et décourageantes.

- **Coût** : Les bandelettes, lancettes et dispositifs peuvent représenter une charge financière.

- **Adhérence** : La routine quotidienne de surveillance peut être contraignante, entraînant une diminution de la compliance.

- **Exactitude des mesures** : Les erreurs de manipulation ou les défauts des appareils peuvent conduire à des lectures inexactes.

Rôle des professionnels de santé

Les professionnels de santé jouent un rôle crucial dans la surveillance de la glycémie :

- **Éducation thérapeutique** : Former les patients à la technique correcte de mesure, à l'interprétation des résultats et à la prise de décision.

- **Personnalisation du plan de soins** : Adapter les objectifs glycémiques et la fréquence de surveillance en fonction des besoins individuels.

- **Soutien psychologique** : Aider les patients à surmonter les obstacles émotionnels liés à la gestion du diabète.

- **Suivi régulier** : Évaluer le contrôle glycémique, ajuster les traitements et prévenir les complications.

- Signes d'hypo et d'hyperglycémie

La régulation de la glycémie est essentielle pour le bon fonctionnement de l'organisme. Le glucose est la principale source d'énergie des cellules, en particulier celles du cerveau. Une perturbation de la glycémie, qu'elle soit trop basse (hypoglycémie) ou trop élevée (hyperglycémie), peut avoir des conséquences graves sur la santé. Il est donc crucial de reconnaître les signes avant-coureurs de ces déséquilibres pour agir rapidement et prévenir les complications.

Compréhension de la glycémie et de sa régulation

Le corps maintient la glycémie dans une fourchette étroite grâce à l'action de plusieurs hormones, principalement l'insuline et le glucagon, produites par le pancréas. L'insuline permet aux cellules d'absorber le glucose du sang, réduisant ainsi la glycémie, tandis que le glucagon stimule la libération de glucose par le foie lorsque la glycémie est trop basse. Chez les personnes diabétiques, ce mécanisme est altéré, ce qui peut entraîner des épisodes d'hypoglycémie ou d'hyperglycémie.

Hypoglycémie

Définition et causes

L'hypoglycémie se produit lorsque la glycémie descend en dessous de 70 mg/dL (3,9 mmol/L). Elle est fréquente chez les personnes diabétiques traitées par insuline ou certains médicaments hypoglycémiants. Les causes courantes incluent une dose excessive d'insuline, un retard ou un oubli de repas, une activité physique intense sans ajustement de l'apport en glucides, ou la consommation d'alcool à jeun.

Signes et symptômes de l'hypoglycémie

Les manifestations de l'hypoglycémie résultent de la réponse du système nerveux autonome et du manque de glucose disponible pour le cerveau.

1. **Signes précoces (réponse adrénergique)** :
   - **Transpiration excessive** : Sueur froide, moite, surtout au niveau du front et de la nuque.
   - **Tremblements** : Tremblements des mains, parfois généralisés.
   - **Palpitations** : Sensation de battements cardiaques rapides ou irréguliers.
   - **Anxiété ou nervosité** : Sentiment d'inquiétude inexpliqué.
   - **Faim soudaine** : Besoin urgent de manger, surtout des aliments sucrés.

2. **Signes neuroglycopéniques (manque de glucose au cerveau)** :
   - **Faiblesse ou fatigue** : Sensation de lassitude soudaine.
   - **Troubles de la concentration** : Difficulté à se focaliser, confusion mentale.
   - **Troubles visuels** : Vision floue ou double.
   - **Maux de tête** : Céphalées légères à sévères.
   - **Troubles de l'élocution** : Difficulté à parler clairement, bégaiement.
   - **Changements d'humeur** : Irritabilité, agressivité, dépression.

3. **Signes sévères** :

    o **Perte de coordination** : Difficulté à marcher ou à effectuer des mouvements précis.
    o **Convulsions** : Crises épileptiformes en cas d'hypoglycémie profonde.
    o **Perte de conscience** : Évanouissement, coma hypoglycémique si non traité.

Conséquences si non traitée

Une hypoglycémie sévère non corrigée peut entraîner des lésions cérébrales permanentes ou même être fatale. Il est donc vital d'intervenir rapidement en administrant du sucre (par voie orale si le patient est conscient, ou par injection de glucagon ou de glucose intraveineux en milieu médical).

Hyperglycémie

Définition et causes

L'hyperglycémie se caractérise par une élévation de la glycémie au-dessus de 126 mg/dL (7 mmol/L) à jeun ou 200 mg/dL (11,1 mmol/L) deux heures après un repas. Elle est fréquente chez les personnes diabétiques, en particulier si le traitement est insuffisant ou mal adapté. Les causes incluent un apport excessif en glucides, une dose insuffisante d'insuline ou de médicaments, le stress, une infection, ou une activité physique réduite.

Signes et symptômes de l'hyperglycémie

Les symptômes de l'hyperglycémie sont souvent insidieux et peuvent passer inaperçus, surtout au début.

1. **Signes classiques** :

    o **Soif excessive (polydipsie)** : Besoin de boire fréquemment et en grande quantité.

- **Urination fréquente (polyurie)** : Besoin d'uriner souvent, y compris la nuit (nycturie).
- **Fatigue** : Sensation de fatigue persistante, même après le repos.
- **Vision trouble** : Difficulté à voir clairement, fluctuations visuelles.
- **Perte de poids involontaire** : Malgré un appétit normal ou augmenté.
- **Appétit accru (polyphagie)** : Sensation de faim constante.

2. Signes cutanés :

   - **Peau sèche** : Déshydratation de la peau, démangeaisons.
   - **Infections récurrentes** : Infections cutanées, candidoses, infections urinaires.

3. Signes sévères (en cas d'hyperglycémie prolongée ou très élevée) :

   - **Somnolence** : Difficulté à rester éveillé, léthargie.
   - **Confusion mentale** : Désorientation, troubles de la conscience.
   - **Nausées et vomissements** : En particulier lors d'une acidocétose diabétique.
   - **Douleurs abdominales** : Associées à l'accumulation de corps cétoniques.
   - **Respiration de Kussmaul** : Respiration profonde et rapide pour compenser l'acidose.
   - **Haleine fruitée** : Odeur d'acétone due aux corps cétoniques.

Conséquences si non traitée

Une hyperglycémie sévère peut conduire à des complications aiguës graves :

- **Acidocétose diabétique** : Surtout chez les patients atteints de diabète de type 1, caractérisée par une accumulation de corps cétoniques, provoquant une acidose métabolique.
- **Syndrome hyperosmolaire hyperglycémique** : Plus fréquent chez les patients âgés atteints de diabète de type 2, menant à une déshydratation sévère et une altération de la conscience.

Ces conditions nécessitent une prise en charge médicale urgente pour réhydrater le patient, corriger les déséquilibres électrolytiques et administrer de l'insuline.

Importance de la reconnaissance précoce

Identifier rapidement les signes d'hypo- ou d'hyperglycémie permet d'agir promptement pour corriger la glycémie et éviter les complications. Les patients diabétiques et leur entourage doivent être informés et formés pour reconnaître ces signes et savoir comment réagir.

Que faire en cas d'hypoglycémie ?

1. **Mesurer la glycémie** : Si possible, pour confirmer l'hypoglycémie.

2. **Consommer des glucides rapides** : Prendre 15 grammes de glucides à absorption rapide, comme :
    - 3 morceaux de sucre.
    - Un verre de jus de fruit (150 ml).
    - Une cuillère à soupe de miel ou de confiture.

3. **Attendre 15 minutes** : Puis recontrôler la glycémie.

4. **Si les symptômes persistent** : Reprendre 15 grammes de glucides rapides.

5. **Prendre un en-cas** : Une fois la glycémie corrigée, consommer des glucides complexes pour stabiliser la glycémie.

6. **En cas de perte de conscience** : Ne rien donner par voie orale. Appeler les services d'urgence et, si disponible, administrer du glucagon par injection.

Que faire en cas d'hyperglycémie ?

1. **Mesurer la glycémie** : Pour évaluer le niveau d'hyperglycémie.
2. **Hydratation** : Boire de l'eau pour prévenir la déshydratation.
3. **Administration d'insuline** : Selon les recommandations médicales, ajuster la dose d'insuline.
4. **Éviter les efforts physiques intenses** : Ils peuvent aggraver l'hyperglycémie en cas de présence de corps cétoniques.
5. **Surveiller les symptômes** : Si les valeurs restent élevées ou en cas de signes sévères, consulter un médecin ou se rendre aux urgences.

Prévention des épisodes hypo- et hyperglycémiques

- **Suivi régulier** : Contrôler fréquemment la glycémie pour anticiper les variations.
- **Respect du traitement** : Prendre les médicaments ou l'insuline selon la prescription.
- **Alimentation équilibrée** : Adapter les apports en glucides en fonction du traitement et de l'activité.
- **Activité physique adaptée** : Pratiquer une activité régulière en tenant compte des conseils médicaux.
- **Gestion du stress** : Le stress peut influencer la glycémie ; des techniques de relaxation peuvent aider.
- **Éducation thérapeutique** : Participer à des programmes d'éducation pour mieux gérer son diabète.

- Régime alimentaire adapté

Un régime alimentaire adapté est essentiel pour maintenir une bonne santé, prévenir les maladies et optimiser les fonctions de l'organisme. Il s'agit d'une alimentation personnalisée qui tient compte des besoins nutritionnels individuels, des conditions médicales, du mode de vie, des préférences culturelles et gustatives. Une telle approche permet non seulement de satisfaire les apports nutritionnels nécessaires, mais aussi de promouvoir le bien-être général et la qualité de vie.

Principes fondamentaux d'un régime alimentaire adapté

1. **Équilibre nutritionnel**
   Un régime alimentaire adapté doit fournir un apport équilibré en macronutriments (glucides, protéines, lipides) et en micronutriments (vitamines, minéraux, oligo-éléments). L'équilibre entre ces éléments est crucial pour le bon fonctionnement du métabolisme, la croissance, la réparation des tissus et la production d'énergie.

2. **Personnalisation**
   Chaque individu a des besoins nutritionnels spécifiques en fonction de l'âge, du sexe, de la taille, du poids, du niveau d'activité physique et de l'état de santé. Un régime adapté prend en compte ces facteurs pour ajuster les apports caloriques et nutritionnels.

3. **Qualité des aliments**
   La qualité des aliments consommés influence grandement la santé. Il est important de privilégier les aliments frais, non transformés, riches en nutriments et pauvres en substances nocives. Les fruits, les légumes, les céréales complètes, les protéines maigres et les graisses saines constituent la base d'une alimentation saine.

4. **Respect des préférences culturelles et personnelles**
   Un régime alimentaire doit être compatible avec les traditions culturelles, les croyances religieuses et les préférences gustatives de l'individu. Cela facilite l'adhésion au régime sur le long terme et contribue au plaisir de manger.

5. **Adaptation aux conditions médicales**
   En présence de certaines affections comme le diabète, l'hypertension, les allergies alimentaires ou les maladies rénales, il est nécessaire d'adapter l'alimentation pour gérer la maladie et prévenir les complications.

Composantes clés d'un régime alimentaire adapté

1. **Glucides**
   Les glucides sont la principale source d'énergie de l'organisme. Il est recommandé de privilégier les glucides complexes présents dans les céréales complètes, les légumineuses et certains légumes. Ces aliments fournissent une énergie durable et sont riches en fibres, ce qui favorise la satiété et la santé digestive.

2. **Protéines**
   Les protéines sont essentielles pour la construction et la réparation des tissus, la production d'enzymes et d'hormones. Les sources de protéines peuvent être d'origine animale (viande maigre, volaille, poisson, œufs, produits laitiers) ou végétale (légumineuses, noix, graines, soja). Il est bénéfique de varier les sources pour obtenir un profil d'acides aminés complet.

3. **Lipides**
   Les graisses sont nécessaires pour l'absorption des vitamines liposolubles, la production d'hormones et le bon fonctionnement du système nerveux. Il convient de privilégier les graisses insaturées présentes dans les huiles végétales, les avocats, les noix et les poissons gras riches en oméga-3, tout en limitant les graisses saturées et trans.

4. **Vitamines et minéraux**
   Ces micronutriments sont indispensables pour de nombreuses fonctions biologiques. Une alimentation variée et riche en fruits et légumes colorés assure un apport adéquat en vitamines et minéraux essentiels.

5. **Hydratation**
L'eau est vitale pour le transport des nutriments, la régulation de la température corporelle et l'élimination des déchets. Il est important de boire suffisamment d'eau tout au long de la journée, en ajustant les apports en fonction de l'activité physique et des conditions climatiques.

Adaptation du régime à des conditions spécifiques

1. **Diabète**
Pour les personnes diabétiques, le contrôle de la glycémie est primordial. Un régime adapté inclut :

   o **Contrôle des glucides** : Répartition équilibrée des glucides complexes à index glycémique bas pour éviter les pics glycémiques.
   o **Fibres alimentaires** : Augmentation de la consommation de fibres pour ralentir l'absorption du glucose.
   o **Graisses saines** : Choix de graisses insaturées pour protéger la santé cardiovasculaire.

2. **Hypertension artérielle**
La gestion de l'hypertension passe par :

   o **Réduction du sodium** : Limitation de la consommation de sel en évitant les aliments transformés et en cuisinant avec des herbes et des épices.
   o **Augmentation du potassium** : Consommation d'aliments riches en potassium comme les bananes, les épinards et les pommes de terre pour aider à réguler la pression artérielle.
   o **Alimentation DASH** : Adoption du régime Dietary Approaches to Stop Hypertension, riche en fruits, légumes, produits laitiers faibles en gras et grains entiers.

3. **Hypercholestérolémie**
   Pour abaisser le taux de cholestérol :

   o **Graisses saturées limitées** : Réduction des viandes grasses, des produits laitiers entiers et des aliments frits.
   o **Fibres solubles** : Consommation d'avoine, de légumineuses et de fruits pour réduire l'absorption du cholestérol.
   o **Stérols végétaux** : Inclusion d'aliments enrichis en stérols pour diminuer le cholestérol LDL.

4. **Allergies et intolérances alimentaires**
   Il est crucial d'identifier et d'éliminer les aliments déclencheurs tout en veillant à compenser les nutriments manquants. Par exemple :

   o **Intolérance au lactose** : Remplacement des produits laitiers par des alternatives sans lactose ou enrichies en calcium.
   o **Allergie au gluten** : Utilisation de céréales sans gluten comme le riz, le maïs ou le quinoa.

5. **Maladies rénales**
   Un régime spécifique peut aider à réduire la charge sur les reins :

   o **Restriction en protéines** : Limitation des apports protéiques pour ralentir la progression de l'insuffisance rénale.
   o **Contrôle du sodium, du potassium et du phosphore** : Ajustement des apports pour prévenir les déséquilibres électrolytiques.

Conseils pour mettre en place un régime alimentaire adapté

1. **Consultation d'un professionnel**
   Faire appel à un diététicien ou un nutritionniste permet

d'élaborer un plan alimentaire personnalisé, tenant compte des besoins spécifiques et des objectifs de santé.

2. **Planification des repas**
   Prévoir les repas à l'avance aide à maintenir une alimentation équilibrée et à éviter les choix impulsifs moins sains.

3. **Lecture des étiquettes**
   Apprendre à déchiffrer les informations nutritionnelles sur les emballages permet de faire des choix éclairés, en limitant les sucres ajoutés, les graisses saturées et le sodium.

4. **Cuisiner à la maison**
   Préparer ses propres repas offre un meilleur contrôle sur les ingrédients utilisés et les méthodes de cuisson, favorisant une alimentation plus saine.

5. **Adopter des portions raisonnables**
   Comprendre et respecter les tailles de portions recommandées aide à éviter les excès caloriques et à maintenir un poids santé.

6. **Intégration progressive des changements**
   Introduire progressivement de nouvelles habitudes alimentaires favorise une adaptation durable plutôt qu'une approche restrictive brusque.

Bénéfices d'un régime alimentaire adapté

- **Amélioration de la santé générale** : Réduction du risque de maladies chroniques telles que les maladies cardiovasculaires, le diabète et certains cancers.

- **Gestion du poids** : Maintien d'un poids corporel sain grâce à un équilibre entre les apports et les dépenses énergétiques.

- **Bien-être mental** : Une bonne nutrition influence positivement l'humeur, la cognition et le niveau d'énergie.

- **Longévité** : Une alimentation saine contribue à prolonger l'espérance de vie en bonne santé.

Chapitre 5

Situations d'Urgence et Gestes de Secours

Reconnaître les Signes d'Urgence

- Détresse respiratoire

La détresse respiratoire est une situation médicale critique caractérisée par une insuffisance aiguë de la fonction respiratoire, entraînant une incapacité à assurer un échange gazeux adéquat entre l'air ambiant et le sang. Cette condition compromet l'apport en oxygène aux tissus et l'élimination du dioxyde de carbone, ce qui peut rapidement mettre en danger la vie du patient. La reconnaissance rapide des signes de détresse respiratoire et une intervention médicale immédiate sont essentielles pour prévenir des complications graves, voire mortelles.

Physiopathologie de la détresse respiratoire

Le système respiratoire a pour fonction principale d'oxygéner le sang et d'éliminer le dioxyde de carbone produit par le métabolisme cellulaire. La détresse respiratoire survient lorsque ce processus est perturbé, que ce soit par une obstruction des voies aériennes, une altération de la mécanique pulmonaire, une faiblesse des muscles respiratoires ou une dysrégulation du contrôle neurologique de la respiration.

Plusieurs mécanismes peuvent être à l'origine de cette perturbation :

1. **Obstruction des voies aériennes** : Un corps étranger, un œdème inflammatoire, une crise d'asthme sévère ou une réaction allergique peuvent obstruer partiellement ou totalement les voies respiratoires, entravant le passage de l'air.

2. **Altération de la diffusion alvéolo-capillaire** : Des maladies comme la pneumonie, l'œdème pulmonaire ou le syndrome de détresse respiratoire aiguë (SDRA) affectent les alvéoles, réduisant l'efficacité des échanges gazeux.

3. **Dysfonctionnement de la pompe ventilatoire** : Une faiblesse ou une paralysie des muscles respiratoires, comme dans le cas de maladies neuromusculaires (myasthénie grave, syndrome de Guillain-Barré), empêche une ventilation adéquate.

4. **Dépression du centre respiratoire** : Des substances comme les opioïdes, les sédatifs ou des lésions cérébrales peuvent inhiber le contrôle neurologique de la respiration.

Signes et symptômes de la détresse respiratoire

La reconnaissance précoce des signes de détresse respiratoire est cruciale pour une prise en charge efficace. Les manifestations cliniques incluent :

- **Dyspnée** : Sensation subjective de difficulté à respirer, souvent décrite comme un essoufflement ou une oppression thoracique.

- **Tachypnée** : Accélération de la fréquence respiratoire pour compenser le manque d'oxygène.

- **Utilisation des muscles accessoires** : Engagement des muscles du cou, des épaules et de l'abdomen pour faciliter la respiration.

- **Battement des ailes du nez** : Mouvement prononcé des narines à chaque inspiration, surtout chez les enfants.

- **Tirage intercostal et sus-sternal** : Enfoncement visible des espaces entre les côtes ou au-dessus du sternum lors de l'inspiration.

- **Cyanose** : Coloration bleutée des lèvres, des ongles ou de la peau, indiquant une hypoxémie sévère.

- **Agitation ou confusion** : L'hypoxie cérébrale peut provoquer des troubles de l'état mental.

- **Sueur froide** : Transpiration excessive liée au stress respiratoire.
- **Tachycardie** : Fréquence cardiaque élevée en réponse à l'hypoxémie.
- **Silence auscultatoire** : Absence de bruits respiratoires à l'auscultation, signe d'une obstruction ou d'un effondrement pulmonaire.

Causes de la détresse respiratoire

De nombreuses affections peuvent conduire à une détresse respiratoire :

1. **Infections respiratoires aiguës** :
   - *Pneumonie* : Infection des alvéoles pulmonaires par des bactéries, virus ou champignons.
   - *Bronchiolite* : Inflammation des bronchioles, fréquente chez les nourrissons.
   - *Épiglottite* : Inflammation de l'épiglotte pouvant obstruer les voies aériennes supérieures.

2. **Maladies obstructives des voies aériennes** :
   - *Asthme aigu grave* : Exacerbation sévère de l'asthme non contrôlée par les traitements habituels.
   - *BPCO décompensée* : Aggravation soudaine de la broncho-pneumopathie chronique obstructive.

3. **Traumatismes thoraciques** :
   - *Pneumothorax* : Accumulation d'air dans la cavité pleurale comprimant le poumon.
   - *Hémothorax* : Présence de sang dans la cavité pleurale.

4. **Embolie pulmonaire** :
    - Obstruction des artères pulmonaires par un caillot sanguin, réduisant la perfusion pulmonaire.

5. **Œdème pulmonaire cardiogénique** :
    - Accumulation de liquide dans les alvéoles due à une insuffisance cardiaque.

6. **Réactions allergiques sévères** :
    - *Anaphylaxie* : Réaction immunitaire intense provoquant un œdème des voies aériennes et une vasodilatation généralisée.

7. **Intoxications** :
    - *Monoxyde de carbone* : Gaz inodore qui se lie à l'hémoglobine, empêchant le transport de l'oxygène.
    - *Surdosage médicamenteux* : Dépression respiratoire induite par des substances comme les opioïdes.

8. **Maladies neuromusculaires** :
    - Affaiblissement des muscles respiratoires compromettant la ventilation, comme dans la sclérose latérale amyotrophique.

Diagnostic de la détresse respiratoire

Le diagnostic repose sur une évaluation clinique rapide et des examens complémentaires :

1. **Anamnèse** :

   o Interrogatoire sur les symptômes, les antécédents médicaux, les expositions récentes (allergènes, toxines), les traitements en cours.

2. **Examen physique** :

   o Observation des signes vitaux : fréquence respiratoire, fréquence cardiaque, pression artérielle, saturation en oxygène.
   o Auscultation pulmonaire : Recherche de bruits anormaux comme des sibilants (sifflements), des râles ou des crépitements.

3. **Oxymétrie de pouls** :

   o Mesure non invasive de la saturation en oxygène (SpO_2) pour évaluer l'hypoxémie.

4. **Gaz du sang artériel** :

   o Analyse précise de l'oxygénation, de la ventilation ($PaCO_2$) et de l'équilibre acido-basique.

5. **Radiographie thoracique** :

   o Visualisation des structures pulmonaires pour détecter des anomalies comme un pneumothorax, une pneumonie ou un œdème pulmonaire.

6. **Électrocardiogramme (ECG)** :

   o Détection d'anomalies cardiaques pouvant contribuer à la détresse respiratoire.

7. **Biologie sanguine** :

    o   Numération formule sanguine, marqueurs inflammatoires, D-dimères en cas de suspicion d'embolie pulmonaire.

8. **Imagerie avancée** :

    o   Scanner thoracique pour une évaluation détaillée des poumons et des structures environnantes.

Prise en charge de la détresse respiratoire

La détresse respiratoire est une urgence médicale qui nécessite une intervention immédiate :

1. **Assurer la perméabilité des voies aériennes** :

    o   Positionner le patient en position semi-assise pour faciliter la respiration.
    o   Éliminer tout obstacle (sécrétions, corps étranger) des voies respiratoires.

2. **Oxygénothérapie** :

    o   Administration d'oxygène à haut débit via un masque à haute concentration pour corriger l'hypoxémie.

3. **Ventilation assistée** :

    o   Ventilation non invasive (VNI) avec pression positive continue (CPAP) ou ventilation en pression positive à deux niveaux (BiPAP).
    o   Intubation trachéale et ventilation mécanique si la VNI est insuffisante ou contre-indiquée.

4. **Traitement spécifique de la cause** :

    o *Asthme ou BPCO* : Administration de bronchodilatateurs par nébulisation (salbutamol), corticostéroïdes systémiques.
    o *Œdème pulmonaire* : Diurétiques pour éliminer l'excès de liquide, vasodilatateurs pour réduire la précharge cardiaque.
    o *Embolie pulmonaire* : Anticoagulation avec de l'héparine, thrombolyse si nécessaire.
    o *Infections* : Antibiothérapie adaptée en cas de pneumonie bactérienne.
    o *Anaphylaxie* : Injection intramusculaire d'adrénaline, antihistaminiques, corticostéroïdes.

5. **Surveillance continue** :

    o Monitorage des signes vitaux, saturation en oxygène, rythme cardiaque.
    o Réalisation régulière de gaz du sang pour évaluer l'efficacité de la ventilation.

6. **Transfert en milieu spécialisé** :

    o Admission en unité de soins intensifs ou de réanimation pour une prise en charge avancée.

Prévention de la détresse respiratoire

1. **Gestion des maladies chroniques** :

    o Suivi médical régulier pour les patients atteints d'asthme, de BPCO ou d'insuffisance cardiaque.
    o Éducation thérapeutique pour améliorer l'observance des traitements et reconnaître les signes d'alerte.

2. **Vaccinations** :

    o   Vaccination antigrippale annuelle et vaccination antipneumococcique pour réduire le risque d'infections respiratoires graves.

3. **Éviction des facteurs déclenchants** :

    o   Éviter l'exposition aux allergènes connus, aux polluants atmosphériques et au tabagisme actif ou passif.

4. **Promotion d'un mode de vie sain** :

    o   Adoption d'une alimentation équilibrée, pratique régulière d'une activité physique adaptée.

5. **Formation des professionnels de santé** :

    o   Sensibilisation à la reconnaissance précoce des signes de détresse respiratoire et aux protocoles d'intervention d'urgence.

Impact psychologique et soutien au patient

La détresse respiratoire peut être une expérience traumatisante pour le patient, engendrant anxiété, peur ou stress post-traumatique. Il est important de :

- **Fournir un soutien psychologique** : Être à l'écoute, expliquer les procédures, rassurer le patient sur sa prise en charge.

- **Impliquer la famille** : Informer les proches, les associer aux soins si possible pour renforcer le soutien.

- **Planifier la réhabilitation** : Après la phase aiguë, envisager une rééducation respiratoire pour améliorer la fonction pulmonaire.

- Arrêt cardiorespiratoire

L'arrêt cardiorespiratoire est une situation d'extrême urgence médicale caractérisée par la cessation brutale et simultanée des fonctions cardiaques et respiratoires. Cette condition conduit rapidement à une privation d'oxygène dans l'organisme, entraînant des lésions irréversibles des organes vitaux, en particulier du cerveau, si aucune intervention n'est effectuée dans les minutes qui suivent. La prise en charge immédiate et adéquate de l'arrêt cardiorespiratoire est cruciale pour augmenter les chances de survie et limiter les séquelles neurologiques.

Physiopathologie de l'arrêt cardiorespiratoire

Le cœur et les poumons fonctionnent en étroite synergie pour assurer l'oxygénation des tissus. Le cœur pompe le sang oxygéné vers les organes, tandis que les poumons enrichissent le sang en oxygène et éliminent le dioxyde de carbone. Un arrêt cardiorespiratoire résulte de l'interruption de ces fonctions essentielles. Les causes peuvent être multiples, mais les mécanismes aboutissent généralement à une insuffisance circulatoire aiguë, empêchant l'apport d'oxygène aux cellules.

Causes de l'arrêt cardiorespiratoire

1. **Causes cardiaques** :
    - **Infarctus du myocarde** : L'occlusion d'une artère coronaire entraîne la nécrose du tissu cardiaque, pouvant provoquer des arythmies létales comme la fibrillation ventriculaire.
    - **Arythmies cardiaques** : Des troubles du rythme, tels que la tachycardie ventriculaire ou la bradycardie extrême, perturbent la capacité du cœur à pomper efficacement.
    - **Cardiomyopathies** : Des maladies du muscle cardiaque affaiblissent la fonction contractile du cœur.

2. **Causes respiratoires** :

    o **Obstruction des voies aériennes** : Étouffement par un corps étranger, œdème de Quincke.
    o **Hypoventilation** : Surdosage médicamenteux, intoxication aux opiacés.
    o **Maladies pulmonaires aiguës** : Pneumonie sévère, embolie pulmonaire massive.

3. **Causes neurologiques** :

    o **Accident vasculaire cérébral massif** : Peut perturber le contrôle neurologique de la respiration et du rythme cardiaque.
    o **Traumatisme crânien sévère** : Dommages au tronc cérébral affectant les centres de régulation vitale.

4. **Causes métaboliques et toxiques** :

    o **Hypoxie** : Manque d'oxygène dû à une asphyxie ou une intoxication au monoxyde de carbone.
    o **Déséquilibres électrolytiques** : Hyperkaliémie ou hypokaliémie sévères affectant l'activité cardiaque.
    o **Intoxications** : Substances cardiotoxiques, comme certains médicaments ou poisons.

5. **Causes externes** :

    o **Traumatismes** : Hémorragie massive, choc électrique.
    o **Noyade** : Asphyxie par submersion.

Signes cliniques de l'arrêt cardiorespiratoire

La reconnaissance rapide de l'arrêt cardiorespiratoire repose sur l'identification de trois signes majeurs :

1. **Perte de conscience** : Le patient ne répond pas aux stimulations verbales ou physiques.

2. **Absence de respiration** : Absence de mouvement thoracique, pas de souffle audible ou ressenti.

3. **Absence de pouls central** : Pas de pulsations carotidiennes ou fémorales palpables.

D'autres signes peuvent inclure une cyanose (coloration bleutée des lèvres et des extrémités), une mydriase (dilatation des pupilles) et une hypotonie musculaire.

Prise en charge de l'arrêt cardiorespiratoire

La prise en charge immédiate est cruciale et suit les protocoles de réanimation cardio-pulmonaire (RCP) établis par les sociétés savantes telles que l'European Resuscitation Council (ERC) ou l'American Heart Association (AHA).

1. **Sécurité de la scène** : S'assurer que l'environnement est sécurisé pour le sauveteur et le patient.

2. **Évaluation initiale** :
   - Vérifier la réactivité du patient en le stimulant.
   - Ouvrir les voies aériennes en basculant la tête et en soulevant le menton.
   - Évaluer la respiration et le pouls pendant pas plus de 10 secondes.

3. **Appel des secours** :
   - Si l'arrêt cardiorespiratoire est confirmé, appeler immédiatement les services d'urgence (numéro d'appel d'urgence approprié).

4. **Réanimation cardio-pulmonaire (RCP)** :

    o **Compressions thoraciques** : Placer les mains au centre du thorax, entre les deux mamelons, et effectuer des compressions à une profondeur de 5 à 6 cm, à une fréquence de 100 à 120 compressions par minute.
    o **Ventilations** : Après 30 compressions, administrer 2 insufflations en pinçant le nez et en insufflant de l'air dans la bouche du patient, en observant le soulèvement du thorax.
    o Continuer le cycle de 30 compressions pour 2 insufflations jusqu'à l'arrivée des secours ou la reprise des signes de vie.

5. **Utilisation du défibrillateur automatique externe (DAE)** :

    o Si disponible, allumer le DAE et suivre les instructions vocales.
    o Placer les électrodes sur la poitrine du patient comme indiqué.
    o S'assurer que personne ne touche le patient lors de l'analyse du rythme et de la délivrance du choc si recommandé.
    o Reprendre immédiatement la RCP après le choc, ou si aucun choc n'est conseillé.

Importance de la RCP précoce

Chaque minute sans RCP diminue les chances de survie de 7 à 10 %. Une intervention rapide par un témoin peut doubler, voire tripler les chances de survie. La RCP permet de maintenir une circulation sanguine minimale pour préserver les organes vitaux en attendant les soins avancés.

Soins avancés en réanimation

À l'arrivée des secours médicaux, des interventions supplémentaires sont réalisées :

- **Gestion des voies aériennes** : Intubation trachéale pour assurer une ventilation efficace.
- **Administration de médicaments** : Adrénaline, amiodarone ou autres selon les protocoles et le rythme cardiaque identifié.
- **Surveillance et diagnostic** : Monitorage cardiaque, gaz du sang, identification et traitement des causes réversibles (les "4 H et 4 T »).

Les "4 H et 4 T" : Causes réversibles de l'arrêt cardiorespiratoire

1. **Hypoxie**
2. **Hypovolémie**
3. **Hypo/hyperkaliémie et troubles métaboliques**
4. **Hypothermie**
5. **Tamponnade cardiaque**
6. **Toxiques**
7. **Thrombose pulmonaire (embolie pulmonaire)**
8. **Thrombose coronaire (infarctus du myocarde)**

L'identification rapide de ces causes permet de mettre en place des traitements spécifiques susceptibles de rétablir l'activité cardiaque.

Pronostic et facteurs influençant la survie

Le pronostic dépend de plusieurs facteurs :

- **Délai avant le début de la RCP** : Plus l'intervention est rapide, meilleures sont les chances de survie sans séquelles neurologiques.
- **Cause de l'arrêt** : Certaines causes ont un meilleur pronostic si elles sont rapidement corrigées.
- **Qualité de la RCP** : Des compressions thoraciques efficaces et continues sont essentielles.
- **Durée de l'arrêt** : Un arrêt prolongé sans circulation efficace réduit les chances de récupération neurologique.

Prévention de l'arrêt cardiorespiratoire

La prévention passe par la gestion des facteurs de risque cardiovasculaires et la reconnaissance des signes avant-coureurs :

- **Contrôle de l'hypertension artérielle**, du diabète et des dyslipidémies.
- **Arrêt du tabac** et limitation de la consommation d'alcool.
- **Alimentation équilibrée** et activité physique régulière.
- **Reconnaissance des symptômes de l'infarctus** : Douleur thoracique, essoufflement, sueurs froides.
- **Éducation du public** : Formation aux gestes de premiers secours et à l'utilisation du DAE.

Impact psychologique et social

Un arrêt cardiorespiratoire a un impact considérable sur le patient survivant et son entourage :

- **Rééducation** : Les survivants peuvent nécessiter une réadaptation cardiaque et neurologique.
- **Soutien psychologique** : Pour faire face à l'anxiété, la dépression ou le stress post-traumatique.

- **Implications familiales** : Les proches peuvent également avoir besoin de soutien pour gérer les conséquences émotionnelles.

Rôle des premiers témoins

La formation du grand public aux gestes de premiers secours est cruciale. Les témoins d'un arrêt cardiorespiratoire sont les premiers acteurs de la chaîne de survie :

- **Apprentissage de la RCP** : Des formations courtes et accessibles permettent d'apprendre les gestes qui sauvent.
- **Accès aux DAE** : La multiplication des DAE dans les lieux publics augmente les chances de défibrillation précoce.

Avancées technologiques et recherche

La médecine continue de progresser pour améliorer la prise en charge de l'arrêt cardiorespiratoire :

- **Dispositifs d'assistance circulatoire** : L'ECMO (oxygénation par membrane extracorporelle) peut être utilisée dans certains cas pour maintenir la circulation.
- **Algorithmes d'intelligence artificielle** : Pour améliorer la reconnaissance des arrêts cardiaques par les services d'urgence.
- **Recherche pharmacologique** : Développement de nouveaux médicaments pour optimiser la réanimation.

- Chutes et traumatismes

Les chutes et les traumatismes qui en résultent constituent un problème majeur de santé publique touchant des personnes de tous âges, bien que les enfants et les personnes âgées soient particulièrement vulnérables. Ces incidents peuvent entraîner des blessures allant de mineures à graves, voire être fatals. Comprendre les causes des chutes, identifier les facteurs de risque et mettre en place des mesures préventives sont essentiels pour réduire leur incidence et atténuer leurs conséquences sur la santé individuelle et collective.

Comprendre les chutes

Une chute est définie comme un événement au cours duquel une personne se retrouve involontairement au sol ou à un niveau inférieur à celui où elle se trouvait initialement. Les traumatismes résultant des chutes peuvent être physiques, psychologiques et sociaux. Les blessures physiques incluent des contusions, des fractures, des traumatismes crâniens et des lésions des tissus mous. Les conséquences psychologiques peuvent se manifester par une peur de retomber, entraînant une réduction de la mobilité et de l'indépendance. Sur le plan social, les chutes peuvent conduire à l'isolement et à une diminution de la qualité de vie.

Causes et facteurs de risque des chutes

Plusieurs facteurs, souvent interconnectés, augmentent le risque de chute :

1. **Facteurs individuels** :

    - **Âge avancé** : Le vieillissement s'accompagne d'une diminution de la force musculaire, de l'équilibre et de la coordination.
    - **Problèmes de santé** : Les maladies chroniques comme l'arthrite, la maladie de Parkinson, les troubles de la vision ou l'hypotension orthostatique augmentent le risque de chute.
    - **Médicaments** : Certains traitements, notamment les sédatifs, les antihypertenseurs ou les diurétiques, peuvent provoquer des étourdissements ou une baisse de la vigilance.
    - **Altérations cognitives** : Les troubles cognitifs ou la démence peuvent affecter le jugement et la capacité à évaluer les risques environnementaux.

2. **Facteurs environnementaux** :

    o **Obstacles domestiques** : Tapis glissants, câbles électriques au sol, éclairage insuffisant ou escaliers sans rampes augmentent le risque à domicile.
    o **Conditions extérieures** : Trottoirs inégaux, sols mouillés, neige ou verglas sont des facteurs de risque dans les espaces publics.
    o **Chaussures inadaptées** : Le port de chaussures inconfortables, glissantes ou à talons hauts augmente le risque de chute.

3. **Comportements à risque** :

    o **Activités dangereuses** : Monter sur des chaises instables pour atteindre des objets en hauteur.
    o **Consommation d'alcool ou de drogues** : L'altération de l'équilibre et de la coordination due à ces substances accroît le risque de chute.

Conséquences des chutes et des traumatismes

Les chutes peuvent entraîner diverses blessures, dont la gravité dépend de facteurs tels que la hauteur de la chute, la surface d'impact, la position du corps et l'état de santé de la personne :

- **Fractures osseuses** : Notamment des hanches, des poignets, des bras et des chevilles.
- **Traumatismes crâniens** : Allant de la commotion cérébrale à l'hémorragie intracrânienne.
- **Lésions des tissus mous** : Contusions, entorses, déchirures musculaires ou ligamentaires.
- **Décès** : Les chutes sont une cause majeure de mortalité accidentelle, surtout chez les personnes âgées.

Les conséquences psychologiques comprennent :

- **Peur de tomber** : Peut conduire à une limitation des activités, aggravant la faiblesse musculaire et augmentant le risque de nouvelles chutes.
- **Perte de confiance en soi** : Impact sur la qualité de vie et le bien-être émotionnel.

Prévention des chutes et des traumatismes

La prévention nécessite une approche multidimensionnelle, intégrant des interventions individuelles, environnementales et sociétales.

1. **Évaluation et gestion des risques individuels** :
   - **Examens médicaux réguliers** : Détection et traitement des problèmes de santé contribuant aux chutes.
   - **Révision des traitements médicamenteux** : Évaluation pour minimiser les effets secondaires liés aux chutes.
   - **Amélioration de la condition physique** :
     - **Exercices d'équilibre et de renforcement musculaire** : Programmes comme le tai-chi, la gymnastique douce ou la physiothérapie.
     - **Activité physique régulière** : Marche, natation ou vélo pour maintenir la mobilité et la force musculaire.

2. **Adaptation de l'environnement** :
   - **Sécurité à domicile** :
     - **Éclairage adéquat** : Installation de lumières suffisantes dans toutes les pièces et zones de passage.

- - **Élimination des obstacles** : Retrait des tapis glissants, rangement des objets au sol, sécurisation des câbles.
  - **Équipements d'assistance** : Barres d'appui dans la salle de bain, rampes dans les escaliers, sièges de douche antidérapants.
- **Sécurité dans les espaces publics** :
  - **Entretien des trottoirs et des voies piétonnes** : Réparation des surfaces inégales, déneigement, signalisation des zones dangereuses.

3. **Éducation et sensibilisation** :

   - **Programmes communautaires** : Ateliers sur la prévention des chutes, informations sur les risques et les mesures préventives.
   - **Formation des professionnels de santé** : Pour identifier les personnes à risque et proposer des interventions adaptées.
   - **Campagnes de sensibilisation** : Promotion de la sécurité domestique et des comportements préventifs.

4. **Utilisation d'aides techniques** :

   - **Aides à la marche** : Cannes, déambulateurs pour les personnes ayant des problèmes d'équilibre ou de mobilité.
   - **Chaussures appropriées** : Port de chaussures confortables, bien ajustées, avec des semelles antidérapantes.

Prise en charge des chutes et des traumatismes

En cas de chute, une intervention rapide et adaptée est essentielle pour limiter les complications :

1. **Évaluation initiale** :

    o **Assurer la sécurité** : Éviter de bouger la personne si une blessure grave est suspectée.
    o **Vérifier l'état de conscience** : Évaluer la respiration, le pouls, la réaction aux stimuli.
    o **Appeler les secours** : En cas de blessure grave, de perte de conscience ou de douleur intense.

2. **Premiers soins** :

    o **Contrôle des saignements** : Appliquer une pression sur les plaies ouvertes.
    o **Immobilisation** : Ne pas mobiliser un membre suspecté d'être fracturé; utiliser des attelles si formé pour le faire.
    o **Application de glace** : Sur les zones contusionnées pour réduire l'inflammation et la douleur.

3. **Suivi médical** :

    o **Consultation médicale** : Évaluer l'étendue des blessures, réaliser des examens complémentaires (radiographies, scanners).
    o **Rééducation** : Physiothérapie pour restaurer la mobilité, renforcer les muscles et prévenir de futures chutes.
    o **Soutien psychologique** : Accompagner la personne pour surmonter la peur de retomber.

Impact sociétal et économique des chutes

Les chutes ont un impact significatif sur le système de santé et la société :

- **Coûts médicaux élevés** : Hospitalisations, interventions chirurgicales, rééducation.

- **Perte d'autonomie** : Augmentation du besoin d'assistance à domicile ou d'admission en établissement spécialisé.
- **Charge pour les aidants** : Stress et épuisement des proches prenant en charge les personnes ayant subi une chute.

Premiers Secours et Gestes d'Urgence

- Réanimation cardio-pulmonaire (RCP)

La réanimation cardio-pulmonaire (RCP) est une technique d'urgence vitale destinée à maintenir la circulation sanguine et l'oxygénation des organes en cas d'arrêt cardiaque. Elle consiste en une série de manœuvres visant à remplacer temporairement l'action du cœur et des poumons jusqu'à ce que les fonctions vitales puissent être rétablies, soit spontanément, soit grâce à une intervention médicale avancée. La RCP est une compétence essentielle que tout le monde devrait maîtriser, car une intervention rapide peut doubler, voire tripler les chances de survie d'une victime en arrêt cardiaque.

Importance de la RCP

Chaque année, des milliers de personnes sont victimes d'un arrêt cardiaque soudain, que ce soit à domicile, au travail ou dans des lieux publics. L'arrêt cardiaque est une situation critique où le cœur cesse de pomper le sang, privant ainsi le cerveau et les organes vitaux d'oxygène. Sans intervention immédiate, des lésions cérébrales irréversibles peuvent survenir en quelques minutes, conduisant rapidement à la mort. La RCP permet de maintenir un flux sanguin minimal vers le cerveau et le cœur, prolongeant ainsi la fenêtre de survie jusqu'à l'arrivée des secours médicaux.

Les signes d'un arrêt cardiaque

Pour réagir efficacement, il est crucial de reconnaître rapidement les signes d'un arrêt cardiaque :

- **Perte de conscience** : La victime ne réagit pas lorsqu'on lui parle ou qu'on la stimule.
- **Absence de respiration** : La poitrine ne se soulève pas, aucun souffle n'est ressenti.
- **Absence de pouls** : Aucun battement cardiaque perceptible au niveau des grandes artères (carotides ou fémorales).

Les étapes de la RCP

La RCP suit un enchaînement précis d'actions, souvent résumé par le schéma A-B-C (Airway, Breathing, Circulation) :

1. **Sécurité de la scène**
   Avant toute chose, assurez-vous que l'environnement est sécurisé pour vous et la victime. Éliminez les dangers potentiels tels que la circulation routière, les incendies ou les risques électriques.

2. **Évaluation de la conscience**
   Approchez-vous de la victime, secouez doucement ses épaules et demandez à voix haute : "Est-ce que vous m'entendez ?". Si elle ne répond pas, considérez qu'elle est inconsciente.

3. **Appel à l'aide**
   Criez pour attirer l'attention des personnes à proximité. Demandez spécifiquement à quelqu'un d'appeler les services d'urgence (le 15 en France pour le SAMU) et, si possible, de rapporter un défibrillateur automatique externe (DAE).

4. **Ouverture des voies aériennes**
   Allongez la victime sur le dos sur une surface plane et

dure. Inclinez sa tête en arrière en soulevant le menton avec deux doigts (manœuvre "front-menton") pour dégager les voies respiratoires.

5. **Vérification de la respiration**
   Approchez votre joue de la bouche de la victime, regardez si la poitrine se soulève, écoutez et sentez un éventuel souffle pendant au moins 5 secondes, mais pas plus de 10 secondes. Si la victime ne respire pas ou respire anormalement (gasping), commencez immédiatement la RCP.

6. **Compressions thoraciques**
   - **Positionnement des mains** : Placez la paume d'une main au centre de la poitrine, sur le sternum, entre les deux mamelons. Placez l'autre main par-dessus, en entrelaçant les doigts.
   - **Technique** : Gardez les bras tendus, les épaules alignées au-dessus des mains, et utilisez le poids de votre corps pour effectuer les compressions.
   - **Profondeur et rythme** : Appuyez fortement pour enfoncer le sternum d'environ 5 à 6 centimètres à chaque compression. Effectuez les compressions à un rythme de 100 à 120 par minute.
   - **Relâchement** : Laissez la poitrine revenir à sa position initiale entre chaque compression, sans retirer les mains.

7. **Ventilations**
   - **Après 30 compressions**, effectuez 2 insufflations :
     - **Pincez le nez** de la victime pour empêcher l'air de s'échapper.
     - **Prenez une inspiration normale** et scellez vos lèvres autour de sa bouche.

- **Insufflez lentement de l'air** pendant environ 1 seconde, en vérifiant que la poitrine se soulève.
- **Reprenez une inspiration** et répétez une deuxième insufflation.
  - **Note** : Si vous n'êtes pas formé aux insufflations ou si vous êtes mal à l'aise pour les réaliser, il est acceptable de pratiquer uniquement les compressions thoraciques (RCP "mains seules").

8. **Poursuite de la RCP**

   Continuez le cycle de 30 compressions pour 2 insufflations sans interruption jusqu'à :

   - L'arrivée des secours professionnels.
   - L'apparition de signes de reprise de la respiration normale.
   - L'épuisement du sauveteur.

9. **Utilisation du défibrillateur automatique externe (DAE)**

   - **Mise en place** : Dès qu'un DAE est disponible, allumez-le et suivez les instructions vocales.
   - **Placement des électrodes** : Appliquez les électrodes sur la poitrine nue de la victime, une sous la clavicule droite, l'autre sous le sein gauche, sur le flanc.
   - **Analyse du rythme** : Le DAE analysera le rythme cardiaque et déterminera si un choc est nécessaire.
   - **Administration du choc** : Si le DAE recommande un choc, assurez-vous que personne ne touche la victime et appuyez sur le bouton de choc.
   - **Reprise de la RCP** : Après le choc, reprenez immédiatement les compressions thoraciques.

Aspects particuliers chez les enfants et les nourrissons

Les techniques de RCP chez les enfants (1 an à la puberté) et les nourrissons (moins de 1 an) présentent quelques différences :

- **Compressions thoraciques** :
    - **Enfants** : Utilisez une ou deux mains selon la taille de l'enfant, en appuyant au centre de la poitrine pour enfoncer le sternum d'environ un tiers de la profondeur thoracique.
    - **Nourrissons** : Utilisez deux doigts (index et majeur) au centre de la poitrine, sous la ligne des mamelons, et compressez d'un tiers de la profondeur thoracique.

- **Ventilations** :
    - Effectuez 5 insufflations initiales avant de commencer les compressions.
    - Couvrez la bouche et le nez du nourrisson avec votre bouche pour les insufflations.

Importance de la formation à la RCP

Bien que des instructions puissent être suivies en situation d'urgence, il est vivement recommandé de suivre une formation pratique à la RCP. Ces formations, souvent proposées par des associations de secourisme, permettent d'acquérir les gestes corrects, de pratiquer sur des mannequins et de gagner en confiance pour agir efficacement en cas d'urgence réelle.

Les obstacles à l'intervention et comment les surmonter

- **Peur de mal faire** : Il est préférable de tenter quelque chose plutôt que de ne rien faire. Une RCP, même imparfaite, augmente les chances de survie.

- **Risque juridique** : Les lois protègent généralement les citoyens qui agissent de bonne foi pour aider une personne en danger.
- **Appréhension face aux insufflations** : En cas de réticence, privilégiez les compressions thoraciques continues.

La chaîne de survie

La réussite de la prise en charge d'un arrêt cardiaque repose sur une succession d'actions coordonnées, connue sous le nom de "chaîne de survie" :

1. **Reconnaissance précoce et appel des secours** : Identifier l'arrêt cardiaque et alerter rapidement les services d'urgence.
2. **Début immédiat de la RCP** : Fournir des compressions thoraciques de qualité pour maintenir la circulation sanguine.
3. **Défibrillation rapide** : Utiliser un DAE dès que possible pour rétablir un rythme cardiaque normal.
4. **Soins avancés** : Administration de soins médicaux spécialisés par les professionnels de santé.
5. **Réanimation post-arrêt cardiaque** : Prise en charge en milieu hospitalier pour traiter les causes sous-jacentes et prévenir les complications.

Prévention des arrêts cardiaques

- **Adoption d'un mode de vie sain** : Activité physique régulière, alimentation équilibrée, arrêt du tabac.
- **Contrôle des facteurs de risque** : Surveillance de la tension artérielle, du cholestérol, du diabète.
- **Éducation du public** : Sensibilisation aux signes avant-coureurs de l'infarctus du myocarde et de l'accident vasculaire cérébral.

- **Accès aux défibrillateurs** : Installation de DAE dans les lieux publics et formation de la population à leur utilisation.

- Position latérale de sécurité (PLS)

La position latérale de sécurité (PLS) est une technique de premiers secours essentielle qui consiste à placer une personne inconsciente mais respirant spontanément sur le côté, afin de maintenir ses voies respiratoires dégagées et prévenir les risques d'asphyxie. Cette manœuvre simple peut sauver des vies en évitant que la langue ou des liquides tels que le sang, la salive ou le vomi n'obstruent les voies aériennes. Comprendre quand et comment appliquer la PLS est fondamental pour toute personne amenée à porter secours en situation d'urgence.

Importance de la PLS dans les premiers secours

Lorsqu'une personne perd connaissance, le tonus musculaire diminue considérablement. La langue, muscle souple, peut alors retomber vers l'arrière de la gorge et obstruer les voies respiratoires, empêchant l'air de circuler librement vers les poumons. De plus, en position allongée sur le dos, il existe un risque accru d'inhalation de liquides corporels, ce qui peut entraîner une asphyxie ou une pneumonie par aspiration. La PLS permet de pallier ces risques en positionnant la victime de manière à maintenir les voies aériennes ouvertes et à faciliter l'écoulement des liquides vers l'extérieur.

Quand utiliser la position latérale de sécurité

La PLS doit être appliquée dans les situations suivantes :

- La victime est inconsciente mais respire normalement.
- Il n'y a pas de suspicion de traumatisme de la colonne vertébrale, en particulier cervicale.
- En attendant l'arrivée des services médicaux d'urgence, après avoir alerté les secours.

Il est crucial de toujours évaluer l'état de conscience et la respiration de la personne avant d'intervenir. Si la victime ne respire pas ou présente une respiration anormale (gasping), il est nécessaire de débuter immédiatement une réanimation cardio-pulmonaire (RCP) plutôt que de la placer en PLS.

Étapes pour réaliser la position latérale de sécurité

La mise en place de la PLS doit être effectuée avec soin pour éviter d'aggraver d'éventuelles blessures. Voici les étapes détaillées pour positionner correctement une personne en PLS :

1. **Assurer la sécurité de la scène**
   Avant d'approcher la victime, vérifiez que l'environnement est sûr pour vous et pour elle. Éliminez les dangers potentiels tels que la circulation, les incendies ou les objets dangereux.

2. **Évaluer l'état de conscience**
   Approchez-vous de la victime, parlez-lui fort et clairement : "Est-ce que vous m'entendez ? Ouvrez les yeux !" Si elle ne répond pas, secouez-lui légèrement les épaules pour stimuler une réaction. L'absence de réponse indique une perte de conscience.

3. **Vérifier la respiration**
   Ouvrez délicatement les voies respiratoires en basculant légèrement la tête en arrière et en soulevant le menton. Approchez votre oreille de sa bouche et regardez vers sa poitrine pendant au moins 10 secondes pour :

   - **Voir** si le thorax se soulève.
   - **Entendre** un souffle.
   - **Sentir** l'air sur votre joue.

4. Si la respiration est normale, vous pouvez procéder à la PLS. Sinon, appelez immédiatement les secours et commencez la RCP.

5. **Appeler les secours**
   Demandez à quelqu'un d'appeler les services d'urgence (le 15 pour le SAMU en France, le 112 pour le numéro d'urgence européen) ou faites-le vous-même si vous êtes seul. Donnez des informations précises sur le lieu et l'état de la victime.

6. **Préparer la victime pour la PLS**
   - **Retirez les lunettes** si elle en porte.
   - **Vérifiez les poches** pour retirer tout objet pouvant causer une gêne lors du positionnement.

7. **Positionner le bras le plus proche**
   - Placez le bras de la victime situé de votre côté à angle droit par rapport à son corps, coude plié, paume de la main vers le haut.

8. **Préparer l'autre bras**
   - Prenez le bras opposé de la victime et placez-le sur sa poitrine, en posant le dos de sa main contre sa joue opposée (la plus proche de vous).

9. **Fléchir la jambe opposée**
   - Attrapez la jambe opposée (la plus éloignée de vous) juste au-dessus du genou et pliez-la, pied à plat sur le sol, en maintenant le pied en contact avec le sol.

10. **Faire rouler la victime sur le côté**
    - En maintenant la main de la victime contre sa joue, tirez doucement sur la jambe fléchie pour faire pivoter le corps vers vous, jusqu'à ce qu'elle soit sur le côté.

11. **Ajuster la position**

    o   Ajustez la jambe supérieure de manière à ce que la hanche et le genou soient à angle droit. Cela assure la stabilité de la position.
    o   Inclinez légèrement la tête vers l'arrière pour maintenir les voies respiratoires ouvertes.
    o   Ouvrez la bouche de la victime pour permettre l'écoulement des liquides.
    o   Vérifiez que la main sous la joue maintient la tête en position neutre.

12. **Surveillance continue**

    o   Restez auprès de la victime jusqu'à l'arrivée des secours.
    o   Vérifiez régulièrement la respiration en observant le mouvement de la poitrine.
    o   Si la victime doit rester en PLS pendant une période prolongée, tournez-la sur l'autre côté toutes les 30 minutes pour éviter les points de pression.

Précautions particulières

- **Suspicion de traumatisme cervical ou rachidien** : Si vous suspectez une blessure à la colonne vertébrale (par exemple, après un accident de la route ou une chute de hauteur), il est préférable de ne pas déplacer la victime pour éviter d'aggraver une lésion médullaire. Toutefois, si la personne vomit ou a des difficultés respiratoires, il peut être nécessaire de la placer en PLS avec une extrême précaution.

- **Femmes enceintes** : Si la victime est enceinte de plus de 6 mois, il est recommandé de la placer sur le côté gauche pour éviter la compression de la veine cave inférieure par l'utérus, ce qui pourrait compromettre le retour veineux vers le cœur.

Importance de la formation aux premiers secours

Bien que la PLS soit une technique relativement simple, une formation pratique aux premiers secours est fortement recommandée pour acquérir les compétences nécessaires et réagir efficacement en situation d'urgence. Les formations, dispensées par des organismes agréés, permettent d'apprendre à :

- Évaluer correctement l'état d'une victime.
- Appliquer les gestes appropriés en fonction de la situation.
- Utiliser un défibrillateur automatique externe (DAE).
- Gérer le stress et communiquer efficacement avec les services d'urgence.

- Utilisation du défibrillateur automatisé externe (DAE)

Le défibrillateur automatisé externe (DAE) est un dispositif médical portable conçu pour analyser le rythme cardiaque d'une personne en arrêt cardiaque soudain et, si nécessaire, délivrer un choc électrique pour rétablir un rythme cardiaque normal. L'utilisation rapide et adéquate d'un DAE, combinée à une réanimation cardio-pulmonaire (RCP) de qualité, augmente significativement les chances de survie de la victime. Comprendre le fonctionnement du DAE et savoir l'utiliser est essentiel pour toute personne, car l'arrêt cardiaque peut survenir n'importe où et à tout moment.

Comprendre l'arrêt cardiaque soudain

L'arrêt cardiaque soudain est une condition médicale critique dans laquelle le cœur cesse brutalement de pomper le sang, entraînant une perte de conscience et l'absence de respiration normale. Les causes les plus fréquentes sont des anomalies du rythme cardiaque, notamment la fibrillation ventriculaire, où les impulsions électriques du cœur deviennent chaotiques. Sans intervention immédiate, l'arrêt cardiaque conduit rapidement à des lésions cérébrales irréversibles et au décès.

Importance du défibrillateur automatisé externe

Le DAE joue un rôle crucial dans la chaîne de survie. Il permet à des personnes non médicales d'intervenir rapidement en cas d'arrêt cardiaque. Chaque minute écoulée sans défibrillation réduit les chances de survie de 7 à 10 %. Ainsi, une intervention précoce avec un DAE peut doubler, voire tripler les chances de survie.

Fonctionnement du DAE

Le DAE est conçu pour être simple d'utilisation. Il comporte généralement :

- **Un bouton d'allumage** : Pour mettre l'appareil en marche.
- **Des électrodes adhésives** : À placer sur la poitrine nue de la victime.
- **Des instructions vocales et visuelles** : Pour guider l'utilisateur tout au long du processus.

Le DAE analyse automatiquement le rythme cardiaque de la victime et détermine si un choc est nécessaire. Il ne délivre un choc que si c'est indiqué, évitant ainsi tout risque de mauvaise utilisation.

Étapes pour utiliser un DAE

1. **Assurer la sécurité de la scène**
   Avant d'intervenir, vérifiez que l'environnement est sûr pour vous et la victime. Éliminez les dangers potentiels tels que les sources d'eau, les risques électriques ou la circulation routière.

2. **Vérifier l'état de la victime**
   - **Évaluation de la conscience** : Secouez doucement les épaules de la personne et demandez à voix haute : "Est-ce que vous m'entendez ?"
   - **Vérification de la respiration** : Si la victime ne répond pas, ouvrez ses voies aériennes en basculant la tête en arrière et en soulevant le

menton. Regardez, écoutez et sentez si elle respire normalement pendant au moins 5 secondes, mais pas plus de 10.

3. **Appeler les secours**

    - **Demandez à quelqu'un d'appeler les services d'urgence** (le 15 pour le SAMU en France, le 112 pour le numéro d'urgence européen) et de rapporter un DAE si disponible.
    - Si vous êtes seul, appelez vous-même les secours avant de commencer la réanimation.

4. **Commencer la réanimation cardio-pulmonaire (RCP)**

    - **Compressions thoraciques** : Placez vos mains au centre de la poitrine de la victime et commencez les compressions à un rythme de 100 à 120 compressions par minute.
    - **Alternance avec les insufflations** : Si vous êtes formé, après 30 compressions, administrez 2 insufflations.

5. **Allumer le DAE dès qu'il est disponible**

    - **Mise en marche** : Appuyez sur le bouton d'allumage de l'appareil.
    - **Suivre les instructions** : Le DAE vous guidera vocalement et/ou visuellement.

6. **Préparer la victime pour la défibrillation**

    - **Exposer la poitrine** : Ouvrez ou retirez les vêtements pour accéder à la peau nue.
    - **Assécher la peau si nécessaire** : Si la poitrine est mouillée, séchez-la rapidement pour assurer une bonne adhérence des électrodes.

- **Raser si possible** : Si la pilosité est excessive et qu'un rasoir est fourni, rasez rapidement la zone où les électrodes seront placées.

7. **Placer les électrodes**

    - **Électrode 1** : Placez-la sous la clavicule droite de la victime, juste en dessous de la clavicule.
    - **Électrode 2** : Placez-la sur le côté gauche du thorax, sous l'aisselle gauche, quelques centimètres sous le mamelon.

8. **Analyser le rythme cardiaque**

    - **Assurez-vous que personne ne touche la victime** pendant l'analyse.
    - **Le DAE analysera automatiquement** le rythme cardiaque et déterminera si un choc est nécessaire.

9. **Délivrance du choc**

    - **Si le DAE recommande un choc :**
        - **Vérifiez une nouvelle fois que personne ne touche la victime**.
        - **Appuyez sur le bouton de choc** si le DAE n'est pas entièrement automatique.
        - Certains DAE délivrent le choc automatiquement après un compte à rebours.

10. **Reprendre la RCP**

    - **Immédiatement après le choc**, reprenez les compressions thoraciques.
    - **Suivez les instructions du DAE**, qui peut vous indiquer de continuer la RCP pendant deux minutes avant une nouvelle analyse.

11. **Poursuivre jusqu'à l'arrivée des secours**

    o **Continuez les cycles de RCP et de défibrillation** selon les indications du DAE.
    o **Ne cessez les manœuvres que si** :
        - La victime reprend une respiration normale et montre des signes de vie.
        - Les secours professionnels prennent le relais.
        - Vous êtes épuisé et dans l'incapacité de continuer.

Précautions lors de l'utilisation du DAE

- **Environnement humide** : Évitez d'utiliser le DAE si la victime est immergée dans l'eau. Déplacez-la vers un endroit sec si possible.
- **Surface métallique** : Si la victime est sur une surface métallique, assurez-vous que les électrodes ne sont pas en contact avec le métal pour éviter les risques électriques.
- **Présence de stimulateur cardiaque** : Si la victime a un stimulateur cardiaque visible (petite bosse sous la peau), placez les électrodes à au moins quelques centimètres de celui-ci.

Mythes et réalités sur le DAE

- **"Je peux faire du mal à la victime"** : Le DAE est conçu pour être sûr. Il n'administrera un choc que si c'est nécessaire.
- **"Je peux être électrocuté"** : En suivant les précautions (ne pas toucher la victime pendant le choc), le risque est minime.
- **"Je ne suis pas formé, je ne peux pas l'utiliser"** : Les DAE sont destinés au grand public. Les instructions vocales vous guident pas à pas.

Importance de la formation

Bien que les DAE soient faciles à utiliser, suivre une formation aux premiers secours et à l'utilisation du DAE est fortement recommandé. Cela vous permettra :

- **D'agir avec confiance** en situation d'urgence.
- **De pratiquer les techniques de RCP** pour assurer des compressions efficaces.
- **D'apprendre à reconnaître les signes** d'un arrêt cardiaque et d'autres urgences médicales.

Déploiement des DAE dans les lieux publics

De nombreux pays ont mis en place des programmes pour installer des DAE dans les lieux publics tels que :

- Les aéroports
- Les centres commerciaux
- Les gares
- Les stades
- Les entreprises

La présence de DAE accessibles au public est essentielle pour permettre une intervention rapide.

Rôle des services d'urgence

Lorsque vous appelez les services d'urgence :

- **Indiquez clairement votre localisation**.
- **Informez-les que vous êtes avec une victime en arrêt cardiaque** et que vous utilisez un DAE.
- **Suivez les instructions** qu'ils peuvent vous donner au téléphone.

Après l'utilisation du DAE

- **Laissez les électrodes en place** : Les secouristes professionnels peuvent avoir besoin de poursuivre la défibrillation.
- **Informez les secours** de tout ce que vous avez fait : nombre de chocs délivrés, temps écoulé, observations.

Impact psychologique

Intervenir en situation d'urgence peut être éprouvant. Après l'incident :

- **Prenez soin de vous** : Parlez de votre expérience avec des proches ou des professionnels si nécessaire.
- **Sachez que votre intervention a fait une différence** : Quelle que soit l'issue, votre action est précieuse.

Procédures d'Alerte et de Signalement

- Communication rapide avec l'équipe médicale

La communication rapide et efficace avec l'équipe médicale est un élément crucial pour assurer la qualité des soins aux patients. Dans un environnement de santé où chaque seconde compte, la transmission précise et opportune des informations peut faire la différence entre la vie et la mort. Cette communication ne se limite pas à l'échange d'informations cliniques, elle englobe également la coordination des efforts, la prise de décisions partagées et la création d'un environnement collaboratif propice à l'excellence des soins.

Importance de la communication rapide

La rapidité de la communication est essentielle pour plusieurs raisons :

1. **Réactivité face aux urgences** : Dans des situations critiques telles que les arrêts cardiaques, les détresses respiratoires ou les hémorragies majeures, une communication immédiate permet de mobiliser rapidement les ressources nécessaires et d'initier les interventions appropriées.

2. **Prévention des erreurs médicales** : Les erreurs de communication sont une cause majeure d'événements indésirables. Une transmission rapide et claire des informations réduit le risque de malentendus, de duplications ou d'omissions dans les soins.

3. **Coordination multidisciplinaire** : Les soins aux patients impliquent souvent plusieurs professionnels de santé. Une communication fluide entre médecins, infirmières, pharmaciens et autres intervenants garantit une prise en charge cohérente et efficace.

4. **Adaptation aux changements cliniques** : L'état d'un patient peut évoluer rapidement. Informer promptement l'équipe médicale des changements permet d'ajuster le plan de soins en conséquence.

Principes d'une communication efficace

Pour que la communication soit non seulement rapide mais aussi efficace, certains principes fondamentaux doivent être respectés :

1. **Clarté** : Les messages doivent être précis, concis et sans ambiguïté. L'utilisation d'un langage commun et l'évitement du jargon inutile facilitent la compréhension.

2. **Pertinence** : Transmettre les informations essentielles pertinentes pour la situation clinique. Éviter les détails superflus qui peuvent diluer le message principal.

3. **Structure** : Organiser les informations de manière logique. Des outils comme le protocole SBAR (Situation,

Background, Assessment, Recommendation) peuvent aider à structurer la communication.

4. **Assertivité** : Exprimer clairement ses observations, préoccupations et recommandations, tout en respectant les opinions des autres membres de l'équipe.

5. **Écoute active** : Prêter attention aux réponses et aux préoccupations de l'interlocuteur, en encourageant le dialogue et les questions pour clarifier les points obscurs.

Méthodes et outils pour une communication rapide

Plusieurs méthodes et outils peuvent faciliter la communication rapide avec l'équipe médicale :

1. **Technologies de l'information et de la communication (TIC)** :

    o **Systèmes de messagerie instantanée sécurisés** : Permettent d'envoyer rapidement des messages aux membres de l'équipe, tout en respectant la confidentialité des données médicales.
    o **Applications mobiles** : Offrent un accès en temps réel aux dossiers médicaux électroniques, aux résultats de laboratoire et aux images médicales.
    o **Alertes et notifications** : Systèmes d'alarme intégrés qui avertissent instantanément les soignants des changements critiques dans l'état du patient.

2. **Réunions d'équipe brèves et régulières** :

    o **Briefings** : Courts échanges en début de service pour partager les informations clés et les priorités du jour.
    o **Débriefings** : Discussions après un événement critique pour analyser les actions, identifier les points à améliorer et renforcer la collaboration.

3. **Protocoles de communication standardisés** :

    o **SBAR** : Facilite la transmission structurée des informations lors des passages de relais ou des consultations interprofessionnelles.
    o **Check-lists** : Assurent que toutes les informations importantes sont communiquées et que les procédures essentielles sont suivies.

4. **Tableaux de bord visuels** :

    o **Panneaux d'information** : Affichent les données clés sur les patients, les tâches à accomplir et les responsabilités de chacun.
    o **Indicateurs de performance** : Suivent les progrès et mettent en évidence les domaines nécessitant une attention particulière.

Défis de la communication rapide

Malgré les avantages, plusieurs défis peuvent entraver la communication rapide :

1. **Surcharge d'informations** : Le volume élevé de données peut submerger les soignants, rendant difficile l'identification des informations cruciales.

2. **Barrières technologiques** : Les dysfonctionnements des systèmes informatiques ou l'absence de compatibilité entre les plateformes peuvent ralentir la communication.

3. **Résistance au changement** : Certains professionnels peuvent être réticents à adopter de nouvelles méthodes ou technologies de communication.

4. **Contraintes temporelles** : Les urgences et la charge de travail peuvent limiter le temps disponible pour une communication efficace.

Stratégies pour surmonter les défis

1. **Formation et éducation** :

    o **Ateliers de communication** : Développer les compétences en communication interpersonnelle et l'utilisation des outils technologiques.
    o **Sensibilisation aux protocoles** : Former le personnel aux méthodes standardisées comme le SBAR.

2. **Amélioration des systèmes technologiques** :

    o **Investissement dans des infrastructures fiables** : Assurer la maintenance régulière des systèmes et la mise à jour des logiciels.
    o **Intégration des systèmes** : Favoriser l'interopérabilité entre les différentes plateformes pour une communication sans faille.

3. **Promotion d'une culture collaborative** :

    o **Leadership participatif** : Encourager les cadres à modéliser une communication ouverte et à valoriser les contributions de chaque membre de l'équipe.
    o **Reconnaissance des efforts** : Célébrer les succès et les améliorations résultant d'une communication efficace.

4. **Gestion du temps** :

    o **Priorisation des tâches** : Identifier les activités essentielles qui nécessitent une communication immédiate.
    o **Allocation de ressources** : Déléguer certaines responsabilités pour permettre aux soignants de se concentrer sur les communications critiques.

Impact de la communication rapide sur les soins aux patients

Une communication rapide et efficace a des retombées positives directes sur la qualité des soins :

1. **Amélioration de la sécurité des patients** : Réduction des erreurs médicamenteuses, des retards dans les traitements et des complications évitables.

2. **Optimisation des résultats cliniques** : Intervention plus précoce face aux détériorations cliniques, conduisant à de meilleurs pronostics.

3. **Satisfaction des patients et des familles** : Une équipe coordonnée et réactive renforce la confiance des patients dans le système de soins.

4. **Efficacité opérationnelle** : Une communication fluide améliore la gestion des ressources, réduit les redondances et accélère les processus décisionnels.

Le rôle de la technologie dans la facilitation de la communication

Les avancées technologiques offrent de nouvelles opportunités pour améliorer la communication :

1. **Dossiers médicaux électroniques (DME)** : Centralisent les informations sur les patients, accessibles en temps réel par tous les membres de l'équipe.

2. **Télécommunication et télémédecine** : Permettent des consultations à distance, des avis d'experts rapides et le suivi des patients hors des établissements de santé.

3. **Intelligence artificielle et alertes prédictives** : Analysent les données pour anticiper les complications potentielles et avertir l'équipe médicale en amont.

- Documentation des incidents

La documentation des incidents est un élément essentiel dans la gestion efficace des organisations, notamment dans les secteurs où la sécurité, la qualité et la conformité sont primordiales. Elle consiste à enregistrer de manière détaillée tous les événements indésirables, les accidents, les quasi-accidents ou les dysfonctionnements qui se produisent au sein d'une structure. Cette pratique vise à analyser ces incidents pour en comprendre les causes profondes, en tirer des leçons et mettre en place des mesures correctives pour éviter leur répétition. Une documentation rigoureuse des incidents contribue non seulement à améliorer la sécurité et la performance, mais aussi à renforcer la culture de transparence et de responsabilité au sein de l'organisation.

Importance de la documentation des incidents

1. **Amélioration continue** : La documentation permet d'identifier les faiblesses et les vulnérabilités dans les processus opérationnels. En analysant les incidents, les organisations peuvent mettre en œuvre des améliorations ciblées pour renforcer leurs systèmes et procédures.

2. **Prévention des incidents futurs** : En comprenant les causes sous-jacentes des incidents, il est possible de développer des stratégies préventives. Cela réduit non seulement les risques pour la sécurité, mais aussi les coûts associés aux interruptions d'activité et aux réparations.

3. **Conformité réglementaire** : De nombreux secteurs sont soumis à des réglementations strictes qui exigent la tenue de registres détaillés des incidents. Une documentation adéquate est essentielle pour démontrer la conformité aux normes légales et industrielles.

4. **Responsabilisation et transparence** : La documentation encourage une culture où les employés sont incités à signaler les incidents sans crainte de répercussions

négatives. Cela favorise une communication ouverte et une prise de conscience collective des enjeux de sécurité et de qualité.

5. **Formation et sensibilisation** : Les rapports d'incidents peuvent servir d'outils pédagogiques pour former le personnel aux bonnes pratiques et aux leçons apprises, renforçant ainsi les compétences et la vigilance de l'équipe.

Éléments clés d'une documentation efficace

1. **Collecte d'informations détaillées**

   - **Date, heure et lieu** : Indiquer précisément quand et où l'incident s'est produit.
   - **Description de l'incident** : Fournir un récit clair et factuel de ce qui s'est passé, sans interprétation subjective.
   - **Personnes impliquées** : Nommer les individus affectés ou témoins, tout en respectant les règles de confidentialité.
   - **Conditions environnantes** : Noter les circonstances spécifiques, comme les conditions météorologiques, l'état des équipements ou le contexte opérationnel.
   - **Conséquences immédiates** : Décrire les impacts directs, tels que les blessures, les dommages matériels ou les interruptions de service.

2. **Analyse des causes**

   - **Identification des causes immédiates** : Déterminer les facteurs qui ont conduit directement à l'incident.
   - **Examen des causes profondes** : Explorer les raisons sous-jacentes, telles que les lacunes dans

les procédures, la formation insuffisante ou les problèmes organisationnels.
- **Utilisation de méthodes d'analyse** : Appliquer des outils comme le diagramme d'Ishikawa (cause à effet) ou la méthode des "5 pourquoi" pour approfondir l'analyse.

3. **Actions correctives et préventives**

   - **Planification des mesures** : Établir des actions spécifiques pour remédier aux causes identifiées.
   - **Responsabilités assignées** : Désigner les personnes ou les équipes chargées de mettre en œuvre les mesures.
   - **Délais d'exécution** : Fixer des échéances réalistes pour la réalisation des actions.
   - **Suivi et évaluation** : Mettre en place des indicateurs pour mesurer l'efficacité des mesures et ajuster si nécessaire.

4. **Documentation structurée et accessible**

   - **Utilisation de formulaires standardisés** : Faciliter la cohérence et la comparabilité des rapports.
   - **Stockage sécurisé** : Assurer la conservation des documents dans un système fiable et protégé.
   - **Accessibilité contrôlée** : Permettre l'accès aux informations aux personnes autorisées tout en protégeant la confidentialité.

5. **Communication et retour d'information**

   - **Partage des leçons apprises** : Diffuser les informations pertinentes aux équipes concernées pour prévenir de futurs incidents.
   - **Feedback des employés** : Encourager les suggestions et les commentaires pour améliorer les

processus de documentation et de gestion des incidents.

Défis et obstacles à la documentation des incidents

1. **Réticence à signaler les incidents**

    o **Culture de blâme** : Si les employés craignent des sanctions, ils peuvent hésiter à rapporter les incidents.
    o **Manque de sensibilisation** : Une compréhension insuffisante de l'importance de la documentation peut réduire la participation.

2. **Charge administrative**

    o **Complexité des processus** : Des procédures trop lourdes ou compliquées peuvent décourager le personnel.
    o **Ressources limitées** : Le manque de temps ou de personnel dédié peut entraver une documentation adéquate.

3. **Gestion des données**

    o **Surcharge d'informations** : Un afflux massif de données peut rendre l'analyse difficile.
    o **Qualité des informations** : Des rapports incomplets ou inexacts compromettent l'utilité de la documentation.

Stratégies pour améliorer la documentation des incidents

1. **Promotion d'une culture positive**

    o **Encourager le signalement** : Valoriser les employés qui rapportent des incidents, en soulignant l'importance pour la sécurité collective.

- **Formation et sensibilisation** : Organiser des sessions pour expliquer les procédures et l'impact de la documentation sur l'amélioration des pratiques.

2. **Simplification des processus**

    - **Formulaires conviviaux** : Concevoir des outils de rapport simples et intuitifs.
    - **Intégration de la technologie** : Utiliser des plateformes numériques pour faciliter la saisie et le traitement des données.

3. **Engagement de la direction**

    - **Leadership exemplaire** : Les dirigeants doivent montrer l'exemple en soutenant activement les initiatives de documentation.
    - **Ressources adéquates** : Allouer les moyens nécessaires pour assurer une gestion efficace des incidents.

4. **Analyse proactive des données**

    - **Outils analytiques avancés** : Mettre en place des systèmes pour traiter et interpréter les données de manière efficace.
    - **Indicateurs de performance** : Définir des métriques pour suivre les tendances et évaluer les améliorations.

Impact de la documentation des incidents sur l'organisation

1. **Renforcement de la sécurité**

    - **Réduction des accidents** : Les mesures préventives diminuent le nombre et la gravité des incidents.

- o **Amélioration du bien-être** : Un environnement plus sûr augmente la satisfaction et la productivité des employés.

2. Optimisation des processus

- o **Efficacité opérationnelle** : L'identification des inefficacités conduit à des améliorations des procédures et des systèmes.
- o **Innovation** : Les leçons tirées des incidents peuvent stimuler la créativité et l'adoption de nouvelles approches.

3. Image et réputation

- o **Confiance des parties prenantes** : Une gestion transparente des incidents renforce la crédibilité auprès des clients, des partenaires et des régulateurs.
- o **Avantage concurrentiel** : Les organisations qui démontrent un engagement fort envers la sécurité et la qualité peuvent se distinguer sur le marché.

- Participation aux débriefings post-incident

La participation aux débriefings post-incident est une pratique indispensable dans de nombreux domaines professionnels, notamment dans les secteurs de la santé, de la sécurité publique, de l'armée et de l'industrie. Elle consiste à réunir les membres d'une équipe après un événement critique ou inhabituel pour analyser collectivement ce qui s'est passé, en tirer des enseignements et améliorer les pratiques futures. Cette démarche contribue non seulement à l'amélioration continue des processus, mais aussi au soutien psychologique des intervenants et au renforcement de la cohésion d'équipe.

Importance des débriefings post-incident

Les débriefings offrent une occasion précieuse de réfléchir sur les incidents, qu'ils soient des succès ou des échecs. Ils permettent de :

- **Analyser les actions menées** : Comprendre ce qui a bien fonctionné et identifier les domaines nécessitant des améliorations.
- **Partager les expériences** : Chaque membre peut apporter son point de vue unique, enrichissant ainsi la compréhension collective.
- **Renforcer la communication** : Favoriser un dialogue ouvert et honnête, essentiel pour une collaboration efficace.
- **Soutenir le bien-être des intervenants** : Offrir un espace pour exprimer les émotions, réduire le stress post-traumatique et prévenir l'épuisement professionnel.

Bénéfices de la participation active

1. **Apprentissage et amélioration continue**
   La participation aux débriefings permet d'identifier les lacunes dans les procédures, les formations ou les ressources. En discutant des défis rencontrés et des solutions possibles, les équipes peuvent adapter leurs pratiques pour être mieux préparées à l'avenir.

2. **Renforcement de la cohésion d'équipe**
   Partager des expériences difficiles ou intenses crée des liens entre les membres de l'équipe. La reconnaissance mutuelle des efforts et des contributions de chacun favorise la confiance et le respect, éléments clés d'une collaboration harmonieuse.

3. **Développement personnel et professionnel**
   Les débriefings offrent une opportunité de réflexion personnelle sur ses propres performances. Les participants

peuvent recevoir des retours constructifs, identifier leurs forces et les domaines à développer, ce qui contribue à leur croissance professionnelle.

4. **Gestion des émotions et du stress**
   Exprimer ses sentiments dans un environnement sûr aide à traiter les émotions liées à l'incident. Cela réduit le risque de troubles psychologiques tels que l'anxiété, la dépression ou le stress post-traumatique.

Principes d'un débriefing efficace

Pour que la participation aux débriefings soit bénéfique, certaines conditions doivent être réunies :

1. **Création d'un environnement sécurisé**
   Il est essentiel que les participants se sentent à l'aise pour s'exprimer sans crainte de jugement ou de représailles. La confidentialité et le respect mutuel doivent être garantis.

2. **Communication ouverte et honnête**
   Encourager l'expression libre des opinions, des préoccupations et des suggestions. Les échanges doivent être centrés sur les faits et les processus, plutôt que sur les individus.

3. **Approche structurée**
   Utiliser un cadre ou une méthodologie pour guider le débriefing aide à couvrir tous les aspects pertinents. Des modèles comme le "SAFER" (Soutien, Analyse, Faits, Émotions, Résumé) ou le "DESC" (Décrire, Exprimer, Spécifier, Conséquences) peuvent être utiles.

4. **Focus sur l'apprentissage**
   L'objectif principal est d'apprendre de l'expérience pour améliorer les pratiques futures. Il est important d'éviter la recherche de coupables et de se concentrer sur les solutions.

Rôle des participants

- **Facilitateur**
  Un animateur ou un modérateur formé peut diriger le débriefing, s'assurant que la discussion reste productive et que tous les participants ont l'occasion de s'exprimer.

- **Membres de l'équipe**
  Chaque participant apporte sa perspective unique. Il est important qu'ils soient engagés, écoutent activement et contribuent de manière constructive.

Défis potentiels et solutions

1. **Barrières émotionnelles**
   Les incidents critiques peuvent susciter des émotions fortes. Il est important de reconnaître ces sentiments et de fournir un soutien approprié, éventuellement avec l'aide de professionnels de la santé mentale.

2. **Culture de blâme**
   Si les participants craignent des reproches, ils seront moins enclins à partager ouvertement. Promouvoir une culture juste, où l'accent est mis sur l'apprentissage plutôt que sur la punition, est essentiel.

3. **Manque de temps**
   Les contraintes opérationnelles peuvent rendre difficile l'organisation de débriefings. Il est toutefois important de prioriser ces moments pour les bénéfices à long terme qu'ils apportent.

4. **Diversité des participants**
   Les différences de culture, de langue ou de niveau hiérarchique peuvent affecter la dynamique du groupe. Adapter l'approche pour inclure tous les membres et favoriser l'égalité de parole est crucial.

Stratégies pour optimiser la participation

- **Formation et sensibilisation**
  Former les équipes aux techniques de débriefing et à l'importance de ces séances peut améliorer l'engagement et l'efficacité.

- **Intégration dans les processus**
  Faire des débriefings une partie standard des procédures après chaque incident renforce leur importance et leur régularité.

- **Utilisation de technologies**
  Dans certains cas, des outils numériques peuvent faciliter la participation, notamment pour les équipes dispersées géographiquement.

- **Feedback continu**
  Solliciter les impressions des participants sur le déroulement des débriefings permet d'améliorer constamment le processus.

Chapitre 6

Soins Palliatifs et Accompagnement en Fin de Vie

Principes des Soins Palliatifs

- Soulagement de la douleur et des symptômes

La douleur et les symptômes associés constituent une réalité quotidienne pour de nombreuses personnes atteintes de maladies aiguës ou chroniques. Le soulagement de ces inconforts est essentiel pour améliorer la qualité de vie des patients, favoriser leur bien-être et faciliter leur participation aux activités quotidiennes. Une approche holistique et personnalisée est souvent nécessaire pour gérer efficacement la douleur et les symptômes, en tenant compte des dimensions physiques, émotionnelles et sociales de chaque individu.

Comprendre la douleur et les symptômes

La douleur est une expérience sensorielle et émotionnelle désagréable, associée à une lésion tissulaire réelle ou potentielle. Elle peut être aiguë, survenant soudainement en réponse à une blessure, ou chronique, persistant pendant des mois voire des années. Les symptômes, quant à eux, englobent une variété de manifestations telles que la fatigue, les nausées, la dyspnée, l'anxiété et la dépression, qui peuvent accompagner diverses affections médicales.

Importance du soulagement de la douleur et des symptômes

Le contrôle efficace de la douleur et des symptômes est crucial pour plusieurs raisons :

1. **Amélioration de la qualité de vie** : Une gestion adéquate permet aux patients de mener une vie plus active et satisfaisante.

2. **Promotion de la guérison** : En réduisant le stress et l'inconfort, le corps peut mieux se concentrer sur les processus de guérison.

3. **Prévention des complications** : Une douleur non contrôlée peut entraîner des problèmes tels que l'insomnie, la dépression ou une diminution de la fonction immunitaire.

4. **Respect des droits des patients** : Soulager la douleur est un aspect fondamental des soins centrés sur le patient et de l'éthique médicale.

Approches pour le soulagement de la douleur

La gestion de la douleur repose sur une combinaison de traitements pharmacologiques et non pharmacologiques, adaptés aux besoins spécifiques de chaque patient.

1. **Traitements pharmacologiques**

    o **Analgésiques non opioïdes** : Incluent le paracétamol et les anti-inflammatoires non stéroïdiens (AINS) comme l'ibuprofène. Ils sont efficaces pour les douleurs légères à modérées.

    o **Opioïdes faibles et forts** : Utilisés pour les douleurs modérées à sévères. Les opioïdes faibles comprennent la codéine et le tramadol, tandis que les opioïdes forts incluent la morphine, l'oxycodone et le fentanyl.

    o **Adjuvants analgésiques** : Médicaments initialement non conçus pour la douleur, tels que certains antidépresseurs ou anticonvulsivants, qui peuvent être utiles pour les douleurs neuropathiques.

    o **Anesthésiques locaux et blocages nerveux** : Injection de médicaments anesthésiants pour interrompre la transmission des signaux douloureux.

2. **Traitements non pharmacologiques**

    o **Thérapies physiques** : Physiothérapie, massages, application de chaleur ou de froid, exercices pour renforcer les muscles et améliorer la mobilité.

    o **Techniques cognitivo-comportementales** : Aident les patients à modifier leur perception de la douleur et à développer des stratégies d'adaptation.

    o **Relaxation et méditation** : Techniques comme la respiration profonde, la méditation de pleine conscience ou le yoga pour réduire le stress et la tension musculaire.

    o **Acupuncture et autres thérapies complémentaires** : Peuvent offrir un soulagement supplémentaire pour certains patients.

Gestion des symptômes associés

Outre la douleur, les patients peuvent éprouver divers symptômes qui affectent leur bien-être. Une approche intégrée est nécessaire pour les gérer efficacement.

1. **Fatigue**

    o **Équilibre entre repos et activité** : Planifier des périodes de repos régulières tout en maintenant un niveau d'activité adapté.

    o **Nutrition équilibrée** : Assurer un apport suffisant en nutriments pour soutenir l'énergie.

    o **Gestion du sommeil** : Établir une routine de sommeil saine pour améliorer la qualité du repos nocturne.

2. **Nausées et vomissements**

    - **Médicaments antiémétiques** : Prescrits pour contrôler les nausées induites par des traitements comme la chimiothérapie.

    - **Modifications alimentaires** : Manger de petits repas fréquents, éviter les aliments gras ou épicés.

    - **Techniques de relaxation** : Peuvent aider à réduire les nausées d'origine psychologique.

3. **Dyspnée (difficulté à respirer)**

    - **Thérapie respiratoire** : Exercices pour améliorer la fonction pulmonaire.

    - **Oxygénothérapie** : Administration d'oxygène pour augmenter la saturation en oxygène du sang.

    - **Médicaments** : Bronchodilatateurs ou anxiolytiques pour soulager la sensation de souffle court.

4. **Anxiété et dépression**

    - **Psychothérapie** : Thérapie individuelle ou de groupe pour traiter les troubles émotionnels.

    - **Médicaments psychotropes** : Antidépresseurs ou anxiolytiques selon les besoins.

    - **Soutien social** : Participation à des groupes de soutien, implication de la famille et des amis.

Rôle des professionnels de santé

Les médecins, infirmières, pharmaciens et autres professionnels jouent un rôle clé dans le soulagement de la douleur et des symptômes :

- **Évaluation régulière** : Utilisation d'échelles de douleur et de questionnaires pour suivre l'évolution des symptômes.

- **Planification des soins** : Élaboration d'un plan de traitement personnalisé en collaboration avec le patient.

- **Éducation du patient** : Fournir des informations sur les options de traitement, les effets secondaires et les stratégies d'autogestion.

- **Suivi et ajustement** : Réévaluer régulièrement l'efficacité des traitements et apporter des modifications si nécessaire.

Participation active du patient

Le patient est au centre du processus de gestion de la douleur :

- **Communication ouverte** : Exprimer honnêtement ses niveaux de douleur et ses préoccupations aux soignants.

- **Adhésion au traitement** : Suivre les prescriptions et les recommandations pour optimiser les résultats.

- **Autogestion** : Utiliser des techniques de relaxation, tenir un journal de la douleur pour identifier les déclencheurs.

Défis et considérations éthiques

1. **Stigmatisation des opioïdes**

   - **Crainte de dépendance** : Peut conduire à une sous-utilisation des opioïdes malgré leur nécessité.

   - **Approche équilibrée** : Les soignants doivent peser les bénéfices et les risques, en surveillant attentivement l'usage.

2. **Accès aux soins palliatifs**

    - **Inégalités** : Certains patients peuvent avoir un accès limité aux traitements en raison de facteurs géographiques ou socio-économiques.

    - **Promotion de l'équité** : Les systèmes de santé doivent travailler à rendre les soins de soulagement accessibles à tous.

- Qualité de vie et respect des souhaits du patient

La qualité de vie est un concept central en médecine qui va bien au-delà de la simple absence de maladie ou d'infirmité. Elle englobe le bien-être physique, mental et social de l'individu. Dans le contexte des soins de santé, respecter les souhaits du patient est essentiel pour améliorer sa qualité de vie, en particulier lorsqu'il fait face à une maladie chronique ou en phase terminale. Cette approche centrée sur le patient reconnaît son droit à l'autonomie, à la dignité et à la participation active dans les décisions concernant sa santé.

Comprendre la qualité de vie du patient

La qualité de vie est une notion subjective qui varie selon les individus. Elle est influencée par plusieurs facteurs :

1. **Bien-être physique** : Gestion efficace de la douleur et des symptômes, maintien de la mobilité et de l'indépendance, capacité à réaliser les activités quotidiennes.

2. **Bien-être émotionnel** : Équilibre psychologique, absence d'anxiété ou de dépression, sentiment d'accomplissement personnel.

3. **Relations sociales** : Soutien de la famille et des amis, intégration sociale, participation à des activités communautaires.

4. **Aspect spirituel** : Sens donné à la vie, croyances religieuses ou philosophiques qui apportent du réconfort.

5. **Autonomie et contrôle** : Possibilité de prendre des décisions concernant sa propre vie et ses soins médicaux.

Respect des souhaits du patient

Le respect des souhaits du patient est fondamental pour une pratique médicale éthique et humaniste. Il repose sur plusieurs principes :

1. **Autonomie** : Le patient a le droit de prendre des décisions éclairées concernant sa santé, y compris le refus ou l'acceptation de traitements spécifiques.

2. **Consentement éclairé** : Les professionnels de santé doivent fournir des informations claires et complètes sur les options thérapeutiques, les bénéfices et les risques, afin que le patient puisse faire des choix informés.

3. **Confidentialité** : Les informations personnelles et médicales du patient doivent être protégées, respectant sa vie privée.

4. **Dignité** : Traiter le patient avec respect, en reconnaissant sa valeur intrinsèque en tant qu'être humain.

Applications pratiques dans les soins de santé

1. **Soins palliatifs et accompagnement en fin de vie**
Les soins palliatifs visent à améliorer la qualité de vie des patients atteints de maladies graves en soulageant la douleur et les autres symptômes. Ils incluent un soutien psychologique, social et spirituel. Respecter les souhaits du patient dans ce contexte signifie :

- Écouter ses préférences concernant les traitements, les lieux de soins (domicile, hôpital, hospice) et les interventions médicales agressives.
- **Aborder les directives anticipées** : Documenter les volontés du patient concernant les soins futurs, en cas d'incapacité à exprimer ses décisions.
- **Soutenir la famille** : Fournir des informations et un soutien aux proches pour les aider à comprendre et à respecter les choix du patient.

2. **Prise en charge des maladies chroniques**

Les patients atteints de maladies chroniques, comme le diabète ou les maladies cardiovasculaires, doivent souvent gérer des traitements complexes sur le long terme. Respecter leurs souhaits implique :

- **Établir un plan de soins personnalisé** : Adapter les traitements aux besoins et aux préférences du patient.
- **Promouvoir l'éducation thérapeutique** : Aider le patient à comprendre sa maladie et à devenir acteur de sa santé.
- **Favoriser l'autonomie** : Encourager le patient à participer activement aux décisions et à gérer sa condition au quotidien.

3. **Communication et relation thérapeutique**

Une communication ouverte et empathique entre le patient et les professionnels de santé est essentielle :

- **Écoute active** : Prendre le temps de comprendre les préoccupations, les valeurs et les attentes du patient.
- **Langage clair** : Utiliser des termes compréhensibles, éviter le jargon médical.
- **Empathie** : Reconnaître et valider les émotions du patient, créer un climat de confiance.

4. **Respect des différences culturelles et spirituelles**
Les croyances culturelles et spirituelles peuvent influencer les perceptions de la maladie et les préférences en matière de soins :

- **Sensibilité culturelle** : Être conscient des traditions et des pratiques qui peuvent affecter les décisions du patient.
- **Adaptation des soins** : Intégrer les considérations culturelles dans le plan de soins, dans la mesure du possible.
- **Collaboration avec des médiateurs culturels** : Faire appel à des interprètes ou des conseillers pour faciliter la communication et la compréhension mutuelle.

Défis et considérations éthiques

1. **Décisions complexes**
Parfois, les souhaits du patient peuvent entrer en conflit avec les recommandations médicales ou les opinions des proches. Il est important de :

- **Naviguer avec délicatesse** : Équilibrer le respect des souhaits du patient avec les obligations professionnelles de bienfaisance et de non-malfaisance.
- **Engager une discussion éthique** : Impliquer une équipe multidisciplinaire pour explorer les options et les implications.

2. **Patients incapables de communiquer**
Lorsque le patient ne peut pas exprimer ses souhaits (coma, démence avancée), il est crucial de :

- **Se référer aux directives anticipées** : Si elles existent, elles fournissent des indications claires sur les préférences du patient.

- o **Consulter les représentants légaux** : Les proches ou tuteurs légaux peuvent aider à prendre des décisions conformes aux valeurs du patient.

3. **Ressources limitées**
   Les contraintes du système de santé peuvent affecter la capacité à répondre aux souhaits du patient :

   - o **Transparence** : Informer le patient des limitations possibles et travailler ensemble pour trouver des alternatives satisfaisantes.
   - o **Plaidoyer** : Les professionnels peuvent défendre les besoins du patient auprès des institutions pour obtenir les ressources nécessaires.

Rôle des professionnels de santé

Les médecins, infirmières et autres soignants ont la responsabilité de :

- **S'engager dans une pratique centrée sur le patient** : Placer les besoins et les souhaits du patient au cœur des soins.
- **Développer leurs compétences en communication** : Formation continue pour améliorer l'écoute, l'empathie et la transmission d'informations.
- **Adopter une approche interdisciplinaire** : Collaborer avec d'autres professionnels (psychologues, travailleurs sociaux, aumôniers) pour répondre aux différents aspects du bien-être du patient.

Implications pour la politique de santé

Les systèmes de santé doivent soutenir le respect des souhaits du patient en :

- **Facilitant l'accès aux soins palliatifs** : Développer des services spécialisés pour accompagner les patients en fin de vie.
- **Promouvant les directives anticipées** : Sensibiliser le public et simplifier les processus pour rédiger ces documents.
- **Assurant une formation adéquate** : Intégrer l'éthique, la communication et la gestion de la douleur dans la formation des professionnels.

- Approche globale : physique, psychologique, sociale et spirituelle

L'approche globale, également connue sous le nom d'approche holistique, est une vision intégrative de l'être humain qui considère l'individu dans sa totalité, en prenant en compte les dimensions physique, psychologique, sociale et spirituelle. Cette perspective reconnaît que ces aspects sont interconnectés et influencent mutuellement le bien-être et la santé d'une personne. En adoptant une approche globale, les professionnels de la santé, les éducateurs et les acteurs sociaux peuvent mieux comprendre les besoins complexes des individus et offrir des interventions plus efficaces et personnalisées.

Dimension physique

La dimension physique concerne le corps et ses fonctions biologiques. Elle englobe la santé physique, la nutrition, l'activité physique, le sommeil et la gestion des maladies ou des handicaps. Prendre soin du corps est essentiel pour maintenir un bon état de santé général. Cela implique :

- **Alimentation équilibrée** : Fournir au corps les nutriments nécessaires pour fonctionner efficacement.
- **Exercice régulier** : Améliorer la force musculaire, la flexibilité, l'endurance et la santé cardiovasculaire.
- **Sommeil réparateur** : Permettre au corps de récupérer et de se régénérer.

- **Prévention des maladies** : Vaccinations, dépistages réguliers et adoption de comportements sains pour réduire les risques de maladies.

Cependant, la santé physique ne peut être pleinement comprise sans considérer les influences psychologiques, sociales et spirituelles qui peuvent affecter le corps.

Dimension psychologique

La dimension psychologique se réfère aux processus mentaux et émotionnels, y compris les pensées, les sentiments, les attitudes et les croyances. Elle est cruciale pour le bien-être global, car le mental influence le corps et vice versa. Les éléments clés incluent :

- **Santé mentale** : Gestion du stress, de l'anxiété, de la dépression et d'autres troubles psychologiques.
- **Auto-perception** : Estime de soi, confiance en soi et image corporelle.
- **Résilience** : Capacité à faire face aux défis et à s'adapter aux changements.
- **Développement personnel** : Apprentissage continu, réalisation de soi et épanouissement personnel.

Les émotions et les pensées peuvent avoir un impact significatif sur la santé physique. Par exemple, le stress chronique peut contribuer à des problèmes cardiovasculaires, tandis qu'une attitude positive peut favoriser la guérison.

Dimension sociale

La dimension sociale concerne les relations et les interactions avec les autres. L'être humain est intrinsèquement social, et le soutien des proches, des amis et de la communauté est essentiel pour le bien-être. Les aspects importants comprennent :

- **Relations interpersonnelles** : Qualité des relations familiales, amicales et professionnelles.
- **Soutien social** : Aide émotionnelle, matérielle et pratique reçue des autres.

- **Engagement communautaire** : Participation à des activités collectives, bénévolat et sentiment d'appartenance.
- **Communication** : Capacité à exprimer ses besoins, à écouter et à comprendre les autres.

L'isolement social ou les relations conflictuelles peuvent affecter négativement la santé mentale et physique. À l'inverse, un réseau social solide peut offrir un soutien crucial en période de difficulté.

Dimension spirituelle

La dimension spirituelle fait référence à la quête de sens, de but et de connexion avec quelque chose de plus grand que soi. Elle ne se limite pas nécessairement à la religion, mais englobe aussi les valeurs, les croyances et les principes qui guident la vie d'une personne. Les éléments clés sont :

- **Sens de la vie** : Compréhension de son rôle et de sa contribution au monde.
- **Valeurs personnelles** : Principes moraux et éthiques qui orientent les actions.
- **Pratiques spirituelles** : Méditation, prière, contemplation ou autres activités qui nourrissent l'âme.
- **Connexion** : Sentiment d'appartenance à une réalité plus vaste, que ce soit à travers la nature, l'art ou la communauté.

La dimension spirituelle peut offrir du réconfort, de l'espoir et une perspective qui aide à traverser les épreuves. Elle peut également influencer les choix de santé et le comportement.

Interconnexion des dimensions

Ces quatre dimensions ne fonctionnent pas de manière isolée ; elles sont étroitement liées et s'influencent mutuellement. Par exemple :

- **Stress et santé physique** : Un stress psychologique peut affaiblir le système immunitaire, rendant le corps plus vulnérable aux maladies.

- **Soutien social et santé mentale** : Une solide réseau social peut atténuer les effets de l'anxiété et de la dépression.
- **Spiritualité et résilience** : Les croyances spirituelles peuvent renforcer la capacité à faire face aux situations difficiles.
- **Activité physique et bien-être émotionnel** : L'exercice régulier peut améliorer l'humeur et réduire les symptômes dépressifs.

Application de l'approche globale

1. **En médecine et en soins de santé**

   Les professionnels de la santé qui adoptent une approche globale évaluent non seulement les symptômes physiques, mais aussi les facteurs psychologiques, sociaux et spirituels qui peuvent affecter la santé du patient. Cela peut impliquer :

   - **Anamnèse approfondie** : Inclure des questions sur le mode de vie, le bien-être émotionnel, les relations et les croyances.
   - **Plans de traitement personnalisés** : Adapter les interventions médicales en tenant compte des préférences et des besoins globaux du patient.
   - **Collaboration interdisciplinaire** : Travailler avec des psychologues, des travailleurs sociaux, des conseillers spirituels et d'autres spécialistes.

2. **En éducation**

   Les éducateurs peuvent soutenir le développement global des élèves en :

   - **Promotion de la santé physique** : Encourager l'activité physique et une alimentation saine.
   - **Soutien émotionnel** : Fournir un environnement sûr pour exprimer les émotions et développer l'intelligence émotionnelle.

- **Développement social** : Favoriser la collaboration, le respect mutuel et les compétences en communication.
- **Éveil spirituel** : Encourager la réflexion sur les valeurs, le sens et le but.

3. **Au travail**

   Les employeurs peuvent améliorer le bien-être des employés en :

   - **Aménagements ergonomiques** : Prévenir les blessures et promouvoir la santé physique.
   - **Gestion du stress** : Offrir des ressources pour la gestion du stress et l'équilibre travail-vie personnelle.
   - **Culture d'entreprise positive** : Favoriser un environnement inclusif et solidaire.
   - **Sens du but** : Aligner les missions de l'entreprise avec les valeurs des employés.

Avantages de l'approche globale

- **Amélioration du bien-être** : En abordant tous les aspects de la vie, les individus peuvent atteindre un état de santé optimal.
- **Prévention des maladies** : Une vision holistique permet d'identifier et de traiter les facteurs de risque avant qu'ils ne conduisent à des problèmes de santé.
- **Résilience accrue** : Les personnes sont mieux équipées pour faire face aux défis lorsqu'elles sont soutenues sur tous les plans.
- **Satisfaction accrue** : Une vie équilibrée et significative conduit à une plus grande satisfaction et épanouissement.

Défis et considérations

- **Complexité** : L'évaluation et l'intervention sur plusieurs dimensions nécessitent du temps et des ressources.

- **Formation** : Les professionnels doivent être formés pour reconnaître et aborder les différents aspects de l'approche globale.
- **Personnalisation** : Chaque individu est unique, et les solutions doivent être adaptées à ses besoins spécifiques.
- **Collaboration** : Nécessite une coordination entre différents professionnels et services.

Accompagnement du Patient en Fin de Vie

- Présence et écoute bienveillante

La présence et l'écoute bienveillante sont des compétences fondamentales qui enrichissent nos interactions quotidiennes et renforcent la qualité de nos relations. Elles permettent d'établir des liens profonds, de favoriser la compréhension mutuelle et de créer un environnement propice au bien-être de chacun. Ces aptitudes ne sont pas innées pour tout le monde, mais elles peuvent être cultivées et développées avec intention et pratique. Cet écrit explore les principes de la présence et de l'écoute bienveillante, leur importance dans divers contextes de la vie, et les moyens de les intégrer dans notre quotidien.

Comprendre la présence bienveillante

La présence bienveillante est l'art d'être pleinement présent, physiquement et mentalement, avec une attitude d'ouverture et de compassion envers l'autre. Elle implique de se rendre disponible pour l'autre sans distraction ni jugement, en accordant une attention sincère à ses paroles, ses émotions et ses besoins.

1. **Être dans l'instant présent** : Cela signifie se libérer des pensées sur le passé ou le futur pour se concentrer sur le moment présent. La pleine conscience aide à atteindre cet état, en permettant de percevoir chaque instant avec clarté et sans préjugé.

2. **Adopter une attitude d'ouverture** : Accueillir l'autre avec une curiosité bienveillante, sans idées préconçues. Cela favorise un espace où l'autre se sent en sécurité pour s'exprimer librement.

3. **Montrer de l'empathie** : Se mettre à la place de l'autre pour comprendre ses sentiments et perspectives. L'empathie renforce la connexion et la confiance mutuelle.

Les fondements de l'écoute bienveillante

L'écoute bienveillante va au-delà de l'audition passive des mots prononcés. Elle est une démarche active qui nécessite une attention soutenue et une intention sincère de comprendre l'autre.

1. **Écoute active** : Impliquer tous les sens pour comprendre le message verbal et non verbal. Cela inclut le maintien du contact visuel, l'observation des expressions faciales et des gestes, et l'attention au ton de la voix.

2. **Absence de jugement** : Éviter de porter des jugements ou d'interrompre avec des conseils non sollicités. Cela crée un environnement où l'autre se sent respecté et valorisé.

3. **Réponses réfléchies** : Répondre de manière appropriée en reflétant ce qui a été dit, en posant des questions ouvertes pour approfondir la compréhension, et en exprimant du soutien.

4. **Patience** : Permettre à l'autre de s'exprimer à son rythme, sans précipitation ni pression pour trouver des solutions immédiates.

Importance de la présence et de l'écoute bienveillante

1. **Renforcement des relations personnelles** : Une écoute attentive et une présence authentique renforcent les liens affectifs, améliorent la communication et favorisent la résolution des conflits.

2. **Amélioration de la santé mentale** : Pour l'interlocuteur, se sentir écouté et compris peut réduire le stress, l'anxiété et la solitude. Pour l'écoutant, cela peut accroître l'empathie et la satisfaction relationnelle.

3. **Efficacité professionnelle** : Dans le milieu de travail, ces compétences améliorent la collaboration, la motivation des équipes et la satisfaction des clients.

4. **Développement personnel** : Cultiver la présence et l'écoute enrichit la conscience de soi, la patience et la capacité à vivre pleinement chaque moment.

Comment développer la présence et l'écoute bienveillante

1. **Pratiquer la pleine conscience** : Des exercices comme la méditation, la respiration consciente ou le yoga peuvent aider à améliorer la concentration et la conscience du moment présent.

2. **Éliminer les distractions** : Lors des interactions, mettre de côté les téléphones, les écrans et autres distractions pour être pleinement disponible.

3. **Développer l'empathie** : Lire, voyager et s'exposer à différentes perspectives culturelles peuvent enrichir la compréhension et la compassion envers autrui.

4. **Améliorer les compétences en communication** : Participer à des ateliers ou lire des ouvrages sur la communication non violente et l'écoute active.

5. **Auto-réflexion** : Prendre le temps de réfléchir à ses propres réactions et biais pour mieux les gérer lors des interactions.

Applications pratiques dans divers contextes

1. **Relations familiales** : Favorise une meilleure compréhension entre les membres de la famille, réduit les tensions et renforce les liens affectifs.

2. **Éducation** : Les enseignants qui pratiquent l'écoute bienveillante peuvent mieux soutenir leurs élèves, favoriser un climat de classe positif et encourager l'engagement.

3. **Soins de santé** : Les professionnels de santé attentifs aux besoins de leurs patients améliorent la qualité des soins, l'adhésion aux traitements et la satisfaction des patients.

4. **Milieu professionnel** : Les managers et collègues qui écoutent activement peuvent mieux comprendre les défis, stimuler l'innovation et créer une culture d'entreprise positive.

Défis à surmonter

1. **Pression du temps** : Dans une société où tout va vite, il peut être difficile de prendre le temps nécessaire pour une écoute attentive. Planifier des moments dédiés aux conversations importantes peut aider.

2. **Stress personnel** : Les préoccupations personnelles peuvent entraver la capacité à être présent pour l'autre. Prendre soin de sa propre santé mentale est essentiel pour être disponible pour les autres.

3. **Préjugés inconscients** : Reconnaître et travailler sur ses propres biais peut améliorer la qualité de l'écoute et de la présence.

4. **Manque de pratique** : Comme toute compétence, la présence et l'écoute bienveillante s'améliorent avec la pratique régulière et la persévérance.

Impact sur la société

En intégrant la présence et l'écoute bienveillante dans nos interactions quotidiennes, nous pouvons :

- **Favoriser la compréhension mutuelle** : Réduire les malentendus et les conflits au sein des communautés.
- **Renforcer la cohésion sociale** : Créer des liens plus solides entre les individus, favorisant une société plus empathique et solidaire.
- **Promouvoir le bien-être collectif** : Une meilleure communication conduit à des environnements plus sains, que ce soit à la maison, à l'école ou au travail.

- Gestion des manifestations de fin de vie

La fin de vie est une étape inévitable de l'existence humaine, marquée par une série de manifestations physiques, psychologiques, sociales et spirituelles. La gestion efficace de ces manifestations est essentielle pour assurer une qualité de vie optimale aux personnes en phase terminale et pour soutenir leurs proches. Une approche holistique, centrée sur le patient, permet de répondre aux besoins complexes et variés qui émergent à ce stade crucial.

Comprendre la fin de vie

La fin de vie se caractérise par un déclin progressif des fonctions vitales, souvent associé à des maladies chroniques ou terminales. Les objectifs des soins se déplacent alors de la guérison vers le soulagement des symptômes, le confort et la dignité du patient. Il s'agit de préserver la meilleure qualité de vie possible, en tenant compte des souhaits et des valeurs de la personne concernée.

Gestion des manifestations physiques

1. **Soulagement de la douleur**
   La douleur est l'un des symptômes les plus redoutés en fin de vie. Une évaluation régulière et précise de la douleur

est essentielle pour adapter les traitements. Les analgésiques, notamment les opioïdes, sont utilisés pour contrôler la douleur modérée à sévère. Il est important d'ajuster les doses pour équilibrer l'efficacité et les effets secondaires, tout en évitant la sédation excessive.

2. **Gestion de la dyspnée**
La difficulté à respirer est fréquente et peut être source d'anxiété. Les traitements incluent :

- **Oxygénothérapie** : Administration d'oxygène pour améliorer la saturation en oxygène.
- **Médicaments** : Opioïdes à faible dose pour réduire la sensation de dyspnée.
- **Techniques non pharmacologiques** : Positionnement du patient, ventilation de la pièce, utilisation de ventilateurs.

3. **Contrôle des symptômes gastro-intestinaux**

- **Nausées et vomissements** : Utilisation d'antiémétiques, adaptation de l'alimentation, aromathérapie.
- **Constipation** : Laxatifs, hydratation adéquate, ajustement des médicaments constipants.
- **Anorexie et cachexie** : Respecter les préférences alimentaires, éviter de forcer l'alimentation, supplémentation nutritionnelle si souhaitée par le patient.

4. **Gestion de la fatigue et de la faiblesse**
La fatigue peut être profonde en fin de vie. Il est important de :

- **Planifier des activités** : Prioriser les moments importants pour le patient.
- **Encourager le repos** : Favoriser un environnement calme pour le sommeil.

- **Adapter l'environnement** : Faciliter les déplacements et les activités quotidiennes.

5. **Prise en charge des troubles neurologiques**

    - **Agitation et délirium** : Identification des causes potentielles (médicaments, infections), utilisation de sédatifs si nécessaire, environnement apaisant.
    - **Convulsions** : Administration d'anticonvulsivants, surveillance rapprochée.

Soutien psychologique

1. **Gestion de l'anxiété et de la dépression**
Les sentiments d'anxiété, de tristesse ou de peur sont courants. Des interventions possibles incluent :

    - **Thérapie de soutien** : Entretiens avec un psychologue ou un psychiatre.
    - **Médicaments** : Antidépresseurs ou anxiolytiques selon les besoins.
    - **Techniques de relaxation** : Méditation, respiration profonde, musicothérapie.

2. **Accompagnement émotionnel**

    - **Présence attentive** : Être disponible pour écouter sans jugement.
    - **Validation des émotions** : Reconnaître les sentiments exprimés par le patient.
    - **Encouragement à l'expression** : Favoriser le partage des peurs, des regrets ou des espoirs.

Aspects sociaux

1. **Implication de la famille et des proches**

    - **Communication ouverte** : Faciliter le dialogue entre le patient et ses proches.

- o **Soutien aux aidants** : Offrir des ressources et du répit pour prévenir l'épuisement.
- o **Planification des soins** : Inclure la famille dans les décisions, avec le consentement du patient.

2. **Coordination des soins**

    - o **Équipe multidisciplinaire** : Collaboration entre médecins, infirmières, assistants sociaux, psychologues.
    - o **Accès aux ressources** : Orientation vers des services d'aide à domicile, des hospices ou des associations de soutien.

Dimension spirituelle

1. **Soutien spirituel**

    - o **Respect des croyances** : Prendre en compte les valeurs religieuses ou philosophiques du patient.
    - o **Accès aux conseillers spirituels** : Prêtres, aumôniers, guides spirituels selon les souhaits du patient.
    - o **Rituels et pratiques** : Faciliter la réalisation de rites ou de pratiques spirituelles.

2. **Recherche de sens**

    - o **Exploration des questions existentielles** : Permettre au patient d'aborder des sujets profonds sur le sens de la vie et de la mort.
    - o **Léguer un héritage** : Aider le patient à transmettre ses souvenirs, ses messages ou ses enseignements aux proches.

Considérations éthiques et légales

1. **Respect de l'autonomie du patient**

- **Consentement éclairé** : Assurer que le patient comprend les options de traitement.
- **Directives anticipées** : Encourager la rédaction de directives pour les soins futurs.
- **Décisions de fin de vie** : Respecter les choix concernant l'acceptation ou le refus de certains traitements.

2. **Confidentialité et dignité**

- **Protection des informations** : Maintenir la confidentialité des discussions et des soins.
- **Respect de la personne** : Traiter le patient avec dignité, en évitant toute forme de discrimination ou de maltraitance.

Rôle des professionnels de santé

1. **Communication efficace**

- **Clarté et empathie** : Expliquer les situations complexes avec compassion.
- **Écoute active** : Permettre au patient et à la famille de poser des questions et d'exprimer leurs préoccupations.

2. **Formation continue**

- **Compétences en soins palliatifs** : Se former aux dernières pratiques pour améliorer la prise en charge.
- **Gestion du stress** : Reconnaître ses propres limites et chercher du soutien pour prévenir le burn-out.

Importance de l'environnement

1. **Confort du patient**

    o **Aménagement de l'espace** : Chambre agréable, objets personnels, photos.
    o **Gestion du bruit et de la lumière** : Créer une atmosphère apaisante.

2. **Accès aux soins**

    o **Soins à domicile** : Lorsque possible, permettre au patient de rester chez lui.
    o **Établissements spécialisés** : Hospices ou unités de soins palliatifs offrant un environnement adapté.

Soutien après le décès

1. **Accompagnement des proches**

    o **Deuil** : Offrir des ressources pour aider les familles à traverser le processus de deuil.
    o **Groupes de soutien** : Mettre en relation les proches avec des personnes ayant vécu des expériences similaires.

2. **Rituels commémoratifs**

    o **Cérémonies** : Aider à organiser des funérailles ou des commémorations selon les souhaits du défunt.
    o **Hommages** : Encourager les expressions de souvenirs et d'hommages pour honorer la mémoire du défunt.

- Respect des rites et des croyances

Le respect des rites et des croyances est un principe fondamental dans une société pluraliste et multiculturelle. Il s'agit de reconnaître et de valoriser la diversité des traditions, des religions et des philosophies de vie qui enrichissent notre monde. Dans le domaine de la santé, ce respect est essentiel pour offrir des soins de qualité, centrés sur le patient, et pour établir une relation de confiance entre les soignants et les personnes qu'ils accompagnent. Comprendre et intégrer les rites et les croyances des individus permet non seulement de répondre à leurs besoins physiques, mais aussi de soutenir leur bien-être psychologique, social et spirituel.

Importance du respect des rites et des croyances

1. **Dignité et autonomie du patient**
   Chaque individu possède une identité unique, façonnée par sa culture, sa religion et ses convictions personnelles. Respecter les rites et les croyances d'une personne, c'est reconnaître sa dignité intrinsèque et son droit à l'autonomie. Cela implique de considérer le patient non seulement comme un corps à soigner, mais comme un être humain complet avec des valeurs et des besoins spirituels qui influencent sa perception de la santé, de la maladie et des soins.

2. **Qualité des soins**
   La prise en compte des rites et des croyances peut avoir un impact direct sur l'efficacité des traitements. Par exemple, certains patients peuvent avoir des restrictions alimentaires, des pratiques de jeûne ou des préférences en matière de médicaments d'origine animale ou végétale. Ignorer ces aspects peut entraîner une non-adhésion au traitement ou une détresse inutile. En intégrant ces considérations, les soignants peuvent adapter les soins pour qu'ils soient acceptables et efficaces pour le patient.

3. **Communication et confiance**
Une communication ouverte et respectueuse des croyances du patient favorise l'établissement d'une relation de confiance. Lorsque le patient se sent compris et respecté, il est plus enclin à partager des informations essentielles sur son état de santé, ses craintes et ses attentes. Cette confiance facilite la collaboration et l'engagement du patient dans son parcours de soins.

4. **Prévention des conflits**
Le non-respect des rites et des croyances peut entraîner des malentendus, des tensions voire des conflits entre les patients, leurs familles et les professionnels de santé. En étant sensible à ces aspects, les soignants peuvent prévenir les situations délicates et assurer un environnement serein pour tous.

Applications pratiques dans les soins de santé

1. **Formation des professionnels**

    o **Sensibilisation culturelle** : Les soignants doivent être formés à la diversité culturelle et religieuse pour comprendre les pratiques et les croyances courantes dans la population qu'ils desservent.
    o **Compétences en communication interculturelle** : Développer des compétences pour communiquer efficacement avec des patients de différentes origines, en tenant compte des nuances linguistiques et culturelles.

2. **Évaluation des besoins du patient**

    o **Anamnèse culturelle et spirituelle** : Intégrer des questions sur les croyances, les pratiques religieuses et les préférences culturelles lors de l'évaluation initiale.

- **Personnalisation des soins** : Adapter les plans de soins en fonction des besoins spécifiques du patient, par exemple en respectant les horaires de prière ou en proposant des repas conformes aux restrictions alimentaires.

3. **Respect des pratiques rituelles**

   - **Accompagnement spirituel** : Faciliter l'accès aux conseillers spirituels ou religieux si le patient le souhaite.
   - **Participation aux rites** : Permettre la réalisation de rites ou de cérémonies, dans la mesure du possible, même en milieu hospitalier, en veillant à la sécurité et au respect des autres patients.

4. **Gestion des situations particulières**

   - **Transfusions sanguines** : Certains patients, pour des raisons religieuses, refusent les transfusions. Il est important de discuter des alternatives possibles et de respecter leurs décisions, tout en les informant des risques.
   - **Soins en fin de vie** : Les croyances sur la mort et l'au-delà peuvent influencer les souhaits du patient concernant les traitements palliatifs, la réanimation ou les rituels après le décès.

Défis et solutions

1. **Barrières linguistiques**

   - **Interprètes professionnels** : Faire appel à des interprètes qualifiés pour éviter les malentendus.
   - **Matériel éducatif multilingue** : Fournir des informations sur les soins dans la langue du patient.

2. **Conflits entre croyances et pratiques médicales**

    o **Dialogue ouvert** : Engager une discussion respectueuse pour comprendre les préoccupations du patient et expliquer les recommandations médicales.
    o **Recherche de compromis** : Explorer des solutions qui respectent les croyances du patient tout en assurant la sécurité et l'efficacité des soins.

3. **Préjugés et stéréotypes**

    o **Réflexion personnelle** : Les soignants doivent être conscients de leurs propres biais et travailler pour les surmonter.
    o **Formation continue** : Participer à des formations sur la diversité et l'inclusion pour améliorer les pratiques professionnelles.

Rôle des institutions de santé

1. **Politiques inclusives**

    o **Chartes de respect** : Établir des politiques qui affirment l'engagement de l'institution à respecter les rites et les croyances des patients.
    o **Protocoles adaptés** : Développer des procédures pour gérer les demandes spécifiques liées aux pratiques religieuses ou culturelles.

2. **Environnement accueillant**

    o **Espaces dédiés** : Créer des espaces de recueillement multiconfessionnels accessibles aux patients et aux familles.
    o **Signalétique claire** : Utiliser des symboles et des indications compréhensibles pour tous, y compris pour ceux qui ne maîtrisent pas la langue locale.

3. **Engagement communautaire**

    o **Partenariats** : Collaborer avec des organisations communautaires et religieuses pour mieux comprendre les besoins et renforcer la confiance avec les différentes communautés.
    o **Événements éducatifs** : Organiser des ateliers et des séminaires pour sensibiliser le personnel et le public à la diversité culturelle et religieuse.

Implications éthiques et légales

1. **Droits des patients**

    o **Liberté de religion** : Les patients ont le droit de pratiquer leur religion et leurs rites, tant que cela ne nuit pas à autrui.
    o **Consentement éclairé** : Les décisions du patient concernant les traitements doivent être respectées, même si elles vont à l'encontre des recommandations médicales.

2. **Équilibre entre respect et sécurité**

    o **Responsabilité professionnelle** : Les soignants doivent assurer la sécurité du patient tout en respectant ses croyances.
    o **Limites légales** : Certaines pratiques peuvent être restreintes par la loi pour des raisons de santé publique ou de sécurité.

Soutien aux Familles

- Communication sur l'évolution de l'état du patient

La communication sur l'évolution de l'état du patient est un élément essentiel dans le domaine de la santé, tant pour le patient lui-même que pour sa famille et les professionnels de santé impliqués. Une communication efficace garantit une compréhension mutuelle, renforce la confiance et facilite la prise de décisions éclairées. Elle est au cœur d'une prise en charge centrée sur le patient, respectueuse de ses droits, de ses besoins et de ses attentes.

Importance de la communication sur l'évolution de l'état du patient

1. **Respect des droits du patient**
   Le patient a le droit d'être informé sur son état de santé, les traitements proposés, les risques et les alternatives possibles. Cette information est un préalable indispensable au consentement éclairé, principe fondamental en éthique médicale. Une communication transparente et honnête permet au patient de participer activement à son parcours de soins.

2. **Soutien psychologique**
   Être informé de l'évolution de sa condition peut aider le patient à mieux gérer le stress, l'anxiété et l'incertitude liés à la maladie. Cela lui permet de se préparer mentalement aux étapes à venir, de mobiliser ses ressources personnelles et de solliciter le soutien de ses proches.

3. **Renforcement de la confiance**
   Une communication ouverte renforce la relation thérapeutique entre le patient et les professionnels de santé. La confiance ainsi établie favorise l'observance des traitements, la coopération et la satisfaction globale du patient.

4. **Implication de la famille**
   Les proches jouent souvent un rôle crucial dans le soutien du patient. Les informer de manière adéquate leur permet de mieux comprendre la situation, de fournir un soutien

adapté et de participer aux décisions lorsque le patient le souhaite.

Principes d'une communication efficace

1. **Clarté et simplicité**
Utiliser un langage clair, évitant le jargon médical, pour que le patient et sa famille comprennent pleinement les informations transmises. Il est important de vérifier régulièrement la compréhension et d'encourager les questions.

2. **Empathie et respect**
Adopter une attitude bienveillante, en reconnaissant les émotions et les préoccupations du patient. Faire preuve d'écoute active, sans jugement, pour créer un climat de confiance.

3. **Adaptation à chaque patient**
Prendre en compte les caractéristiques individuelles telles que l'âge, la culture, le niveau d'éducation et les préférences personnelles. Adapter la communication en fonction de ces éléments pour répondre aux besoins spécifiques de chacun.

4. **Confidentialité**
Respecter le secret médical en veillant à ce que les informations sensibles ne soient communiquées qu'aux personnes autorisées par le patient.

5. **Continuité de l'information**
Assurer une communication régulière sur l'évolution de l'état du patient, en particulier lors des transitions de soins (changement de service, sortie de l'hôpital, etc.). Cela évite les ruptures d'information et garantit une prise en charge cohérente.

Méthodes et stratégies pour une communication réussie

1. **Préparation de l'entretien**

   - **Choix du moment et du lieu** : Préférer un environnement calme, sans interruptions, où le patient se sent à l'aise.
   - **Planification du contenu** : Identifier les points clés à aborder, anticiper les questions possibles.

2. **Utilisation de supports visuels**

   - **Brochures, schémas, images** : Ils peuvent faciliter la compréhension, en particulier pour les informations complexes.
   - **Supports numériques** : Vidéos explicatives, applications interactives pour illustrer les explications.

3. **Techniques de communication**

   - **Écoute active** : Montrer de l'intérêt, reformuler les propos du patient pour valider la compréhension.
   - **Questions ouvertes** : Encourager le patient à exprimer ses sentiments, ses préoccupations et ses attentes.
   - **Feedback** : Demander au patient de résumer ce qu'il a compris pour s'assurer de la clarté de l'information.

4. **Participation de l'équipe pluridisciplinaire**

   - **Coordination entre les professionnels** : Assurer que tous les membres de l'équipe transmettent des informations cohérentes.
   - **Rôle des infirmières, psychologues, assistants sociaux** : Ils peuvent apporter un soutien

complémentaire, répondre à des questions spécifiques.

Défis et obstacles à une communication efficace

1. **Barrières linguistiques et culturelles**

    o **Interprètes professionnels** : Faire appel à eux pour éviter les malentendus.
    o **Sensibilité culturelle** : Être conscient des différences culturelles qui peuvent influencer la perception de la maladie et des soins.

2. **État émotionnel du patient**

    o **Anxiété, déni, colère** : Ces émotions peuvent entraver la réception de l'information.
    o **Approche progressive** : Adapter le rythme et le contenu de la communication en fonction de l'état émotionnel.

3. **Complexité des informations médicales**

    o **Simplification sans simplisme** : Trouver un équilibre entre la précision médicale et la compréhension du patient.
    o **Éviter la surcharge d'informations** : Fournir les informations par étapes, prioriser les éléments essentiels.

4. **Temps limité**

    o **Gestion du temps** : Planifier des entretiens dédiés à la communication, utiliser le temps de manière efficace.
    o **Documentation** : Fournir des supports écrits que le patient peut consulter ultérieurement.

Aspects éthiques et légaux

1. **Vérité et transparence**

    - **Obligation d'information** : Le professionnel de santé a le devoir de fournir des informations exactes sur l'état du patient.
    - **Gestion de la vérité** : Adapter la manière de dire les choses, tout en respectant le droit du patient à la vérité.

2. **Consentement éclairé**

    - **Décisions partagées** : Impliquer le patient dans les choix thérapeutiques, après lui avoir fourni toutes les informations nécessaires.
    - **Capacité de décision** : Évaluer si le patient est en mesure de comprendre et de décider, sinon, impliquer le représentant légal.

3. **Confidentialité**

    - **Respect du secret médical** : Ne pas divulguer d'informations sans le consentement du patient.
    - **Communication avec les proches** : Clarifier avec le patient quelles informations peuvent être partagées et avec qui.

Rôle des technologies de l'information

1. **Dossiers médicaux électroniques**

    - **Partage sécurisé des informations** : Facilite la transmission des données entre les professionnels tout en préservant la confidentialité.
    - **Accès du patient** : Certains systèmes permettent au patient de consulter son dossier, favorisant la transparence.

2. Téléconsultations

- **Continuité de la communication** : Permet de maintenir le lien avec le patient à distance, notamment en cas de mobilité réduite.
- **Supports numériques** : Applications, plateformes en ligne pour informer et accompagner le patient.

Formation des professionnels de santé

1. Compétences en communication

- **Programmes de formation** : Intégrer des modules dédiés à la communication dans les cursus médicaux et paramédicaux.
- **Ateliers pratiques** : Jeux de rôle, simulations pour développer les compétences relationnelles.

2. Sensibilisation à l'empathie

- **Développement de l'intelligence émotionnelle** : Apprendre à reconnaître et à gérer ses propres émotions et celles du patient.
- **Auto-évaluation et feedback** : Encourager la réflexion sur sa pratique pour l'améliorer continuellement.

- Aide dans les démarches administratives

L'aide dans les démarches administratives est un aspect essentiel pour accompagner les individus dans leurs interactions avec les institutions publiques et privées. Les procédures administratives peuvent souvent être complexes, longues et déroutantes, ce qui crée des obstacles pour ceux qui ne sont pas familiers avec le système ou qui rencontrent des difficultés particulières. Fournir un soutien adapté permet non seulement de faciliter l'accès aux droits et aux services, mais aussi de promouvoir l'inclusion sociale et le bien-être des citoyens.

Importance de l'aide administrative

1. **Accès aux droits et aux services**
   Les démarches administratives sont le moyen par lequel les individus accèdent à divers droits et prestations, tels que les allocations familiales, les aides au logement, les prestations de santé ou les retraites. Sans une compréhension claire des procédures à suivre, de nombreuses personnes risquent de ne pas bénéficier des aides auxquelles elles ont droit.

2. **Réduction des inégalités**
   Les personnes vulnérables, notamment les personnes âgées, les personnes en situation de handicap, les migrants ou celles ayant un faible niveau de littératie, sont souvent les plus affectées par la complexité administrative. L'aide dans les démarches permet de réduire les inégalités en offrant un soutien ciblé à ceux qui en ont le plus besoin.

3. **Efficacité administrative**
   Une assistance efficace contribue également à améliorer le fonctionnement des administrations en réduisant les erreurs, les retards et les demandes incomplètes. Cela facilite le travail des agents administratifs et accélère le traitement des dossiers.

Formes d'aide dans les démarches administratives

1. **Accompagnement individuel**

   - **Services sociaux et associations** : De nombreuses organisations offrent un accompagnement personnalisé pour aider les individus à remplir des formulaires, rassembler les documents nécessaires et comprendre les procédures.

   - **Médiateurs et travailleurs sociaux** : Ces professionnels peuvent intervenir pour faciliter la communication entre les usagers et les administrations, résoudre les problèmes et défendre les droits des personnes.

2. **Information et orientation**

   o **Centres d'information** : Les points d'information locaux, tels que les Maisons de services au public, fournissent des renseignements sur les démarches à effectuer et orientent les usagers vers les services compétents.

   o **Guides et brochures** : Des documents explicatifs, souvent disponibles en plusieurs langues, permettent de comprendre les étapes à suivre et les conditions à remplir.

3. **Aide en ligne**

   o **Sites web officiels** : Les administrations proposent des portails en ligne avec des formulaires électroniques, des tutoriels et des FAQ pour guider les usagers.

   o **Assistance téléphonique** : Des numéros dédiés permettent d'obtenir de l'aide par téléphone pour résoudre des problèmes ou obtenir des informations.

4. **Services d'interprétariat et de traduction**
   Pour les personnes ne maîtrisant pas la langue du pays, des services d'interprétation peuvent être essentiels pour comprendre les exigences administratives et communiquer efficacement avec les autorités.

Défis rencontrés par les usagers

1. **Complexité des procédures**
   Les démarches peuvent impliquer de multiples étapes, des

formulaires complexes et des exigences spécifiques, ce qui peut être décourageant.

2. **Barrières linguistiques et culturelles**
   Les migrants et les réfugiés peuvent rencontrer des difficultés à cause de la langue ou de différences culturelles dans la manière dont les services publics fonctionnent.

3. **Accès limité aux technologies**
   Avec la digitalisation croissante des services, ceux qui n'ont pas accès à Internet ou qui ne sont pas à l'aise avec les outils numériques peuvent être laissés pour compte.

4. **Méconnaissance des droits**
   Certaines personnes ignorent les aides et les prestations auxquelles elles peuvent prétendre, ou ne savent pas comment les solliciter.

Solutions pour améliorer l'aide administrative

1. **Simplification des démarches**

    - **Processus plus clairs** : Réduire le nombre de formulaires, harmoniser les documents requis et simplifier le langage utilisé.

    - **Dématérialisation accessible** : Concevoir des sites web intuitifs, compatibles avec les dispositifs mobiles et adaptés aux personnes en situation de handicap.

2. **Formation des professionnels**

    - **Sensibilisation à l'accueil** : Former les agents administratifs à l'écoute active, à l'empathie et à la communication interculturelle.

- o **Compétences numériques** : Équiper les travailleurs sociaux et les médiateurs pour qu'ils puissent aider les usagers à utiliser les outils en ligne.

3. **Renforcement du soutien communautaire**

    - o **Réseaux de bénévoles** : Encourager le volontariat pour aider les personnes dans leurs démarches.

    - o **Partenariats avec les associations** : Collaborer avec des organisations locales pour toucher les populations marginalisées.

4. **Accessibilité des informations**

    - o **Multilinguisme** : Proposer des documents et des services dans les langues les plus parlées par les usagers.

    - o **Supports variés** : Utiliser des vidéos, des infographies et des ateliers pratiques pour expliquer les démarches.

Cas pratiques d'aide administrative

- **Les Maisons France Services**
  En France, les Maisons France Services offrent un guichet unique où les citoyens peuvent accéder à une multitude de services administratifs. Des agents formés accompagnent les usagers dans leurs démarches, qu'il s'agisse de déclarations fiscales, de demandes de prestations sociales ou de renouvellement de documents d'identité.

- **Les Points Justice**
  Ces structures permettent aux personnes d'obtenir des conseils juridiques gratuits, de comprendre leurs droits et de se faire accompagner dans des procédures judiciaires ou administratives.

- **Les associations d'aide aux migrants**
  Des organisations comme la Cimade ou France Terre d'Asile offrent un soutien spécifique aux personnes étrangères, en les aidant à régulariser leur situation, à accéder aux soins ou à l'emploi.

Rôle des technologies dans l'aide administrative

1. **Applications mobiles**
   Des applications dédiées peuvent guider les usagers pas à pas dans leurs démarches, envoyer des rappels de dates limites ou permettre de scanner et d'envoyer des documents.

2. **Chatbots et assistance virtuelle**
   Les chatbots peuvent répondre aux questions fréquentes, orienter les usagers et les aider à naviguer sur les sites administratifs.

3. **Plateformes collaboratives**
   Des forums et des communautés en ligne permettent aux individus de partager leurs expériences, de s'entraider et de trouver des solutions aux problèmes rencontrés.

- Présence lors des derniers instants

La présence lors des derniers instants de la vie d'une personne est un acte profondément humain et empreint de sens. Elle représente un soutien essentiel pour le patient en fin de vie, en lui apportant réconfort, dignité et respect. Cette présence attentive et bienveillante permet d'accompagner le patient dans ses derniers moments, en veillant à ce que ses besoins physiques, émotionnels et spirituels soient pris en compte. Comprendre l'importance de cette présence et savoir comment la manifester est crucial pour les proches, les soignants et tous ceux qui souhaitent offrir un accompagnement significatif.

L'importance de la présence auprès du patient en fin de vie

1. **Soutien émotionnel**
   La fin de vie est souvent une période de vulnérabilité, marquée par des sentiments de peur, d'anxiété, de tristesse ou de solitude. La présence d'une personne aimante peut apporter un réconfort immense au patient, en l'aidant à se sentir moins isolé et en renforçant son sentiment de sécurité. Le simple fait de savoir que quelqu'un est là, prêt à écouter ou à partager un moment de silence, peut apaiser les inquiétudes et les angoisses.

2. **Communication et écoute**
   Être présent, c'est aussi offrir une écoute attentive. Le patient peut ressentir le besoin de partager ses pensées, ses souvenirs, ses regrets ou ses souhaits. Une communication ouverte et sincère permet d'exprimer des émotions refoulées et de trouver un certain apaisement. Il est important de créer un espace où le patient se sent libre de parler sans craindre le jugement ou l'incompréhension.

3. **Respect des souhaits du patient**
   La présence aux côtés du patient permet de s'assurer que ses volontés sont respectées, qu'il s'agisse de décisions médicales, de choix concernant les soins palliatifs ou de préférences pour les rites de fin de vie. Cela renforce sa dignité et son autonomie jusqu'au dernier moment, en honorant ses choix personnels et ses valeurs profondes.

4. **Accompagnement spirituel**
   Pour beaucoup, la fin de vie est un moment de réflexion spirituelle ou religieuse. La présence peut inclure le soutien dans les pratiques spirituelles du patient, en respectant ses croyances et en facilitant l'accès aux ressources nécessaires, comme la visite d'un représentant religieux ou la mise à disposition d'objets symboliques.

5. **Soutien aux proches**
La présence lors des derniers instants n'est pas seulement bénéfique pour le patient, mais aussi pour sa famille et ses amis. Elle offre un espace de soutien mutuel, permettant aux proches de partager leurs émotions, de se réconforter et de faire face ensemble à cette épreuve. Elle peut également aider à atténuer le sentiment d'impuissance que l'on peut éprouver en accompagnant un être cher en fin de vie.

Comment manifester une présence bienveillante

1. **Présence physique et attention**
Être physiquement présent, en restant près du patient, peut avoir un impact profond. Des gestes simples comme tenir la main, ajuster un oreiller ou offrir un verre d'eau témoignent de l'attention portée à son confort. Il est important de rester attentif à ses besoins sans envahir son espace personnel, en respectant ses signaux et ses préférences.

2. **Écoute active**
Permettre au patient de s'exprimer librement, sans interruption, est essentiel. Poser des questions ouvertes, montrer de l'empathie et valider ses sentiments sont des éléments clés d'une écoute active. Il s'agit de créer un environnement où le patient se sent en confiance pour partager ce qu'il ressent.

3. **Communication non verbale**
Parfois, les mots ne sont pas nécessaires ou le patient peut être incapable de parler. La communication non verbale, comme un sourire, un regard bienveillant ou simplement le fait d'être assis en silence à ses côtés, peut transmettre beaucoup de soutien et de réconfort.

4. **Respect des besoins individuels**
Chaque personne est unique dans sa façon de vivre la fin

de vie. Certains patients peuvent préférer le silence, d'autres la conversation ou la musique. Il est essentiel de s'adapter à leurs préférences, de respecter leurs limites et de ne pas imposer sa propre vision des choses.

5. **Facilitation des rites et des pratiques**
Aider le patient à accomplir ses rituels spirituels ou religieux, écouter ses morceaux de musique préférés, ou regarder ensemble des photos de famille peut apporter un grand réconfort. Ces moments permettent de célébrer la vie du patient et de renforcer les liens affectifs.

6. **Coordination avec l'équipe soignante**
Collaborer avec les professionnels de santé pour s'assurer que les besoins du patient sont satisfaits est crucial. Cela inclut la gestion de la douleur, le confort physique et le soutien psychologique. Une communication ouverte avec l'équipe soignante permet d'anticiper les besoins et de réagir rapidement aux changements de l'état du patient.

Les défis de la présence en fin de vie

1. **Gestion des émotions**
Accompagner une personne en fin de vie peut être émotionnellement éprouvant. Il est normal de ressentir de la tristesse, de la peur ou de l'impuissance. Il est important de reconnaître ses propres émotions, de ne pas les refouler, et de chercher du soutien auprès d'amis, de la famille ou de professionnels si nécessaire.

2. **Communication difficile**
Le patient peut avoir des difficultés à communiquer en raison de la fatigue, de la douleur ou de troubles cognitifs. Il faut alors faire preuve de patience, utiliser des moyens alternatifs de communication comme les gestes, et être attentif aux signaux non verbaux.

3. **Conflits familiaux**
Les tensions ou désaccords entre les membres de la

famille peuvent survenir, surtout en situation de stress. Une communication ouverte et respectueuse est essentielle pour apaiser les conflits. Parfois, l'intervention d'un médiateur ou d'un professionnel peut aider à rétablir un dialogue constructif.

4. **Limites personnelles**
Il est important de reconnaître ses propres limites en tant qu'accompagnant. Prendre soin de soi, faire des pauses, et accepter l'aide des autres sont essentiels pour pouvoir soutenir le patient de manière efficace et durable.

Le rôle des professionnels de santé

1. **Soutien multidisciplinaire**
Les médecins, infirmières, psychologues, assistants sociaux et autres professionnels travaillent ensemble pour offrir un soutien complet au patient et à sa famille. Ils veillent à la gestion des symptômes, au confort physique et au soutien émotionnel.

2. **Formation et sensibilisation**
Les professionnels de santé sont formés pour accompagner les patients en fin de vie, comprendre leurs besoins spécifiques et offrir une présence adaptée. Ils peuvent également guider les proches sur la manière de soutenir le patient.

3. **Soutien aux familles**
Les soignants jouent un rôle clé en offrant des informations claires, en répondant aux questions et en soutenant les proches dans cette période difficile. Ils peuvent orienter vers des ressources supplémentaires, comme des groupes de soutien ou des services d'aide à domicile.

Les aspects culturels et spirituels

1. **Respect des croyances**
   Les pratiques et les croyances concernant la mort varient selon les cultures et les religions. Il est essentiel de respecter les rites, les cérémonies et les traditions qui sont importants pour le patient et sa famille, en veillant à ce qu'ils puissent être réalisés dans la mesure du possible.

2. **Adaptation des soins**
   Les professionnels de santé doivent être sensibles aux besoins culturels et spirituels, en adaptant les soins pour qu'ils soient conformes aux valeurs et aux souhaits du patient. Cela peut inclure des aménagements spécifiques, comme la présence d'un aumônier ou l'ajustement des soins pour respecter des pratiques religieuses.

Après le décès

1. **Accompagnement du deuil**
   La présence ne s'arrête pas nécessairement au moment du décès. Offrir un soutien aux proches dans les premiers moments du deuil est important. Cela peut inclure une écoute attentive, des gestes de réconfort ou l'orientation vers des ressources d'accompagnement.

2. **Rites funéraires**
   Faciliter la réalisation des rites funéraires conformément aux souhaits du défunt et de sa famille est une manière de respecter sa mémoire et de permettre aux proches de commencer le processus de deuil de manière apaisée.

3. **Soutien psychologique**
   Le deuil est un processus complexe qui peut nécessiter un soutien professionnel. Orienter les proches vers des conseillers, des psychologues ou des groupes de parole peut les aider à traverser cette période difficile.

Chapitre 7

Technologies et Innovations en Gériatrie

E-santé et Télémédecine

- Utilisation des dispositifs connectés pour le suivi des patients

L'intégration des technologies numériques dans le domaine de la santé a révolutionné la manière dont les patients sont suivis et soignés. Les dispositifs connectés jouent un rôle clé dans cette transformation, offrant de nouvelles opportunités pour améliorer la qualité des soins, renforcer l'engagement des patients et optimiser les ressources du système de santé. Cet écrit explore en profondeur l'utilisation des dispositifs connectés pour le suivi des patients, en examinant leurs types, avantages, défis et perspectives futures.

Qu'est-ce que les dispositifs connectés ?

Les dispositifs connectés, également appelés objets connectés ou Internet des objets (IoT) en santé, sont des appareils électroniques dotés de capteurs et de capacités de communication sans fil. Ils collectent, transmettent et parfois analysent des données relatives à la santé des patients, permettant une surveillance continue et à distance. Ces dispositifs peuvent être portés, implantés ou installés dans l'environnement du patient.

Types de dispositifs connectés pour le suivi des patients

1. **Dispositifs portables (wearables)**

    - **Montres intelligentes et bracelets d'activité** : Mesurent la fréquence cardiaque, l'activité physique, le sommeil et d'autres paramètres vitaux.
    - **Capteurs de glycémie en continu** : Pour les patients diabétiques, ils surveillent les niveaux de glucose et alertent en cas d'anomalies.
    - **Patchs connectés** : Adhésifs cutanés qui collectent des données telles que la température corporelle, le rythme cardiaque ou la respiration.

2. **Dispositifs implantables**

    o **Stimulateurs cardiaques connectés** : Permettent de surveiller le fonctionnement du cœur et de détecter les arythmies.
    o **Pompes à insuline intelligentes** : Régulent automatiquement l'administration d'insuline en fonction des besoins du patient.

3. **Capteurs à domicile**

    o **Balances connectées** : Suivent le poids et l'indice de masse corporelle, utiles pour la gestion de l'insuffisance cardiaque ou rénale.
    o **Oxymètres de pouls** : Mesurent la saturation en oxygène du sang, crucial pour les patients souffrant de maladies respiratoires.
    o **Systèmes de surveillance de l'environnement** : Détectent les chutes, les mouvements ou les anomalies dans les habitudes de vie des patients âgés.

Avantages de l'utilisation des dispositifs connectés

1. **Surveillance en temps réel**
Les dispositifs connectés offrent une surveillance continue des paramètres de santé, permettant une détection précoce des anomalies et une intervention rapide en cas de besoin. Cela réduit les risques de complications et améliore les résultats cliniques.

2. **Amélioration de la gestion des maladies chroniques**
Pour les patients atteints de maladies chroniques comme le diabète, l'hypertension ou l'insuffisance cardiaque, ces dispositifs facilitent un suivi régulier et personnalisé, aidant à maintenir la maladie sous contrôle et à prévenir les hospitalisations.

3. **Engagement et responsabilisation des patients**
   L'accès aux données personnelles de santé encourage les patients à participer activement à leur propre prise en charge. Ils peuvent suivre leurs progrès, comprendre l'impact de leurs actions sur leur santé et adopter des comportements plus sains.

4. **Réduction des coûts de santé**
   En diminuant le nombre de consultations physiques inutiles et en prévenant les hospitalisations, les dispositifs connectés contribuent à optimiser les ressources du système de santé et à réduire les dépenses globales.

Défis et considérations

1. **Protection des données et confidentialité**
   La collecte et la transmission de données sensibles soulèvent des préoccupations en matière de sécurité et de respect de la vie privée. Il est essentiel de garantir que les informations sont protégées contre les accès non autorisés et les cyberattaques.

2. **Fiabilité et exactitude des données**
   La précision des mesures est cruciale pour une prise de décision clinique appropriée. Les dispositifs doivent être validés cliniquement et régulièrement étalonnés pour assurer la fiabilité des données.

3. **Écart numérique et accessibilité**
   Tous les patients n'ont pas un accès égal aux technologies numériques. Les disparités socio-économiques, le manque de compétences numériques ou l'absence de couverture réseau peuvent limiter l'utilisation de ces dispositifs.

4. **Intégration aux systèmes de santé existants**
   Pour être pleinement efficaces, les dispositifs connectés doivent être compatibles avec les dossiers médicaux électroniques et les systèmes informatiques des établissements de santé. Cela nécessite des normes

d'interopérabilité et une collaboration entre les acteurs du secteur.

Cas d'utilisation

1. **Surveillance des maladies cardiovasculaires**
   Les dispositifs peuvent détecter les anomalies du rythme cardiaque, surveiller la tension artérielle et alerter en cas de signes précurseurs d'infarctus ou d'accident vasculaire cérébral.

2. **Gestion du diabète**
   Les capteurs de glycémie en continu et les pompes à insuline connectées permettent une gestion plus précise de la glycémie, réduisant les risques d'hyperglycémie ou d'hypoglycémie.

3. **Suivi des patients âgés**
   Les capteurs de mouvement et les systèmes d'alerte peuvent détecter les chutes ou les changements dans les habitudes de vie, permettant une intervention rapide et prévenant la détérioration de l'état de santé.

4. **Suivi de la rééducation**
   Les dispositifs peuvent mesurer les progrès physiques des patients en rééducation, fournir des feedbacks en temps réel et adapter les programmes d'exercices en conséquence.

Impact sur le système de santé

1. **Amélioration de la prise de décision clinique**
   L'accès à des données précises et actualisées permet aux professionnels de santé de prendre des décisions éclairées, d'ajuster les traitements et de personnaliser les soins en fonction des besoins individuels.

2. **Réduction des hospitalisations**
   La surveillance proactive permet de détecter les problèmes

avant qu'ils ne nécessitent une hospitalisation, améliorant ainsi la qualité de vie des patients et réduisant la charge sur les établissements de santé.

3. **Personnalisation des soins**
Les données collectées permettent de mieux comprendre les schémas de santé des patients, conduisant à des interventions plus ciblées et efficaces.

Rôle des professionnels de santé

1. **Interprétation des données**
Les médecins et les infirmières doivent être formés pour analyser les informations fournies par les dispositifs connectés, identifier les tendances et réagir de manière appropriée.

2. **Communication avec les patients**
Une bonne communication est essentielle pour expliquer aux patients l'importance du suivi, comment utiliser les dispositifs et interpréter les résultats.

3. **Adaptation des pratiques cliniques**
L'intégration des dispositifs connectés nécessite une adaptation des processus cliniques, y compris la gestion des flux de données et la coordination avec d'autres professionnels de santé.

Perspectives futures

1. **Intelligence artificielle et analyse prédictive**
L'utilisation de l'IA peut aider à analyser de grandes quantités de données, identifier des schémas complexes et prédire les événements de santé, permettant une intervention encore plus précoce.

2. **Innovations technologiques**
Le développement de nouveaux capteurs, dispositifs

miniaturisés et technologies non invasives continuera d'élargir les possibilités de surveillance.

3. **Réglementation et normes**
   L'élaboration de cadres réglementaires clairs est nécessaire pour assurer la sécurité, l'efficacité et la protection des données associées à l'utilisation des dispositifs connectés.

- Avantages et limites de la télésurveillance

La **télésurveillance**, également connue sous le nom de télémonitoring, est l'utilisation des technologies de l'information et de la communication pour surveiller à distance l'état de santé des patients. Elle permet aux professionnels de santé de suivre les patients en temps réel, sans nécessiter leur présence physique. Cette approche innovante offre de nombreux avantages, mais présente également certaines limites qu'il est important de considérer pour une utilisation efficace et éthique.

Avantages de la télésurveillance

1. **Amélioration de l'accès aux soins**

   o **Réduction des déplacements** : Les patients, en particulier ceux vivant dans des zones rurales ou éloignées, peuvent accéder aux services de santé sans avoir à se déplacer, ce qui est particulièrement bénéfique pour les personnes à mobilité réduite.

   o **Disponibilité accrue des professionnels de santé** : La télésurveillance permet aux médecins de suivre un plus grand nombre de patients en optimisant leur temps et leurs ressources.

2. **Suivi continu et personnalisé**

    o **Détection précoce des complications** : La surveillance en temps réel des signes vitaux et des paramètres de santé permet d'identifier rapidement les anomalies et d'intervenir avant que la situation ne s'aggrave.

    o **Personnalisation des soins** : Les données collectées permettent d'adapter les traitements aux besoins spécifiques de chaque patient, améliorant ainsi l'efficacité des interventions.

3. **Amélioration de la qualité de vie des patients**

    o **Autonomie accrue** : Les patients peuvent gérer leur santé depuis leur domicile, ce qui renforce leur indépendance et leur confort.

    o **Réduction du stress et de l'anxiété** : Le fait de savoir que leur état de santé est surveillé en permanence peut rassurer les patients et leurs proches.

4. **Optimisation des ressources du système de santé**

    o **Réduction des hospitalisations** : En prévenant les complications, la télésurveillance contribue à diminuer le nombre d'hospitalisations et la durée des séjours à l'hôpital.

    o **Efficacité économique** : Moins de consultations physiques et d'hospitalisations entraînent des économies pour le système de santé.

5. **Promotion de l'engagement du patient**

    o **Responsabilisation** : Les patients deviennent acteurs de leur propre santé, ce qui peut améliorer l'observance des traitements et encourager des comportements plus sains.

- **Éducation à la santé** : L'accès aux données personnelles de santé favorise une meilleure compréhension de leur condition par les patients.

Limites de la télésurveillance

1. **Questions de confidentialité et de sécurité des données**

    - **Protection des informations sensibles** : La transmission et le stockage des données de santé soulèvent des préoccupations en matière de confidentialité. Des mesures robustes de cybersécurité sont nécessaires pour prévenir les violations de données.

    - **Conformité réglementaire** : Les professionnels de santé et les fournisseurs de services doivent respecter les lois sur la protection des données, comme le Règlement général sur la protection des données (RGPD) en Europe.

2. **Dépendance technologique**

    - **Fiabilité des dispositifs** : Les dysfonctionnements ou les pannes des équipements peuvent compromettre la surveillance et la sécurité du patient.

    - **Obsolescence technologique** : Les technologies évoluent rapidement, ce qui peut rendre les dispositifs rapidement dépassés et nécessiter des mises à jour ou des remplacements fréquents.

3. **Inégalités d'accès**

    o **Fracture numérique** : Tous les patients n'ont pas accès à une connexion Internet fiable ou ne possèdent pas les compétences numériques nécessaires pour utiliser les dispositifs de télésurveillance.

    o **Coûts pour les patients** : L'acquisition et l'entretien des équipements peuvent représenter un coût significatif pour certains patients, limitant ainsi l'accessibilité.

4. **Relation patient-professionnel de santé**

    o **Moindre interaction humaine** : La diminution des consultations en personne peut affecter la qualité de la relation entre le patient et le professionnel de santé, ce qui peut influencer l'efficacité du soin.

    o **Risque de surinformation** : Un afflux de données peut submerger les professionnels de santé, rendant difficile le tri des informations pertinentes.

5. **Limites cliniques**

    o **Fiabilité des mesures à distance** : Certaines données collectées peuvent être moins précises que celles obtenues en milieu clinique, ce qui peut affecter les décisions médicales.

    o **Non-adapté à toutes les pathologies** : La télésurveillance n'est pas toujours appropriée pour certains patients ou conditions médicales nécessitant une évaluation physique directe.

6. Aspects juridiques et éthiques

    o **Responsabilité médicale** : Les questions liées à la responsabilité en cas de mauvaise interprétation des données ou de retard dans l'intervention peuvent être complexes.

    o **Consentement éclairé** : Il est essentiel que les patients comprennent les implications de la télésurveillance et donnent leur consentement en connaissance de cause.

Perspectives et recommandations

Pour maximiser les avantages de la télésurveillance tout en atténuant ses limites, plusieurs actions peuvent être envisagées :

- **Renforcement de la sécurité des données** : Mettre en place des protocoles de sécurité avancés et assurer la conformité avec les réglementations en vigueur pour protéger la confidentialité des patients.

- **Formation des patients et des professionnels** : Offrir des formations pour améliorer les compétences numériques des patients et aider les professionnels de santé à gérer efficacement les données collectées.

- **Accessibilité universelle** : Développer des solutions pour réduire la fracture numérique, notamment en proposant des dispositifs adaptés et en facilitant l'accès à une connexion Internet fiable.

- **Intégration hybride des soins** : Combiner la télésurveillance avec des consultations en personne pour maintenir une relation solide entre le patient et le professionnel de santé.

- **Évaluation continue** : Mener des recherches et des études pour évaluer l'efficacité de la télésurveillance dans différents contextes cliniques et ajuster les pratiques en conséquence.

- Impact sur le rôle de l'aide-soignant

L'aide-soignant occupe une place centrale dans le système de santé, étant souvent en première ligne pour fournir des soins directs aux patients. Les évolutions récentes dans le domaine de la santé, qu'elles soient technologiques, organisationnelles ou éthiques, ont un impact significatif sur le rôle de l'aide-soignant. Ces changements nécessitent une adaptation constante pour répondre aux besoins complexes et variés des patients, tout en respectant les réglementations en vigueur.

Élargissement des compétences et responsabilités

1. **Approche holistique des soins**
   - **Prise en charge globale du patient** : L'aide-soignant est désormais encouragé à considérer non seulement les besoins physiques du patient, mais aussi ses dimensions psychologiques, sociales et spirituelles. Cette approche globale nécessite une compréhension approfondie de l'individualité de chaque patient.
   - **Participation à l'évaluation des besoins** : En travaillant en étroite collaboration avec les infirmiers et les autres membres de l'équipe soignante, l'aide-soignant contribue à l'évaluation des besoins du patient, en fournissant des informations précieuses grâce à sa proximité avec celui-ci.
2. **Renforcement du rôle dans la communication**
   - **Présence et écoute bienveillante** : L'aide-soignant joue un rôle clé dans le soutien émotionnel des

patients, en offrant une écoute attentive et en étant présent lors des moments difficiles.
- **Médiation avec la famille** : Il peut servir de lien entre le patient, sa famille et l'équipe médicale, facilitant la communication et aidant à clarifier les informations.

3. **Gestion des technologies de santé**

    - **Utilisation des dispositifs connectés** : Avec l'introduction de la télésurveillance et des dispositifs médicaux connectés, l'aide-soignant doit acquérir des compétences technologiques pour assister les patients dans l'utilisation de ces outils.
    - **Formation continue** : La nécessité de se former aux nouvelles technologies et aux protocoles associés est devenue essentielle pour rester efficace et pertinent dans son rôle.

Adaptation aux nouvelles pratiques de soins

1. **Prévention des infections et hygiène**

    - **Maîtrise des techniques d'hygiène** : L'aide-soignant est directement impliqué dans l'application des protocoles de désinfection et de stérilisation, ainsi que dans l'utilisation appropriée des équipements de protection individuelle (EPI).
    - **Éducation des patients** : Il participe à l'éducation des patients sur les bonnes pratiques d'hygiène, contribuant à la prévention des infections nosocomiales.

2. **Gestion des déchets et respect de l'environnement**

    - **Classification et élimination des déchets** : Une connaissance approfondie des différentes catégories de déchets et des procédures

    d'élimination sécurisée est nécessaire pour assurer la sécurité et la conformité réglementaire.
  - **Sensibilisation à l'écologie** : L'aide-soignant peut jouer un rôle dans la promotion de pratiques écologiques au sein de l'établissement de santé.

3. **Prise en charge de la fin de vie**

   - **Accompagnement des patients en fin de vie** : L'aide-soignant est souvent présent lors des derniers instants, offrant un soutien émotionnel et veillant au confort du patient.
   - **Respect des rites et des croyances** : Il doit être attentif aux souhaits du patient et de sa famille concernant les rites religieux ou culturels, assurant un environnement respectueux et digne.

Prévention des risques professionnels

1. **Prévention des troubles musculosquelettiques (TMS)**

   - **Application des principes d'ergonomie** : En adoptant des postures adéquates et en utilisant correctement les équipements, l'aide-soignant protège sa santé physique.
   - **Formation aux gestes et postures** : La participation à des formations régulières permet de maintenir un haut niveau de compétence dans la manipulation des patients et des charges.

2. **Gestion du stress et bien-être au travail**

   - **Développement de compétences en gestion du stress** : Face à des situations parfois éprouvantes, l'aide-soignant doit apprendre à gérer son stress pour préserver sa santé mentale.

- **Soutien institutionnel** : Les établissements de santé ont un rôle à jouer en offrant des ressources et un environnement de travail favorable.

Conformité aux réglementations et normes professionnelles

1. **Respect des protocoles et procédures**

    - **Mise à jour régulière des connaissances** : Les réglementations en matière de santé évoluent, et l'aide-soignant doit se tenir informé des changements pour assurer une pratique conforme.
    - **Participation à des formations obligatoires** : Certaines formations, comme celles sur l'hygiène ou la gestion des déchets, sont essentielles pour maintenir la conformité légale.

2. **Éthique et confidentialité**

    - **Respect du secret professionnel** : L'aide-soignant est tenu de préserver la confidentialité des informations concernant les patients.
    - **Approche éthique des soins** : Il doit agir avec intégrité, respect et compassion, en tenant compte des droits et de la dignité de chaque patient.

Développement professionnel continu

1. **Formation et spécialisation**

    - **Accès à des formations complémentaires** : Pour répondre aux besoins changeants du secteur de la santé, l'aide-soignant peut se spécialiser dans des domaines tels que la gériatrie, la pédiatrie ou les soins palliatifs.
    - **Évolution de carrière** : Des opportunités de progression, comme devenir assistant de soins en

gérontologie ou aide-soignant référent, sont possibles avec une formation adéquate.

2. **Travail en équipe pluridisciplinaire**

    o **Collaboration interprofessionnelle** : L'aide-soignant travaille en étroite collaboration avec les infirmiers, les médecins, les kinésithérapeutes et autres professionnels, contribuant à une prise en charge globale du patient.
    o **Communication efficace** : Le partage d'informations pertinentes et la participation aux réunions d'équipe sont essentiels pour une coordination optimale des soins.

Impact des technologies sur le rôle de l'aide-soignant

1. **Digitalisation des soins**

    o **Utilisation des logiciels de santé** : La maîtrise des outils informatiques pour la saisie des données patients, la planification des soins et la communication interne est devenue indispensable.
    o **Téléconsultation et télésurveillance** : L'aide-soignant peut être amené à assister le patient lors de téléconsultations, en assurant le bon fonctionnement des dispositifs et en soutenant le patient.

2. **Intelligence artificielle et automatisation**

    o **Adaptation aux nouvelles technologies** : Avec l'introduction de robots d'assistance ou d'applications d'IA, l'aide-soignant doit apprendre à intégrer ces outils dans sa pratique quotidienne.
    o **Maintien de l'humanisation des soins** : Malgré l'automatisation croissante, le rôle de l'aide-

soignant en tant que lien humain reste essentiel pour le bien-être du patient.

Aides Techniques et Domotique

- Présentation des outils facilitant l'autonomie (lits intelligents, capteurs de mouvement)

L'autonomie est un enjeu crucial pour les personnes âgées, les individus en situation de handicap ou les patients en convalescence. Les technologies modernes offrent aujourd'hui des solutions innovantes pour améliorer leur qualité de vie et leur indépendance au quotidien. Parmi ces solutions, les lits intelligents et les capteurs de mouvement occupent une place prépondérante. Ces dispositifs, intégrés dans des environnements domestiques ou institutionnels, permettent non seulement de faciliter les activités quotidiennes, mais aussi d'assurer la sécurité et le bien-être des utilisateurs. Cet exposé vise à présenter ces outils, leurs fonctionnalités, leurs avantages et leur impact sur l'autonomie des personnes concernées.

I. Les lits intelligents

1. **Définition et caractéristiques**

    Les lits intelligents sont des dispositifs équipés de technologies avancées pour offrir un confort optimal, surveiller la santé de l'utilisateur et faciliter les soins. Ils intègrent des capteurs, des actionneurs et des systèmes de communication pour interagir avec l'utilisateur et les professionnels de santé.

2. **Fonctionnalités principales**

    o **Réglage automatique de la position** : Inclinaison du matelas pour faciliter la respiration, la digestion ou la circulation sanguine.

- **Surveillance des signes vitaux** : Capteurs intégrés pour mesurer le rythme cardiaque, la respiration, la température corporelle.
- **Détection de mouvement** : Identification des mouvements nocturnes pour analyser la qualité du sommeil.
- **Alertes en cas d'anomalie** : Notifications envoyées aux aidants ou aux professionnels de santé en cas de chute ou de paramètres vitaux anormaux.
- **Connectivité** : Intégration avec des applications mobiles ou des systèmes domotiques pour un contrôle à distance.

3. **Avantages pour l'utilisateur**

    - **Confort personnalisé** : Adaptation du lit aux préférences de l'utilisateur pour un meilleur repos.
    - **Sécurité accrue** : Surveillance continue pour prévenir les accidents domestiques.
    - **Autonomie renforcée** : Possibilité de contrôler le lit sans assistance, grâce à des interfaces simples ou des commandes vocales.
    - **Suivi de santé** : Collecte de données pour un suivi médical plus précis.

4. **Applications pratiques**

    - **Soins à domicile** : Permet aux personnes fragiles de rester chez elles en toute sécurité.
    - **Établissements de santé** : Facilite le travail du personnel soignant et améliore le confort des patients.
    - **Hôtellerie** : Offre un confort haut de gamme aux clients, avec des options de personnalisation.

II. Les capteurs de mouvement

1. Définition et types de capteurs

Les capteurs de mouvement sont des dispositifs électroniques qui détectent les déplacements dans un espace donné. Ils utilisent diverses technologies telles que l'infrarouge, les ultrasons, les radars ou les caméras optiques.

2. Fonctionnalités principales

- **Détection de présence** : Identification de la présence d'une personne dans une pièce.
- **Suivi des déplacements** : Analyse des mouvements pour détecter les habitudes ou les anomalies.
- **Détection des chutes** : Systèmes capables de reconnaître une chute et d'alerter immédiatement les secours.
- **Intégration domotique** : Contrôle automatique de l'éclairage, du chauffage ou des appareils électroménagers en fonction de la présence.

3. Avantages pour l'utilisateur

- **Sécurité renforcée** : Réduction des risques d'accidents domestiques grâce à une surveillance discrète.
- **Autonomie préservée** : Les utilisateurs peuvent se déplacer librement sans l'intervention constante d'un tiers.
- **Confort amélioré** : Les équipements domestiques s'adaptent automatiquement aux besoins de l'utilisateur.
- **Tranquillité d'esprit pour les proches** : Les familles peuvent être informées en temps réel en cas de problème.

4. **Applications pratiques**

    o **Domiciles connectés** : Amélioration du confort et de la sécurité au sein du foyer.
    o **Maisons de retraite et EHPAD** : Surveillance des résidents pour prévenir les incidents.
    o **Hôpitaux** : Aide au suivi des patients à risque de chute ou de fugue.
    o **Espaces publics** : Gestion de l'éclairage ou du chauffage pour économiser de l'énergie.

III. Impact sur l'autonomie des utilisateurs

1. **Renforcement de l'indépendance**

    o **Autogestion des besoins** : Les utilisateurs peuvent ajuster leur environnement sans assistance.
    o **Réduction de la dépendance** : Moins besoin d'une présence constante d'un aidant ou d'un soignant.

2. **Amélioration de la qualité de vie**

    o **Confort accru** : Les technologies s'adaptent aux préférences individuelles.
    o **Sécurité** : Prévention des accidents et intervention rapide en cas d'urgence.
    o **Confiance en soi** : Sentiment de contrôle sur son environnement et sa santé.

3. **Interaction sociale**

    o **Communication facilitée** : Les dispositifs peuvent inclure des fonctionnalités pour rester en contact avec les proches.
    o **Participation active** : Les utilisateurs sont encouragés à s'impliquer dans la gestion de leur santé.

IV. Considérations et défis

1. Confidentialité et protection des données

- **Gestion des informations personnelles** : Importance de sécuriser les données collectées.
- **Conformité légale** : Respect des réglementations telles que le RGPD.

2. Acceptation technologique

- **Barrières à l'adoption** : Résistance au changement ou difficultés d'utilisation pour certaines personnes.
- **Formation et support** : Nécessité d'accompagner les utilisateurs dans la prise en main des technologies.

3. Coût et accessibilité

- **Investissement initial** : Les dispositifs peuvent être onéreux.
- **Inégalités d'accès** : Risque de creuser le fossé entre les populations.

4. Fiabilité et maintenance

- **Pannes et dysfonctionnements** : Impact potentiel sur la sécurité de l'utilisateur.
- **Mises à jour** : Besoin de maintenir les systèmes à jour pour garantir leur efficacité.

V. Perspectives d'avenir

1. Intégration de l'intelligence artificielle

- **Personnalisation avancée** : Adaptation automatique aux habitudes et aux besoins changeants de l'utilisateur.

- o **Analyse prédictive** : Anticipation des risques et des besoins futurs.

2. **Développement de normes et standards**

    - o **Interopérabilité** : Faciliter la communication entre différents dispositifs et plateformes.
    - o **Sécurité renforcée** : Mise en place de protocoles pour protéger les données.

3. **Accessibilité accrue**

    - o **Démocratisation des technologies** : Réduction des coûts grâce à l'innovation et à la production de masse.
    - o **Programmes d'aide** : Subventions ou assurances pour aider à l'acquisition des dispositifs.

- Formation à l'utilisation des équipements modernes

L'évolution rapide des technologies a conduit à l'intégration d'équipements modernes dans de nombreux secteurs, tels que la santé, l'industrie, l'éducation et les services. Ces équipements, qu'il s'agisse de dispositifs médicaux avancés, de machines industrielles automatisées ou d'outils numériques innovants, offrent des avantages considérables en termes d'efficacité, de précision et de productivité. Cependant, pour exploiter pleinement le potentiel de ces technologies, une formation adéquate à leur utilisation est essentielle. Cette formation permet aux professionnels de maîtriser les outils modernes, d'améliorer la qualité de leur travail et d'assurer leur propre sécurité ainsi que celle des autres.

I. Importance de la formation aux équipements modernes

1. **Optimisation de l'efficacité et de la productivité**
   La maîtrise des équipements modernes permet aux

utilisateurs de maximiser leur efficacité. Une formation appropriée garantit que les employés comprennent toutes les fonctionnalités des outils, réduisant ainsi le temps nécessaire pour accomplir les tâches et minimisant les erreurs.

2. **Sécurité des utilisateurs et des patients**
Dans des secteurs comme la santé ou l'industrie, une mauvaise utilisation des équipements peut entraîner des risques pour la sécurité. La formation assure que les utilisateurs connaissent les protocoles de sécurité, les procédures d'urgence et les bonnes pratiques pour éviter les accidents.

3. **Amélioration de la qualité des services et des soins**
Une utilisation compétente des équipements modernes se traduit par une meilleure qualité des services offerts. Dans le domaine de la santé, par exemple, cela peut conduire à des diagnostics plus précis et à des soins plus efficaces.

4. **Adaptation aux évolutions technologiques**
Les technologies évoluent constamment. Une formation continue permet aux professionnels de rester à jour, d'adopter rapidement de nouvelles méthodes de travail et de conserver un avantage concurrentiel.

II. Types d'équipements modernes nécessitant une formation

1. **Équipements médicaux**

   - **Dispositifs d'imagerie médicale** : IRM, scanners, échographes.
   - **Dispositifs connectés** : Moniteurs de signes vitaux, pompes à perfusion intelligentes.
   - **Robots chirurgicaux** : Systèmes d'assistance à la chirurgie mini-invasive.
   - **Logiciels médicaux** : Dossiers patients informatisés, outils de télémédecine.

2. **Machines industrielles automatisées**

    o **Robots industriels** : Bras articulés pour l'assemblage, la soudure, la peinture.
    o **Imprimantes 3D** : Fabrication additive pour prototypage ou production.
    o **Systèmes de contrôle numérique** : Machines-outils commandées par ordinateur.

3. **Outils numériques et logiciels**

    o **Logiciels de gestion intégrée** : ERP, CRM pour la gestion des ressources et des relations clients.
    o **Applications de réalité virtuelle et augmentée** : Formation, conception, maintenance.
    o **Plateformes collaboratives** : Outils de travail à distance et de gestion de projets.

4. **Technologies de l'information et de la communication**

    o **Systèmes de communication unifiée** : Intégration de la voix, de la vidéo et des données.
    o **Cyber-sécurité** : Outils et protocoles pour protéger les informations sensibles.

III. Méthodes de formation à l'utilisation des équipements modernes

1. **Formation en présentiel**

    o **Ateliers pratiques** : Sessions interactives avec des formateurs expérimentés.
    o **Démonstrations en direct** : Présentation des équipements en situation réelle.

2. **Formation en ligne (e-learning)**

    o **Modules interactifs** : Cours en ligne avec vidéos, quiz et évaluations.

- ○ **Webinaires** : Sessions en direct avec possibilité de poser des questions.

3. **Apprentissage mixte (blended learning)**

    - ○ **Combinaison des méthodes** : Alternance de cours en ligne et de formation en présentiel pour une flexibilité optimale.

4. **Formation sur le lieu de travail**

    - ○ **Mentorat** : Accompagnement par des collègues expérimentés.
    - ○ **Formation sur le tas** : Apprentissage en situation réelle sous supervision.

5. **Utilisation de la réalité virtuelle et augmentée**

    - ○ **Simulations immersives** : Environnements virtuels pour pratiquer sans risques.
    - ○ **Applications pédagogiques** : Scénarios interactifs pour renforcer l'apprentissage.

IV. Défis et solutions liés à la formation

1. **Résistance au changement**

    - ○ **Défi** : Les employés peuvent être réticents à adopter de nouvelles technologies.
    - ○ **Solution** : Impliquer le personnel dès le début, communiquer sur les avantages et offrir un soutien continu.

2. **Coûts de formation**

    - ○ **Défi** : Les formations peuvent représenter un investissement important.
    - ○ **Solution** : Utiliser des ressources en ligne gratuites ou à faible coût, bénéficier de subventions ou de partenariats avec des institutions éducatives.

3. **Diversité des niveaux de compétence**
    - **Défi** : Les employés ont des niveaux variés de familiarité avec les technologies.
    - **Solution** : Personnaliser les programmes de formation, proposer des modules de base et avancés.

4. **Évolution rapide des technologies**
    - **Défi** : Les équipements et logiciels peuvent rapidement devenir obsolètes.
    - **Solution** : Instaurer une culture d'apprentissage continu, encourager la veille technologique.

V. Rôle des employeurs et des organismes de formation

1. **Responsabilités des employeurs**
    - **Investissement dans la formation** : Allouer des ressources pour former le personnel.
    - **Encouragement à la formation continue** : Valoriser l'apprentissage et reconnaître les compétences acquises.
    - **Création d'un environnement favorable** : Fournir le temps et les outils nécessaires pour se former.

2. **Contributions des organismes de formation**
    - **Conception de programmes adaptés** : Développer des formations en phase avec les besoins du marché.
    - **Collaboration avec les entreprises** : Comprendre les spécificités du secteur et adapter les contenus.
    - **Innovation pédagogique** : Utiliser les dernières méthodes d'enseignement pour maximiser l'efficacité.

VI. Bénéfices de la formation pour les professionnels et les organisations

1. Pour les professionnels

- **Développement des compétences** : Acquisition de nouvelles aptitudes valorisables sur le marché du travail.
- **Évolution de carrière** : Meilleures perspectives d'avancement et de mobilité professionnelle.
- **Satisfaction personnelle** : Sentiment d'accomplissement et de confiance en soi.

2. Pour les organisations

- **Compétitivité accrue** : Capacité à innover et à s'adapter aux évolutions du marché.
- **Amélioration de la qualité** : Produits et services de meilleure qualité grâce à une utilisation optimale des équipements.
- **Fidélisation des employés** : Un personnel formé et valorisé est plus engagé et moins enclin à quitter l'entreprise.

- Intégration des technologies dans les soins quotidiens

L'évolution rapide des technologies de l'information et de la communication a profondément transformé le secteur de la santé. L'intégration des technologies dans les soins quotidiens est devenue une réalité incontournable, offrant de nouvelles opportunités pour améliorer la qualité des soins, l'efficacité des services de santé et le bien-être des patients. Des dispositifs médicaux connectés aux applications mobiles de santé, en passant par l'intelligence artificielle et la télémédecine, les innovations technologiques redéfinissent la manière dont les soins sont dispensés et reçus. Cet article explore les différentes facettes de cette intégration, ses avantages, ses défis et ses perspectives pour l'avenir.

I. Les technologies intégrées dans les soins quotidiens

1. **Dispositifs médicaux connectés**

   - **Objets connectés de santé (IoMT)** : Montres intelligentes, bracelets d'activité, capteurs de glycémie en continu, tensiomètres connectés.
   - **Équipements médicaux avancés** : Pompes à perfusion intelligentes, lits médicalisés équipés de capteurs, stimulateurs cardiaques connectés.

2. **Applications mobiles de santé (mHealth)**

   - **Gestion des maladies chroniques** : Applications pour le suivi du diabète, de l'hypertension, de l'asthme.
   - **Bien-être et prévention** : Outils pour le suivi de l'activité physique, de l'alimentation, du sommeil.

3. **Télémédecine et téléconsultation**

   - **Consultations à distance** : Vidéoconférences entre patients et professionnels de santé.
   - **Télésurveillance** : Suivi à distance des paramètres de santé pour les patients à domicile.

4. **Dossiers médicaux électroniques (DME)**

   - **Centralisation des informations** : Accès sécurisé aux données médicales du patient par les différents professionnels de santé.
   - **Partage d'informations** : Facilitation de la coordination des soins entre les différents intervenants

5. **Intelligence artificielle (IA) et apprentissage automatique**

    o **Aide au diagnostic** : Outils d'IA pour l'analyse d'images médicales, la détection précoce de maladies.
    o **Personnalisation des traitements** : Algorithmes pour adapter les thérapies en fonction des caractéristiques individuelles du patient.

6. **Robotique médicale**

    o **Robots chirurgicaux** : Assistance lors des interventions pour une précision accrue.
    o **Robots d'assistance** : Aide à la mobilité pour les patients, soutien dans les tâches quotidiennes.

II. Avantages de l'intégration des technologies dans les soins

1. **Amélioration de la qualité des soins**

    o **Précision diagnostique** : Les outils technologiques permettent une détection plus précise et précoce des maladies.
    o **Personnalisation des traitements** : Adaptation des soins aux besoins spécifiques de chaque patient.

2. **Efficacité opérationnelle**

    o **Optimisation des processus** : Réduction du temps consacré à des tâches administratives grâce à l'automatisation.
    o **Gestion des ressources** : Meilleure allocation des personnels et des équipements.

3. **Accessibilité et continuité des soins**

    o **Réduction des barrières géographiques** : La télémédecine permet d'atteindre les patients dans les zones reculées.
    o **Suivi en temps réel** : Les dispositifs connectés assurent une surveillance continue de l'état de santé.

4. **Engagement et autonomisation des patients**

    o **Participation active** : Les patients sont encouragés à gérer leur santé grâce aux applications et aux dispositifs connectés.
    o **Éducation à la santé** : Accès à des informations et des ressources pour mieux comprendre leur condition.

5. **Réduction des coûts de santé**

    o **Prévention des complications** : Suivi régulier pour éviter les hospitalisations inutiles.
    o **Efficacité des traitements** : Meilleure adéquation entre les soins prodigués et les besoins réels.

III. Défis et considérations liés à l'intégration des technologies

1. **Sécurité et confidentialité des données**

    o **Protection des informations sensibles** : Risques de cyberattaques et de violations de données.
    o **Conformité réglementaire** : Respect des lois telles que le RGPD pour la gestion des données personnelles.

2. **Inégalités d'accès**

    o **Fracture numérique** : Différences d'accès aux technologies entre les populations.

- **Compétences numériques** : Nécessité pour les patients et les professionnels de maîtriser les outils technologiques.

3. **Interopérabilité des systèmes**

    - **Compatibilité des dispositifs** : Difficultés à intégrer différents systèmes et plateformes.
    - **Standardisation** : Besoin de normes communes pour faciliter l'échange d'informations.

4. **Formation des professionnels de santé**

    - **Acquisition de nouvelles compétences** : Besoin de formation continue pour s'adapter aux technologies émergentes.
    - **Acceptation du changement** : Résistance possible à l'adoption de nouvelles méthodes de travail.

5. **Aspects éthiques**

    - **Relation patient-soignant** : Risque de déshumanisation des soins avec l'usage accru de la technologie.
    - **Décisions automatisées** : Questionnement sur la responsabilité en cas d'erreur d'un système d'IA.

IV. Intégration réussie des technologies : bonnes pratiques

1. **Approche centrée sur le patient**

    - **Co-conception des solutions** : Impliquer les patients dans le développement des outils pour répondre à leurs besoins réels.
    - **Accessibilité universelle** : Concevoir des technologies inclusives pour tous les utilisateurs.

2. **Formation et soutien aux professionnels**

    - **Programmes de formation** : Offrir des formations adaptées pour maîtriser les nouvelles technologies.
    - **Soutien institutionnel** : Encourager une culture d'innovation au sein des établissements de santé.

3. **Sécurité renforcée des systèmes**

    - **Mise en place de protocoles de sécurité** : Chiffrement des données, authentification forte.
    - **Audits réguliers** : Vérification de la conformité et de la robustesse des systèmes.

4. **Collaboration interdisciplinaire**

    - **Travail en équipe** : Impliquer informaticiens, professionnels de santé, patients et gestionnaires.
    - **Partage des connaissances** : Échanges entre les différents acteurs pour optimiser l'utilisation des technologies.

5. **Évaluation et amélioration continue**

    - **Suivi des performances** : Mesurer l'impact des technologies sur les soins et ajuster en conséquence.
    - **Feedback des utilisateurs** : Recueillir les retours des patients et des professionnels pour améliorer les outils.

V. Perspectives d'avenir

1. **Intelligence artificielle et médecine prédictive**

    - **Analyse des big data** : Utilisation de vastes ensembles de données pour identifier des tendances et prédire des événements de santé.

- **Thérapies personnalisées** : Développement de traitements sur mesure basés sur le profil génétique du patient.

2. **Réalité virtuelle et augmentée**

    - **Formation médicale** : Utilisation pour la simulation d'interventions chirurgicales.
    - **Rééducation** : Programmes interactifs pour aider les patients à récupérer leurs fonctions motrices.

3. **Impression 3D en médecine**

    - **Prothèses sur mesure** : Fabrication de dispositifs adaptés aux besoins spécifiques des patients.
    - **Bioprinting** : Perspectives de création de tissus organiques pour les greffes.

4. **Téléchirurgie et robots médicaux**

    - **Interventions à distance** : Possibilité pour les chirurgiens d'opérer des patients situés dans d'autres régions.
    - **Assistance robotisée** : Précision accrue et réduction des risques opératoires.

5. **Blockchain pour la santé**

    - **Sécurisation des données** : Utilisation de la technologie blockchain pour garantir l'intégrité et la confidentialité des informations médicales.
    - **Gestion des consentements** : Facilitation du contrôle par le patient de l'accès à ses données.

Applications Mobiles et Logiciels de Suivi

- Logiciels de gestion des soins et dossiers patients

Dans le contexte actuel de numérisation croissante des systèmes de santé, les logiciels de gestion des soins et des dossiers patients jouent un rôle central dans l'amélioration de la qualité des soins, l'efficacité opérationnelle et la coordination entre les différents acteurs de la santé. Ces outils technologiques permettent de centraliser les informations médicales, de faciliter la communication entre les professionnels et d'offrir aux patients une prise en charge plus personnalisée et sécurisée. Cet article explore les différentes facettes des logiciels de gestion des soins et des dossiers patients, leurs fonctionnalités, leurs avantages, les défis associés et les perspectives d'avenir.

I. Définition et importance des logiciels de gestion des soins et des dossiers patients

1. **Logiciels de gestion des soins**

   Les logiciels de gestion des soins sont des applications informatiques conçues pour assister les professionnels de santé dans l'organisation, la planification et la coordination des soins aux patients. Ils englobent une gamme d'outils destinés à optimiser les processus cliniques, administratifs et financiers au sein des établissements de santé.

2. **Dossiers patients informatisés (DPI)**

   Le dossier patient informatisé est une version numérique du dossier médical traditionnel. Il centralise l'ensemble des informations relatives au patient, telles que les antécédents médicaux, les diagnostics, les traitements, les résultats d'examens et les notes des professionnels de santé. Le DPI facilite l'accès rapide et sécurisé aux données essentielles pour une prise de décision éclairée.

3. Importance dans le système de santé

- **Amélioration de la qualité des soins** : En fournissant un accès instantané aux informations actualisées du patient, les logiciels contribuent à une meilleure prise en charge.
- **Efficacité opérationnelle** : Réduction du temps consacré aux tâches administratives, permettant aux professionnels de se concentrer sur les soins.
- **Coordination des soins** : Facilitation de la communication entre les différents intervenants, évitant les redondances et les erreurs.
- **Sécurité des données** : Protection des informations sensibles grâce à des protocoles de sécurité avancés.

II. Types de logiciels de gestion des soins et des dossiers patients

1. Systèmes d'information hospitaliers (SIH)

- Intègrent diverses fonctionnalités pour gérer l'ensemble des activités d'un établissement de santé.
- Comprennent des modules pour la gestion administrative, financière, logistique et clinique.

2. Dossiers patients informatisés (DPI)

- Centralisent les données médicales du patient.
- Permettent le partage sécurisé des informations entre les professionnels autorisés.

3. Systèmes d'aide à la décision clinique (SADC)

- Fournissent des alertes, des rappels et des recommandations basées sur les données du patient.

- Aident à la prescription médicamenteuse, en signalant les interactions potentielles.

4. **Logiciels de gestion de cabinet médical**

    - Destinés aux cabinets privés, ils gèrent les rendez-vous, la facturation, les dossiers patients.
    - Facilitent la relation avec les patients via des fonctionnalités de messagerie ou de rappel de rendez-vous.

5. **Portails patients**

    - Plateformes en ligne permettant aux patients d'accéder à leurs informations de santé.
    - Offrent des services tels que la prise de rendez-vous, la consultation des résultats d'examens, la communication avec les professionnels.

6. **Systèmes de télésanté**

    - Intègrent des fonctionnalités pour la téléconsultation, la télésurveillance et le télédiagnostic.
    - Facilitent l'accès aux soins pour les patients éloignés ou à mobilité réduite.

III. Fonctionnalités clés des logiciels de gestion des soins et des dossiers patients

1. **Gestion des données patients**

    - **Collecte et stockage** : Enregistrement sécurisé des informations médicales.
    - **Mise à jour en temps réel** : Actualisation instantanée des données lors de chaque interaction.

2. **Planification et gestion des rendez-vous**

    - **Calendrier intégré** : Gestion des disponibilités des professionnels et des salles.
    - **Rappels automatisés** : Notifications aux patients pour réduire les absences.

3. **Documentation clinique**

    - **Notes et observations** : Saisie structurée ou libre des informations cliniques.
    - **Protocoles et formulaires** : Modèles pour standardiser la collecte de données.

4. **Gestion des prescriptions**

    - **Ordonnances électroniques** : Prescription et transmission numériques aux pharmacies.
    - **Vérification des interactions** : Alertes en cas de risques médicamenteux.

5. **Facturation et gestion financière**

    - **Traitement des paiements** : Gestion des transactions avec les patients et les assureurs.
    - **Gestion des assurances** : Vérification des couvertures et des remboursements.

6. **Communication et collaboration**

    - **Messagerie sécurisée** : Échange d'informations entre professionnels.
    - **Partage de documents** : Transmission sécurisée de rapports, d'images médicales.

7. **Rapports et analyses**

    - **Tableaux de bord** : Visualisation des indicateurs clés de performance.

- **Analyses statistiques** : Support pour la recherche et l'amélioration des pratiques.

8. **Sécurité et conformité**

    - **Contrôle des accès** : Gestion des autorisations pour protéger les données sensibles.
    - **Audit et traçabilité** : Enregistrement des actions pour assurer la transparence.

IV. Avantages des logiciels de gestion des soins et des dossiers patients

1. **Amélioration de la qualité des soins**

    - **Réduction des erreurs médicales** : Grâce à une meilleure disponibilité des informations.
    - **Prise de décision éclairée** : Accès aux données complètes pour une évaluation précise.

2. **Efficacité opérationnelle accrue**

    - **Automatisation des tâches** : Moins de paperasse, plus de temps pour les patients.
    - **Flux de travail optimisés** : Processus standardisés pour une meilleure coordination.

3. **Engagement des patients**

    - **Participation active** : Les patients peuvent suivre leur santé, prendre des rendez-vous en ligne.
    - **Communication améliorée** : Meilleure interaction entre patients et professionnels.

4. **Gestion des coûts**

    - **Réduction des dépenses** : Moins de duplication des tests, gestion efficace des ressources.

- **Facturation précise** : Moins d'erreurs dans les transactions financières.

5. **Conformité réglementaire**

    - **Respect des normes** : Aide à se conformer aux lois sur la protection des données, comme le RGPD.
    - **Documentation adéquate** : Facilite les audits et les certifications.

V. Défis et considérations dans l'utilisation des logiciels de gestion des soins et des dossiers patients

1. **Sécurité des données et confidentialité**

    - **Risques de cyberattaques** : Besoin de mesures robustes pour protéger les informations sensibles.
    - **Conformité légale** : Respect des réglementations sur la protection des données personnelles.

2. **Interopérabilité**

    - **Intégration des systèmes** : Difficultés à connecter différents logiciels et plateformes.
    - **Normes et standards** : Besoin d'adopter des protocoles communs pour l'échange d'informations.

3. **Adoption par les utilisateurs**

    - **Résistance au changement** : Certains professionnels peuvent être réticents à adopter de nouveaux outils.
    - **Formation nécessaire** : Besoin d'investir dans la formation pour assurer une utilisation efficace.

4. **Coûts et ressources**

    - **Investissement initial** : Coûts liés à l'acquisition et à l'installation des logiciels.
    - **Maintenance et mises à jour** : Coûts récurrents pour assurer le bon fonctionnement.

5. **Qualité des données**

    - **Exactitude et complétude** : Risques liés à la saisie incorrecte ou incomplète des informations.
    - **Gestion des doublons** : Nécessité de procédures pour éviter les enregistrements multiples.

VI. Réglementation et cadre légal

1. **Protection des données personnelles**

    - **Règlement général sur la protection des données (RGPD)** : Cadre européen pour la protection des données personnelles.
    - **Obligations des professionnels** : Consentement éclairé, droit à l'oubli, notification des violations.

2. **Certification des logiciels**

    - **Agrément des autorités** : Certains logiciels doivent être certifiés pour garantir leur conformité.
    - **Normes ISO** : Adoption de standards internationaux pour la qualité et la sécurité.

3. **Interopérabilité et standards**

    - **HL7, DICOM** : Protocoles pour l'échange de données médicales.
    - **Initiatives nationales** : Programmes pour favoriser l'interopérabilité au niveau national.

VII. Perspectives d'avenir

1. Intégration de l'intelligence artificielle

- **Analyse prédictive** : Utilisation des algorithmes pour anticiper les risques de santé.
- **Assistant virtuel** : Aide à la documentation clinique et à la prise de décision.

2. Mobilité et accessibilité

- **Applications mobiles** : Accès aux données depuis des appareils mobiles pour plus de flexibilité.
- **Téléconsultation intégrée** : Intégration des services de télémédecine dans les logiciels de gestion.

3. Patient au centre du système

- **Portails patients améliorés** : Plus d'interactivité et d'informations disponibles pour les patients.
- **Engagement communautaire** : Outils pour favoriser la participation des patients à leur propre santé.

4. Blockchain et sécurité

- **Traçabilité renforcée** : Utilisation de la blockchain pour une gestion transparente des données.
- **Partage sécurisé** : Facilitation de l'échange de données tout en garantissant la confidentialité.

- Applications pour la stimulation cognitive

La stimulation cognitive est un ensemble d'activités et d'exercices visant à maintenir ou améliorer les fonctions cognitives telles que la mémoire, l'attention, le langage, la perception et les fonctions exécutives. Avec le vieillissement de la population et l'augmentation des troubles cognitifs tels que la maladie d'Alzheimer, les applications numériques sont devenues des outils précieux pour favoriser la santé cérébrale. Ces applications offrent des exercices variés, adaptés aux besoins individuels, et peuvent être utilisées à domicile ou en institution. Cet article présente les différentes applications de stimulation cognitive, leurs fonctionnalités, leurs avantages, ainsi que les considérations à prendre en compte lors de leur utilisation.

I. Qu'est-ce que la stimulation cognitive ?

1. Définition

La stimulation cognitive vise à solliciter et renforcer les capacités mentales par le biais d'activités structurées. Elle s'appuie sur la plasticité cérébrale, c'est-à-dire la capacité du cerveau à se réorganiser en réponse à de nouvelles expériences ou apprentissages.

2. Objectifs

- **Maintenir les fonctions cognitives** : Prévenir le déclin lié à l'âge ou aux maladies neurodégénératives.
- **Améliorer les performances** : Renforcer des capacités spécifiques comme la mémoire ou l'attention.
- **Favoriser le bien-être** : Réduire l'anxiété, améliorer l'humeur et la confiance en soi.

II. Types d'applications pour la stimulation cognitive

1. Applications de jeux cérébraux

- **Lumosity** : Propose des jeux basés sur la mémoire, l'attention, la flexibilité cognitive et la résolution de problèmes.

- **Elevate** : Cible des compétences telles que la lecture, l'écriture, les mathématiques et la compréhension orale.
- **Peak** : Offre des exercices personnalisés en fonction des objectifs de l'utilisateur, avec un suivi des progrès.

2. **Applications de mémoire et d'apprentissage**

- **NeuroNation** : Se concentre sur la mémoire de travail, la concentration et l'intelligence.
- **CogniFit** : Évalue le profil cognitif de l'utilisateur et propose des exercices adaptés.

3. **Applications pour les troubles cognitifs**

- **Amuse** : Conçue pour les personnes atteintes de la maladie d'Alzheimer ou de démence, avec des activités adaptées.
- **HappyNeuron Pro** : Destinée aux professionnels de santé pour la rééducation cognitive des patients.

4. **Applications de réalité virtuelle et augmentée**

- **MindMaze** : Utilise la réalité virtuelle pour la réhabilitation cognitive et motrice.
- **Memoride** : Permet aux utilisateurs de pédaler sur un vélo stationnaire tout en explorant des environnements virtuels, stimulant ainsi la mémoire et la motivation.

5. **Applications de méditation et de pleine conscience**

- **Headspace** : Aide à améliorer la concentration et à réduire le stress par des exercices de méditation guidée.
- **Calm** : Propose des programmes pour la relaxation, le sommeil et la gestion de l'anxiété.

III. Fonctionnalités communes des applications de stimulation cognitive

1. **Personnalisation**

   o **Adaptation au profil de l'utilisateur** : Ajustement du niveau de difficulté en fonction des performances.
   o **Choix des domaines à travailler** : Sélection des fonctions cognitives spécifiques à entraîner.

2. **Suivi des progrès**

   o **Statistiques et rapports** : Visualisation des améliorations au fil du temps.
   o **Objectifs et récompenses** : Motivation par des défis quotidiens et des encouragements.

3. **Interactivité**

   o **Feedback immédiat** : Informations instantanées sur les réponses correctes ou erronées.
   o **Interface ludique** : Graphismes attrayants et jeux engageants pour maintenir l'intérêt.

4. **Accessibilité**

   o **Compatibilité multi-plateformes** : Disponibilité sur smartphones, tablettes et ordinateurs.
   o **Facilité d'utilisation** : Interfaces intuitives adaptées à tous les âges.

IV. Avantages des applications de stimulation cognitive

1. **Accessibilité et flexibilité**

   o **Utilisation à domicile** : Possibilité de s'entraîner à tout moment et en tout lieu.

- **Adaptation au rythme individuel** : Liberté de choisir la durée et la fréquence des sessions.

2. **Engagement accru**

    - **Aspect ludique** : Les jeux et défis rendent l'entraînement plus agréable.
    - **Motivation** : Les progrès visibles encouragent la persévérance.

3. **Personnalisation des exercices**

    - **Programmes sur mesure** : Adaptation aux besoins et aux objectifs spécifiques de l'utilisateur.
    - **Évolution continue** : Ajustement automatique du niveau de difficulté pour maintenir le défi.

4. **Suivi par les professionnels de santé**

    - **Partage des données** : Possibilité de communiquer les résultats aux thérapeutes ou aux médecins.
    - **Complément aux thérapies traditionnelles** : Intégration dans les programmes de rééducation cognitive.

V. Limites et considérations

1. **Efficacité variable**

    - **Manque de preuves scientifiques solides** : Certaines applications n'ont pas fait l'objet d'études rigoureuses démontrant leur efficacité.
    - **Généralisation des bénéfices** : Les améliorations peuvent ne pas se traduire par des gains dans la vie quotidienne.

2. **Dépendance à la technologie**

    o **Accès limité** : Nécessité d'avoir un appareil compatible et une connexion Internet.
    o **Compétences numériques** : Les personnes âgées peuvent rencontrer des difficultés d'utilisation.

3. **Coût**

    o **Abonnements payants** : Certaines applications nécessitent un achat ou un abonnement pour accéder à toutes les fonctionnalités.
    o **Publicité et achats intégrés** : Présence possible de publicités ou d'incitations à des achats supplémentaires.

4. **Protection des données**

    o **Confidentialité** : Risques liés à la collecte et au stockage des informations personnelles.
    o **Conformité réglementaire** : Importance de vérifier que l'application respecte les normes de protection des données, comme le RGPD.

VI. Conseils pour choisir une application de stimulation cognitive

1. **Définir ses objectifs**

    o **Identifier les domaines à améliorer** : Mémoire, attention, langage, etc.
    o **Fixer des attentes réalistes** : Comprendre que les applications sont un outil parmi d'autres.

2. **Vérifier la fiabilité**

    o **Rechercher des applications validées scientifiquement** : Préférer celles soutenues par des études ou développées avec des experts.

- o **Consulter les avis** : Lire les retours d'autres utilisateurs et les recommandations professionnelles.

3. **Tester plusieurs options**

    - o **Essayer les versions gratuites** : Avant de s'engager financièrement, tester l'interface et les exercices proposés.
    - o **Évaluer l'ergonomie** : S'assurer que l'application est agréable et facile à utiliser.

4. **Consulter un professionnel de santé**

    - o **Demander conseil** : Les médecins, neuropsychologues ou orthophonistes peuvent orienter vers des applications adaptées.
    - o **Intégrer l'application dans un programme global** : L'utiliser en complément d'autres activités ou thérapies.

VII. Perspectives d'avenir

1. **Intelligence artificielle et personnalisation accrue**

    - o **Adaptation en temps réel** : Utilisation de l'IA pour ajuster les exercices en fonction des performances instantanées.
    - o **Analyse prédictive** : Anticipation des besoins futurs et prévention du déclin cognitif.

2. **Réalité virtuelle et augmentée**

    - o **Immersion totale** : Création d'environnements stimulants pour une expérience plus engageante.
    - o **Applications thérapeutiques** : Utilisation pour la rééducation après un accident vasculaire cérébral ou un traumatisme crânien.

3. **Intégration avec d'autres dispositifs**

    o **Capteurs biométriques** : Suivi de la fréquence cardiaque, du sommeil pour une approche holistique.
    o **Interfaces cerveau-ordinateur** : Perspectives pour les personnes atteintes de handicaps sévères.

Robots d'Assistance

- Robots compagnons pour lutter contre l'isolement

L'isolement social est un problème croissant dans nos sociétés modernes, touchant particulièrement les personnes âgées, les personnes en situation de handicap et celles vivant seules. Cet isolement peut avoir des conséquences néfastes sur la santé mentale et physique, augmentant le risque de dépression, d'anxiété et de maladies chroniques. Face à ce défi, les robots compagnons émergent comme une solution innovante pour apporter du soutien, de la compagnie et améliorer la qualité de vie des personnes isolées. Cet article explore le rôle des robots compagnons dans la lutte contre l'isolement, leurs fonctionnalités, leurs avantages, les défis associés et les perspectives d'avenir.

I. Qu'est-ce qu'un robot compagnon ?

1. **Définition**

    Un robot compagnon est un dispositif robotique conçu pour interagir socialement avec les humains, en imitant certains aspects du comportement humain ou animal. Ces robots sont programmés pour communiquer, répondre aux stimuli et, dans certains cas, apprendre des interactions avec leurs utilisateurs.

2. **Types de robots compagnons**

    o **Robots anthropomorphes** : Ressemblent à des humains, avec des expressions faciales et des mouvements articulés.
    o **Robots zoomorphes** : Imitent des animaux, tels que des chiens, des chats ou des phoques.
    o **Robots non-morphiques** : Ont une apparence abstraite mais sont capables d'interactions sociales riches.

II. Fonctionnalités des robots compagnons

1. **Interaction sociale**

    o **Communication verbale** : Capacité à parler, comprendre et répondre aux utilisateurs.
    o **Expressions émotionnelles** : Affichage d'émotions via des expressions faciales, des sons ou des mouvements.
    o **Reconnaissance des visages et des voix** : Identification des utilisateurs pour personnaliser les interactions.

2. **Assistance quotidienne**

    o **Rappels** : Notifications pour la prise de médicaments, les rendez-vous ou les activités.
    o **Aide à la mobilité** : Assistance pour se déplacer ou porter de petits objets.
    o **Informations** : Fourniture de nouvelles, de la météo ou d'autres informations utiles.

3. **Divertissement et stimulation cognitive**

    o **Jeux interactifs** : Pour stimuler la mémoire, la réflexion ou simplement divertir.

- **Lecture** : Récitation de livres, de poèmes ou de musiques.
- **Activités physiques** : Encouragement à l'exercice ou à la danse.

4. **Surveillance de la santé**

   - **Suivi des signes vitaux** : Mesure de la fréquence cardiaque, de la tension artérielle, etc.
   - **Détection des chutes** : Alerte en cas d'accident pour une intervention rapide.
   - **Communication avec les soignants** : Transmission d'informations aux proches ou aux professionnels de santé.

III. Avantages des robots compagnons pour lutter contre l'isolement

1. **Réduction du sentiment de solitude**

   - **Présence constante** : Les robots offrent une compagnie ininterrompue, réduisant la sensation d'être seul.
   - **Interaction régulière** : Les conversations et les activités partagées renforcent le lien social.

2. **Amélioration de la santé mentale**

   - **Soutien émotionnel** : Les robots peuvent détecter les émotions et apporter du réconfort.
   - **Stimulation cognitive** : Les jeux et les discussions aident à maintenir les fonctions cognitives actives.

3. **Autonomie accrue**

   - **Aide dans les tâches quotidiennes** : Facilite la vie quotidienne sans dépendre constamment d'une tierce personne.

- o **Encouragement à l'activité** : Incitation à participer à des activités physiques ou sociales.

4. **Soutien aux soignants**

    - o **Allègement de la charge** : Les robots peuvent prendre en charge certaines tâches routinières, permettant aux soignants de se concentrer sur d'autres aspects.
    - o **Surveillance à distance** : Fournissent des mises à jour sur l'état de l'utilisateur aux familles ou aux professionnels.

IV. Exemples de robots compagnons

1. **Paro**

    - o **Description** : Robot en forme de phoque interactif, conçu pour les thérapies assistées par animal.
    - o **Fonctionnalités** : Réagit au toucher, à la lumière, au son, à la température et à la posture. Il émet des sons et des mouvements pour interagir avec l'utilisateur.
    - o **Utilisation** : Efficace pour réduire le stress et l'anxiété chez les personnes âgées atteintes de démence.

2. **Pepper**

    - o **Description** : Robot humanoïde capable de reconnaître les émotions humaines.
    - o **Fonctionnalités** : Communique verbalement, reconnaît les visages, peut engager des conversations et fournir des informations.
    - o **Utilisation** : Présent dans les hôpitaux, les maisons de retraite et les centres commerciaux pour interagir avec les personnes.

3. **Buddy**

    o **Description** : Robot social développé pour assister les familles et les individus.
    o **Fonctionnalités** : Interagit avec les membres de la famille, contrôle les appareils domotiques, surveille la maison et offre un soutien émotionnel.
    o **Utilisation** : Vise à être un compagnon familial pour toutes les générations.

V. Défis et considérations

1. **Aspects éthiques**

    o **Attachement émotionnel** : Risque que les utilisateurs développent un attachement excessif, pouvant affecter les relations humaines réelles.
    o **Remplacement des interactions humaines** : Les robots ne doivent pas remplacer complètement le contact humain essentiel pour le bien-être.

2. **Confidentialité et sécurité des données**

    o **Collecte d'informations personnelles** : Nécessité de protéger les données sensibles recueillies par les robots.
    o **Cyber-sécurité** : Risques de piratage pouvant compromettre la vie privée ou la sécurité de l'utilisateur.

3. **Acceptation sociale**

    o **Résistance au changement** : Certains utilisateurs peuvent être réticents à interagir avec des robots.
    o **Stigmatisation** : Risque que l'utilisation de robots soit perçue négativement, comme un signe de faiblesse ou d'abandon.

4. **Coût et accessibilité**

    o **Prix élevé** : Les robots compagnons peuvent être coûteux, limitant leur accessibilité.
    o **Maintenance et support** : Besoin de services de maintenance fiables pour assurer le bon fonctionnement.

VI. Perspectives d'avenir

1. **Avancées technologiques**

    o **Intelligence artificielle améliorée** : Meilleure compréhension du langage naturel, des émotions et des comportements humains.
    o **Apprentissage automatique** : Capacité des robots à apprendre et s'adapter aux préférences individuelles.

2. **Intégration dans les systèmes de santé**

    o **Programmes pilotes** : Expansion des projets intégrant des robots dans les maisons de retraite et les hôpitaux.
    o **Collaboration avec les soignants** : Les robots comme outils complémentaires pour les professionnels de santé.

3. **Réduction des coûts**

    o **Production de masse** : Augmentation de la production pouvant entraîner une baisse des prix.
    o **Financements publics et privés** : Investissements pour rendre ces technologies plus accessibles.

4. **Acceptation culturelle**

    o **Sensibilisation** : Éducation sur les bénéfices et les limites des robots compagnons.

- **Personnalisation culturelle** : Adaptation des robots aux différentes cultures et langues pour une meilleure acceptation.

- Perspectives futures de la robotique en gériatrie

Le vieillissement de la population est un phénomène mondial qui pose des défis majeurs aux systèmes de santé. En gériatrie, la demande croissante de soins personnalisés et de soutien aux personnes âgées nécessite des solutions innovantes. La robotique émerge comme une réponse prometteuse pour améliorer la qualité de vie, l'autonomie et le bien-être des aînés. Les avancées technologiques en intelligence artificielle, en mécatronique et en communication ouvrent la voie à une nouvelle génération de robots adaptés aux besoins spécifiques des personnes âgées. Cet exposé explore les perspectives futures de la robotique en gériatrie, en mettant l'accent sur les innovations potentielles, les défis à relever et l'impact sur les patients et les professionnels de santé.

I. État actuel de la robotique en gériatrie

1. **Robots d'assistance physique**

    - **Exosquelettes** : Dispositifs portables qui augmentent la force musculaire, aidant les personnes âgées à marcher ou à se lever.
    - **Robots de manutention** : Aident les soignants à déplacer les patients en toute sécurité, réduisant les risques de blessures.

2. **Robots compagnons**

    - **Robots sociaux** : Comme Paro le phoque ou Pepper, qui interagissent avec les patients pour réduire l'isolement et stimuler les interactions sociales.

- **Stimulation cognitive** : Robots proposant des jeux et des activités pour maintenir les fonctions cognitives.

3. **Robots de télésanté**

    - **Téléprésence** : Permettent aux médecins et aux familles de communiquer à distance avec les patients.
    - **Surveillance à domicile** : Capteurs et robots qui surveillent les signes vitaux et les activités quotidiennes.

II. Innovations technologiques et tendances futures

1. **Intégration avancée de l'intelligence artificielle**

    - **Apprentissage automatique** : Les robots pourront s'adapter aux habitudes et aux préférences des patients.
    - **Traitement du langage naturel** : Amélioration de la communication homme-robot pour des interactions plus naturelles.

2. **Robots humanoïdes polyvalents**

    - **Assistance aux activités quotidiennes** : Aide à la préparation des repas, à l'hygiène personnelle et aux tâches ménagères.
    - **Interaction sociale enrichie** : Capacité à reconnaître les émotions et à répondre de manière empathique.

3. **Robotique de rééducation**

    - **Thérapie physique assistée** : Robots qui guident les mouvements pour la rééducation motrice.

- ○ **Rééducation cognitive** : Programmes interactifs pour améliorer la mémoire et l'attention.

4. **Systèmes robotiques intégrés dans les infrastructures**

    - ○ **Maisons intelligentes** : Intégration de robots avec les systèmes domotiques pour un environnement adapté et sécurisé.
    - ○ **Transports autonomes** : Véhicules robotisés pour faciliter les déplacements des personnes âgées.

5. **Nanorobotique médicale**

    - ○ **Diagnostics précis** : Nanorobots capables de détecter des anomalies au niveau cellulaire.
    - ○ **Thérapies ciblées** : Administration précise de médicaments pour traiter des conditions spécifiques.

III. Impact sur la qualité des soins et l'autonomie

1. **Renforcement de l'autonomie des patients**

    - ○ **Indépendance accrue** : Les robots permettent aux personnes âgées de réaliser des tâches sans assistance humaine constante.
    - ○ **Personnalisation des soins** : Adaptation des services en fonction des besoins individuels.

2. **Amélioration de la qualité des soins**

    - ○ **Surveillance continue** : Détection précoce des problèmes de santé grâce à une surveillance 24h/24.
    - ○ **Réduction des erreurs** : Assistance robotique dans la gestion des médicaments et des traitements.

3. **Soutien aux soignants**

    o **Allègement de la charge de travail** : Les robots prennent en charge des tâches répétitives ou physiquement exigeantes.
    o **Prévention des troubles musculosquelettiques** : Réduction des efforts physiques pour les soignants.

4. **Stimulation sociale et cognitive**

    o **Engagement émotionnel** : Les robots compagnons favorisent les interactions et réduisent le sentiment de solitude.
    o **Activités enrichissantes** : Programmes éducatifs et ludiques pour maintenir l'acuité mentale.

IV. Défis et considérations éthiques

1. **Acceptation par les patients et le personnel**

    o **Réceptivité des utilisateurs** : Nécessité d'assurer que les patients sont à l'aise avec les robots.
    o **Formation du personnel** : Préparation des soignants à travailler avec des technologies robotiques.

2. **Questions éthiques et sociales**

    o **Déshumanisation des soins** : Risque que la technologie remplace le contact humain essentiel.
    o **Confidentialité et protection des données** : Sécurité des informations collectées par les robots.

3. **Accessibilité financière**

    o **Coût élevé des technologies** : Risque d'inégalités d'accès pour les patients moins aisés.
    o **Modèles de financement** : Besoin de solutions pour rendre la robotique accessible à tous.

4. **Cadre réglementaire et légal**

    o **Normes de sécurité** : Établissement de standards pour assurer la fiabilité des robots.
    o **Responsabilité** : Clarification des responsabilités en cas de dysfonctionnement ou d'accident.

V. Perspectives de recherche et développement

1. **Innovation technologique**

    o **Amélioration des capacités cognitives des robots** : Développement d'une intelligence artificielle plus avancée.
    o **Miniaturisation et mobilité** : Création de robots plus petits et plus mobiles pour une meilleure intégration.

2. **Collaboration interdisciplinaire**

    o **Ingénierie et santé** : Coopération entre techniciens, médecins et soignants pour concevoir des robots adaptés.
    o **Participation des patients** : Impliquer les utilisateurs finaux dans le processus de développement.

3. **Études cliniques et validation**

    o **Recherche basée sur les preuves** : Évaluation de l'efficacité des robots dans des contextes réels.
    o **Retour d'expérience** : Utilisation des retours des patients et des soignants pour affiner les technologies.

4. **Éducation et sensibilisation**

       o **Programmes de formation** : Préparation des professionnels de santé à l'utilisation de la robotique.
       o **Sensibilisation du public** : Information sur les avantages et les limites des robots en gériatrie.

VI. Impact sur le système de santé

1. **Réorganisation des services de soins**

       o **Intégration des robots dans les protocoles** : Adaptation des pratiques cliniques pour inclure la robotique.
       o **Nouveaux rôles professionnels** : Émergence de spécialistes en robotique médicale.

2. **Efficacité économique**

       o **Réduction des coûts à long terme** : Diminution des hospitalisations et optimisation des ressources.
       o **Gestion des effectifs** : Réponse à la pénurie de personnel soignant grâce à l'automatisation.

3. **Amélioration des soins à domicile**

       o **Désinstitutionnalisation** : Permettre aux personnes âgées de rester chez elles plus longtemps.
       o **Soutien aux aidants familiaux** : Fournir des outils pour faciliter les soins à domicile.

Chapitre 8

Autonomie du Patient et Promotion de la Santé

Prévention des Pathologies Liées à l'Âge

- Vaccinations recommandées

La vaccination est l'une des avancées les plus significatives de la médecine moderne, ayant permis de sauver des millions de vies en prévenant des maladies infectieuses graves. Elle constitue un outil essentiel de santé publique, non seulement pour protéger les individus, mais aussi pour assurer la sécurité sanitaire de la communauté. Les recommandations vaccinales évoluent en fonction des progrès scientifiques, de l'épidémiologie des maladies et des politiques de santé. Il est donc important de se tenir informé des vaccins recommandés à chaque étape de la vie.

L'importance de la vaccination

Les vaccins stimulent le système immunitaire pour qu'il reconnaisse et combatte des agents infectieux spécifiques. En développant une immunité sans avoir à subir la maladie, les individus sont protégés contre des infections potentiellement mortelles ou invalidantes. De plus, une couverture vaccinale élevée dans la population contribue à l'immunité de groupe, réduisant la circulation des agents pathogènes et protégeant ainsi les personnes les plus vulnérables qui ne peuvent pas être vaccinées pour des raisons médicales.

Vaccinations recommandées chez les nourrissons et les enfants

Dès la naissance, les nourrissons sont exposés à divers agents pathogènes. Le calendrier vaccinal est conçu pour offrir une protection précoce contre les maladies les plus dangereuses.

- **Hépatite B** : Administré dès la naissance, ce vaccin protège contre le virus de l'hépatite B, responsable d'infections hépatiques chroniques pouvant conduire à la cirrhose ou au cancer du foie.

- **Diphtérie, Tétanos, Coqueluche (DTCaP)** : Ce vaccin combiné est administré à 2, 4, 11 mois, avec des rappels à l'âge de 6 ans. La diphtérie et le tétanos sont des maladies graves causées par des toxines bactériennes, tandis que la coqueluche est une infection respiratoire hautement contagieuse.

- **Haemophilus influenzae type b (Hib)** : Administré en même temps que le DTCaP, il protège contre des infections invasives comme la méningite et l'épiglottite.

- **Pneumocoque** : Ce vaccin protège contre Streptococcus pneumoniae, responsable de pneumonies, méningites et otites. Il est administré à 2, 4 et 11 mois.

- **Poliomyélite (VPI)** : La polio est une maladie virale pouvant entraîner une paralysie irréversible. Le vaccin inactivé est administré en même temps que le DTCaP.

- **Rougeole, Oreillons, Rubéole (ROR)** : Ce vaccin trivalent est administré à 12 mois, puis une deuxième dose entre 16 et 18 mois. Ces maladies virales peuvent entraîner de graves complications, notamment neurologiques.

- **Méningocoque C** : La vaccination contre le méningocoque C, responsable de méningites et de septicémies fulminantes, est recommandée à 5 mois, avec un rappel à 12 mois.

Vaccinations recommandées chez les adolescents

L'adolescence est une période clé pour les rappels vaccinaux et pour introduire de nouvelles protections.

- **Rappel Diphtérie, Tétanos, Coqueluche, Poliomyélite (dTcaP)** : Un rappel est recommandé à l'âge de 11-13 ans pour maintenir une protection optimale.

- **Papillomavirus humain (HPV)** : Recommandé pour les filles et les garçons entre 11 et 14 ans, avec un rattrapage possible jusqu'à 19 ans, ce vaccin protège contre les infections à HPV responsables de cancers du col de l'utérus, de l'anus et d'autres cancers génitaux.

- **Méningocoque ACWY** : Un vaccin quadrivalent est recommandé à l'adolescence pour élargir la protection contre d'autres souches de méningocoques.

Vaccinations recommandées chez les adultes

Les adultes doivent également maintenir à jour leurs vaccinations pour se protéger et éviter la transmission de maladies.

- **Rappels DTP** : Des rappels sont recommandés à 25, 45 et 65 ans, puis tous les 10 ans pour le tétanos, la diphtérie et la poliomyélite.

- **Coqueluche** : Un rappel à l'âge adulte, notamment pour les futurs parents et les professionnels de santé, aide à protéger les nourrissons qui ne sont pas encore vaccinés.

- **Grippe saisonnière** : Recommandée chaque année pour les personnes de plus de 65 ans, les femmes enceintes, les personnes atteintes de certaines maladies chroniques et les professionnels de santé.

- **Zona** : Un vaccin est disponible pour les personnes de 65 à 74 ans pour prévenir le zona et ses complications douloureuses.

- **COVID-19** : Les recommandations évoluent en fonction de la situation épidémique, mais la vaccination reste fortement encouragée pour tous les adultes, avec des rappels selon les directives officielles.

Vaccinations pour les populations à risque

Certaines personnes présentent un risque accru d'infections et nécessitent des vaccinations spécifiques.

- **Personnes immunodéprimées** : Des vaccinations adaptées sont recommandées en fonction de leur état de santé et de leur traitement.

- **Femmes enceintes** : La vaccination contre la grippe et la coqueluche est recommandée pour protéger la mère et le nouveau-né.

- **Professionnels de santé** : Doivent être à jour de leurs vaccinations pour éviter la transmission nosocomiale.

- **Voyageurs** : En fonction de la destination, des vaccins spécifiques comme la fièvre jaune, la typhoïde ou l'encéphalite japonaise peuvent être nécessaires.

L'importance de la couverture vaccinale

Une couverture vaccinale élevée est essentielle pour prévenir les épidémies. L'immunité de groupe protège les individus non vaccinés, comme les nouveau-nés ou les personnes immunodéprimées. Les campagnes de vaccination ont permis l'éradication de la variole et sont proches d'éliminer la polio. Toutefois, la résurgence de certaines maladies, comme la rougeole, rappelle la nécessité de maintenir une vigilance et une couverture vaccinale suffisante.

Les idées reçues et l'hésitation vaccinale

Malgré les preuves scientifiques de l'efficacité et de la sécurité des vaccins, des idées reçues persistent, alimentant l'hésitation vaccinale. Il est important de s'informer auprès de sources fiables et de consulter des professionnels de santé pour obtenir des réponses précises aux questions et aux préoccupations.

- Dépistage précoce des maladies chroniques

Le dépistage précoce des maladies chroniques est un enjeu majeur de santé publique qui vise à identifier les affections à un stade initial, avant l'apparition de symptômes significatifs. Cette approche proactive permet non seulement d'améliorer le pronostic des patients, mais aussi de réduire les coûts associés aux traitements à long terme et d'alléger la charge sur le système de santé. Les maladies chroniques telles que le diabète, l'hypertension artérielle, les maladies cardiovasculaires et certains cancers peuvent bénéficier grandement d'un dépistage anticipé, ouvrant la voie à des interventions précoces et efficaces.

La détection précoce repose sur l'utilisation de tests de dépistage spécifiques, adaptés à chaque maladie et à la population cible. Ces tests sont généralement simples, peu invasifs et accessibles, permettant une large diffusion auprès du public. Par exemple, la mesure régulière de la pression artérielle peut révéler une hypertension avant qu'elle ne cause des dommages aux organes vitaux. De même, des analyses sanguines peuvent détecter des niveaux élevés de glucose, indiquant un diabète potentiel.

L'importance du dépistage précoce réside dans sa capacité à prévenir les complications graves associées aux maladies chroniques. En identifiant une affection à un stade asymptomatique, les professionnels de santé peuvent instaurer des mesures thérapeutiques ou préventives qui ralentissent ou stoppent la progression de la maladie. Par exemple, dans le cas du cancer colorectal, le dépistage par coloscopie peut détecter des polypes précancéreux, permettant leur ablation avant qu'ils ne se transforment en tumeurs malignes.

Le dépistage précoce contribue également à l'amélioration de la qualité de vie des patients. En évitant l'apparition de symptômes invalidants ou de complications irréversibles, les individus peuvent maintenir une vie active et productive. Cela a un impact positif non seulement sur le plan personnel, mais aussi sur le plan socio-économique, en réduisant l'absentéisme au travail et la dépendance aux soins de longue durée.

Pour être efficace, le dépistage doit être ciblé et organisé. Les programmes de dépistage de masse sont mis en place pour certaines maladies, en fonction de critères épidémiologiques et économiques. Par exemple, le dépistage organisé du cancer du sein par mammographie est proposé aux femmes âgées de 50 à 74 ans, âge où le risque est le plus élevé. De même, le dépistage du cancer du col de l'utérus par frottis cervical est recommandé chez les femmes dès l'âge de 25 ans.

La sensibilisation du public est une composante essentielle du succès du dépistage précoce. Informer la population sur les risques, les facteurs prédisposants et les bénéfices du dépistage encourage les individus à participer activement à leur propre santé. Les campagnes d'information, les actions de prévention et l'implication des professionnels de santé de premier recours, comme les médecins généralistes, jouent un rôle crucial dans cette démarche.

Il est également important de considérer les barrières potentielles au dépistage. La peur du diagnostic, le manque d'information, les contraintes géographiques ou financières peuvent dissuader certaines personnes de se faire dépister. Les politiques de santé doivent donc intégrer des mesures pour rendre le dépistage accessible à tous, notamment en offrant des tests gratuits ou en organisant des campagnes mobiles dans les zones rurales.

La personnalisation du dépistage est une tendance émergente, rendue possible par les avancées technologiques et la compréhension accrue de la génétique. Les tests génétiques peuvent identifier les individus à haut risque de développer certaines maladies, comme le cancer du sein lié aux mutations BRCA1 et BRCA2. Cette approche permet d'adapter le dépistage et les mesures préventives en fonction du profil de chaque personne, améliorant ainsi l'efficacité des interventions.

Cependant, le dépistage précoce n'est pas sans défis. Il existe un risque de faux positifs, conduisant à des examens complémentaires inutiles et à une anxiété chez le patient. À l'inverse, les faux négatifs peuvent donner une fausse assurance et retarder le diagnostic. Il est donc essentiel que les tests de dépistage soient validés scientifiquement pour leur fiabilité et que les professionnels de santé soient formés pour interpréter les résultats de manière appropriée.

L'éthique du dépistage doit également être prise en compte. Le respect du consentement éclairé, la confidentialité des résultats et le droit de ne pas savoir sont des principes fondamentaux. Les patients doivent être informés des implications des tests, des conséquences possibles d'un diagnostic précoce et des options qui s'offrent à eux.

- Promotion d'un mode de vie sain

La promotion d'un mode de vie sain est essentielle pour améliorer la santé et le bien-être des individus, ainsi que pour prévenir de nombreuses maladies chroniques. Adopter des habitudes saines influence positivement tous les aspects de la vie, y compris la santé physique, mentale et sociale. Il est donc crucial de comprendre les composantes d'un mode de vie sain et les moyens de le promouvoir efficacement au sein de la population.

Un mode de vie sain repose sur plusieurs piliers fondamentaux. Tout d'abord, une alimentation équilibrée est essentielle pour fournir à l'organisme les nutriments nécessaires à son bon fonctionnement. Consommer une variété d'aliments riches en vitamines, minéraux, fibres et autres éléments nutritifs favorise la santé cardiovasculaire, renforce le système immunitaire et aide à maintenir un poids corporel adéquat. Il est recommandé de privilégier les fruits et légumes, les céréales complètes, les protéines maigres et les graisses saines, tout en limitant la consommation de sucres ajoutés, de sel et de graisses saturées.

L'activité physique régulière est un autre élément clé d'un mode de vie sain. L'exercice contribue à renforcer le système cardiovasculaire, à améliorer la force musculaire, la flexibilité et l'endurance, et à réduire le risque de maladies telles que le diabète, l'obésité et certains cancers. De plus, l'activité physique a des effets bénéfiques sur la santé mentale, en diminuant le stress, l'anxiété et la dépression. Il est conseillé aux adultes de pratiquer au moins 150 minutes d'activité d'intensité modérée par semaine, comme la marche rapide, le vélo ou la natation.

Le sommeil joue également un rôle crucial dans le maintien d'une bonne santé. Un repos adéquat permet au corps de se régénérer, soutient le fonctionnement du système immunitaire et favorise la santé mentale. Les adultes devraient viser entre sept et neuf heures de sommeil par nuit. Pour améliorer la qualité du sommeil, il est important d'établir une routine régulière, de créer un environnement propice au repos et d'éviter les stimulants comme la caféine ou les écrans avant le coucher.

La gestion du stress est une composante essentielle d'un mode de vie sain. Le stress chronique peut avoir des effets néfastes sur la santé physique et mentale, augmentant le risque de maladies cardiovasculaires, de troubles du sommeil et de problèmes de santé mentale. Des techniques telles que la méditation, la respiration profonde, le yoga ou la pratique d'activités relaxantes peuvent aider à réduire le stress et à améliorer le bien-être général.

Éviter les comportements à risque est également fondamental pour préserver sa santé. Cela inclut la limitation ou l'abstention de la consommation de tabac, d'alcool et de substances psychoactives. Le tabagisme est l'une des principales causes de maladies évitables, telles que les cancers, les maladies pulmonaires et cardiovasculaires. De même, une consommation excessive d'alcool peut entraîner des dommages au foie, augmenter le risque de cancers et contribuer à des problèmes sociaux et psychologiques.

Les relations sociales positives et le soutien communautaire jouent un rôle important dans la promotion d'un mode de vie sain. Participer à des activités sociales, entretenir des amitiés et des relations familiales solides contribue au bien-être émotionnel et peut même avoir des effets bénéfiques sur la santé physique. L'engagement dans la communauté, le bénévolat et les activités de groupe peuvent renforcer le sentiment d'appartenance et de satisfaction personnelle.

Pour promouvoir efficacement un mode de vie sain, il est important d'adopter une approche globale qui inclut l'éducation, l'accessibilité et le soutien. Les campagnes de sensibilisation peuvent informer le public sur les bénéfices des habitudes saines et les moyens de les intégrer dans la vie quotidienne. Les programmes éducatifs dans les écoles, les lieux de travail et les communautés peuvent enseigner les compétences nécessaires pour faire des choix éclairés en matière de santé.

L'accessibilité aux ressources est également cruciale. Cela signifie s'assurer que les individus ont accès à des aliments sains et abordables, à des espaces sécurisés pour l'activité physique, et à des services de santé de qualité. Les politiques publiques peuvent jouer un rôle en soutenant des initiatives telles que la création de pistes cyclables, l'aménagement de parcs, la réglementation de la publicité pour les aliments malsains et la mise en place de programmes de soutien à l'arrêt du tabac.

Le soutien social et environnemental est essentiel pour encourager les changements de comportement. Les individus sont plus susceptibles d'adopter et de maintenir des habitudes saines lorsqu'ils sont soutenus par leur entourage et que leur environnement facilite ces choix. Les groupes de soutien, les programmes communautaires et les initiatives familiales peuvent aider à créer une culture de santé positive.

Activités Sociales et Loisirs Thérapeutiques

- Importance des activités récréatives pour le bien-être

Les activités récréatives occupent une place essentielle dans la vie quotidienne, offrant un équilibre entre les obligations professionnelles, familiales et personnelles. Elles sont bien plus que de simples passe-temps; elles constituent un pilier fondamental du bien-être physique, mental et émotionnel. En s'adonnant à des loisirs qui procurent plaisir et satisfaction, les individus renforcent leur santé globale et améliorent leur qualité de vie.

Sur le plan physique, les activités récréatives comme le sport, la danse ou la randonnée contribuent à maintenir une bonne condition physique. Elles favorisent le renforcement musculaire, améliorent la circulation sanguine et augmentent l'endurance. L'exercice physique libère des endorphines, souvent appelées «hormones du bonheur», qui induisent une sensation de bien-être et réduisent le stress. En intégrant régulièrement ces activités dans leur routine, les personnes peuvent prévenir diverses maladies liées à la sédentarité, comme les troubles cardiovasculaires ou le diabète.

Au-delà des bénéfices physiques, les activités récréatives jouent un rôle crucial dans la santé mentale. Elles offrent une échappatoire aux tensions quotidiennes, permettant de relâcher la pression accumulée. La pratique d'un loisir créatif, comme la peinture, la musique ou l'écriture, stimule l'imagination et favorise l'expression de soi. Ces activités encouragent la concentration et la pleine conscience, aidant ainsi à réduire l'anxiété et les pensées négatives. De plus, elles peuvent renforcer l'estime de soi et la confiance en ses capacités, en procurant un sentiment d'accomplissement personnel.

Les interactions sociales sont également au cœur des activités récréatives. Participer à des clubs sportifs, des groupes de lecture ou des ateliers artistiques crée des occasions de rencontrer de nouvelles personnes et de tisser des liens. Ces relations sociales enrichissent la vie, apportent du soutien et renforcent le sentiment d'appartenance à une communauté. Elles sont particulièrement importantes pour lutter contre l'isolement et la solitude, facteurs pouvant affecter négativement la santé mentale et émotionnelle.

Les loisirs favorisent également le développement de compétences et de connaissances. Apprendre une nouvelle langue, s'initier à la photographie ou suivre des cours de cuisine élargit les horizons et nourrit la curiosité intellectuelle. Ces apprentissages continus stimulent le cerveau, contribuant à maintenir les fonctions cognitives et à prévenir le déclin lié à l'âge. Ils encouragent aussi l'adaptabilité et la résilience, des qualités précieuses dans un monde en constante évolution.

En outre, les activités récréatives peuvent servir de moyen pour découvrir et apprécier la nature. Les activités en plein air, comme le jardinage, le camping ou l'observation des oiseaux, renforcent le lien avec l'environnement et sensibilisent à sa protection. Le contact avec la nature a des effets apaisants, réduisant le stress et améliorant l'humeur. Il favorise également une meilleure conscience de soi et une perspective élargie sur la vie.

Il est important de reconnaître que les activités récréatives ne sont pas un luxe, mais une nécessité pour un équilibre de vie sain. Elles permettent de recharger les batteries, d'accroître la satisfaction personnelle et de renforcer la motivation dans d'autres domaines de la vie. Les employeurs et les institutions éducatives peuvent contribuer à cette démarche en encourageant un équilibre entre vie professionnelle et personnelle, en offrant des espaces dédiés aux loisirs ou en organisant des événements sociaux.

Pour maximiser les bienfaits des activités récréatives, il est essentiel de choisir des loisirs qui correspondent à ses intérêts et à ses passions. Chacun est unique, et ce qui procure du plaisir à l'un peut ne pas convenir à un autre. Il est donc recommandé d'explorer différentes activités pour trouver celles qui résonnent le plus avec ses préférences personnelles. Il peut s'agir de sports individuels ou collectifs, d'arts créatifs, de jeux de société, de voyages ou de toute autre activité qui suscite de la joie.

- Organisation d'ateliers et de sorties

L'organisation d'ateliers et de sorties est une composante essentielle pour enrichir l'expérience personnelle et sociale des individus, qu'ils soient enfants, adolescents, adultes ou personnes âgées. Ces activités permettent de favoriser l'apprentissage, de stimuler la créativité, de renforcer les liens sociaux et de promouvoir le bien-être général. En mettant en place des ateliers interactifs et des sorties éducatives ou récréatives, on crée des opportunités uniques pour explorer de nouveaux horizons, acquérir des compétences et tisser des relations significatives.

La planification d'ateliers commence par l'identification des besoins et des intérêts du public cible. Il est crucial de comprendre les aspirations des participants pour proposer des activités qui les engagent et les motivent. Par exemple, pour des enfants, des ateliers artistiques comme la peinture, le modelage ou la musique peuvent éveiller leur créativité et développer leurs talents. Pour les adultes, des ateliers de développement personnel, de cuisine ou de bricolage offrent des occasions d'apprendre de nouvelles compétences tout en socialisant.

Une fois les thématiques choisies, il est important de sélectionner des animateurs compétents et passionnés. Ces professionnels ou bénévoles jouent un rôle clé dans la réussite de l'atelier, en créant un environnement accueillant et en adaptant leur approche aux besoins des participants. Ils doivent être capables de transmettre leurs connaissances de manière accessible et interactive, en encourageant la participation active de chacun.

L'aspect logistique est également fondamental. Il convient de choisir un lieu adapté, confortable et équipé du matériel nécessaire. La sécurité doit être une priorité, en particulier si l'atelier implique des activités manuelles ou physiques. Il est également important de fixer des horaires qui conviennent aux participants, en tenant compte de leurs contraintes personnelles ou professionnelles.

La communication autour de l'atelier est essentielle pour assurer une bonne participation. Utiliser différents canaux, tels que les réseaux sociaux, les affiches, les newsletters ou le bouche-à-oreille, permet de toucher un large public. Il est utile de fournir des informations claires sur le contenu de l'atelier, les objectifs, les modalités d'inscription et les éventuels frais de participation.

En ce qui concerne l'organisation de sorties, celles-ci offrent une opportunité de découvrir de nouveaux environnements, de s'ouvrir à différentes cultures et d'élargir ses horizons. Qu'il s'agisse de visites de musées, de randonnées en nature, de spectacles ou de voyages culturels, les sorties enrichissent l'expérience des participants et créent des souvenirs durables.

La préparation d'une sortie nécessite une attention particulière aux détails. Il faut tout d'abord définir l'objectif de la sortie : est-ce éducatif, récréatif, sportif ou culturel ? Ensuite, il convient de choisir la destination ou l'activité en fonction des intérêts et des capacités du groupe. Par exemple, pour un groupe de personnes âgées, une visite guidée d'un site historique avec un accès facile sera plus appropriée qu'une randonnée en montagne.

Les aspects logistiques incluent la réservation des transports, l'achat des billets, la planification des repas et l'organisation de l'hébergement si nécessaire. La sécurité est primordiale : il faut prévoir des assurances, informer les participants des consignes de sécurité et s'assurer que les lieux visités respectent les normes en vigueur.

La communication avant la sortie est cruciale pour informer les participants des détails pratiques : horaires, points de rendez-vous, équipements à prévoir, conditions météorologiques, etc. Fournir un programme détaillé aide les participants à se préparer et à profiter pleinement de l'expérience.

Pendant la sortie, l'accompagnement par des encadrants compétents garantit le bon déroulement de l'activité. Ils sont là pour répondre aux questions, gérer les imprévus et assurer la cohésion du groupe. Une attitude bienveillante et dynamique de leur part contribue à créer une ambiance conviviale et à favoriser les échanges entre les participants.

Après l'atelier ou la sortie, il est bénéfique de recueillir les impressions des participants. Les retours d'expérience permettent d'évaluer la satisfaction, d'identifier les points forts et les aspects à améliorer. Cela aide à adapter les futures activités pour qu'elles répondent encore mieux aux attentes du public.

- Collaboration avec les animateurs et les bénévoles

La collaboration avec les animateurs et les bénévoles est un élément essentiel pour la réussite de nombreux projets et initiatives au sein des communautés. Qu'il s'agisse d'organiser des événements culturels, des ateliers éducatifs, des activités sportives ou des actions sociales, la synergie entre les différents acteurs permet de maximiser l'impact des efforts déployés. Cette coopération favorise non seulement l'efficacité opérationnelle, mais renforce également le tissu social en créant des liens solides entre les membres de la communauté.

Les animateurs jouent un rôle clé dans la mise en œuvre des activités. Ils sont souvent les moteurs qui insufflent énergie et dynamisme aux projets. Grâce à leurs compétences pédagogiques, leur créativité et leur capacité à motiver les participants, ils rendent les activités attractives et enrichissantes. Les bénévoles, quant à eux, apportent leur temps, leur enthousiasme et leurs compétences variées. Leur engagement désintéressé est un atout précieux qui permet d'étendre la portée des initiatives et de toucher un public plus large.

La collaboration entre les organisateurs, les animateurs et les bénévoles repose sur une communication ouverte et transparente. Il est important de définir clairement les objectifs du projet, les rôles et les responsabilités de chacun. Une réunion initiale permet de partager la vision globale, d'écouter les idées et les suggestions, et d'aligner les attentes. Cette phase de planification collective favorise l'appropriation du projet par tous les membres de l'équipe et stimule la motivation.

L'établissement d'un plan d'action détaillé facilite la coordination des efforts. En définissant les tâches spécifiques, les échéances et les ressources nécessaires, on évite les malentendus et les duplications d'efforts. Des outils de gestion de projet, comme des calendriers partagés ou des plateformes de collaboration en ligne, peuvent être utilisés pour assurer un suivi efficace et une communication fluide. Il est également bénéfique de prévoir des points de contrôle réguliers pour évaluer l'avancement du projet et apporter les ajustements nécessaires.

La formation et le soutien des animateurs et des bénévoles sont des aspects cruciaux pour le succès de la collaboration. Offrir des sessions de formation permet de développer les compétences nécessaires et d'assurer que tous les intervenants sont bien préparés pour leurs missions respectives. Cela peut inclure des formations sur les techniques d'animation, la gestion de groupe, les premiers secours ou la manipulation d'équipements spécifiques. En fournissant les outils et les connaissances appropriés, on renforce la confiance des bénévoles et des animateurs, ce qui se traduit par une meilleure qualité des activités proposées.

La reconnaissance du travail accompli par les animateurs et les bénévoles est essentielle pour maintenir leur engagement et leur motivation. Des gestes simples, comme exprimer sa gratitude lors des réunions, offrir des certificats de reconnaissance ou organiser des événements de remerciement, peuvent avoir un impact significatif sur le moral de l'équipe. La valorisation de leur contribution montre que leur travail est apprécié et encourage leur participation future.

Les défis ne sont pas absents dans la collaboration avec les animateurs et les bénévoles. Des divergences d'opinions, des conflits d'horaires ou des différences de styles de travail peuvent survenir. Pour surmonter ces obstacles, il est important d'adopter une approche empathique et de favoriser un climat de respect mutuel. La mise en place de canaux de communication efficaces permet de résoudre les problèmes rapidement et de maintenir une dynamique positive au sein de l'équipe.

L'implication des bénévoles et des animateurs dans le processus décisionnel peut également renforcer la collaboration. En les invitant à partager leurs idées et leurs perspectives, on enrichit le projet et on encourage un sentiment de co-responsabilité. Cette approche participative favorise l'innovation et peut conduire à des solutions créatives pour atteindre les objectifs fixés.

La collaboration avec les animateurs et les bénévoles a des retombées positives qui vont au-delà du projet lui-même. Elle contribue à renforcer la cohésion sociale, à développer le capital humain et à construire des communautés plus résilientes. Les participants aux activités bénéficient de l'expertise et de l'engagement des animateurs et des bénévoles, ce qui enrichit leur expérience et favorise leur épanouissement personnel.

Chapitre 9

Gestion des Troubles Cognitifs et Comportementaux

Approfondissement sur les Démences

- Différenciation entre les types de démences

La démence est un terme général qui décrit une détérioration progressive des fonctions cognitives, affectant la mémoire, le raisonnement, le comportement et la capacité à réaliser les activités quotidiennes. Cependant, il existe plusieurs types de démences, chacune ayant des causes, des symptômes et des évolutions distinctes. Comprendre ces différences est essentiel pour un diagnostic précis et une prise en charge adaptée.

Maladie d'Alzheimer

La maladie d'Alzheimer est la forme la plus courante de démence, représentant environ 60 à 70 % des cas. Elle se caractérise par une perte progressive de la mémoire, en commençant souvent par des difficultés à se souvenir des événements récents. Les symptômes incluent également des troubles du langage, une désorientation dans le temps et l'espace, des problèmes de jugement et des changements de personnalité.

Sur le plan biologique, la maladie est associée à l'accumulation de plaques bêta-amyloïdes et d'enchevêtrements neurofibrillaires de protéine tau dans le cerveau, entraînant la mort des neurones. L'évolution est généralement lente mais progressive, conduisant à une dépendance totale dans les stades avancés.

Démence vasculaire

La démence vasculaire est la deuxième forme la plus fréquente. Elle résulte de lésions cérébrales causées par des troubles de la circulation sanguine, comme des accidents vasculaires cérébraux (AVC) ou des micro-infarctus. Les symptômes varient en fonction des zones du cerveau affectées, mais incluent souvent des troubles de l'attention, de la planification et de la mémoire.

Contrairement à la maladie d'Alzheimer, la démence vasculaire peut avoir un début soudain et une progression par paliers, liée à de nouveaux événements vasculaires. Les facteurs de risque comprennent l'hypertension artérielle, le diabète, le tabagisme et l'hypercholestérolémie.

Démence à corps de Lewy

La démence à corps de Lewy est caractérisée par la présence de dépôts anormaux de protéines appelés corps de Lewy dans les cellules cérébrales. Les symptômes incluent des fluctuations cognitives prononcées, des hallucinations visuelles détaillées et récurrentes, ainsi que des symptômes moteurs similaires à ceux de la maladie de Parkinson, comme la rigidité et les tremblements.

Les patients peuvent également présenter des troubles du sommeil, une sensibilité accrue aux neuroleptiques et des évanouissements. La progression est généralement rapide, et le diagnostic peut être difficile en raison de la similitude avec d'autres maladies neurodégénératives.

Démence frontotemporale

La démence frontotemporale affecte principalement les lobes frontaux et temporaux du cerveau, responsables du comportement, de la personnalité et du langage. Elle survient souvent chez des personnes plus jeunes, entre 45 et 65 ans.

Les symptômes se manifestent par des changements marqués de la personnalité, tels que la désinhibition, l'apathie, des comportements sociaux inappropriés et des troubles du langage (aphasie). La mémoire à court terme est généralement préservée aux premiers stades. L'évolution varie, mais la maladie progresse inévitablement vers une détérioration sévère des fonctions cognitives.

Maladie de Parkinson avec démence

Chez certains patients atteints de la maladie de Parkinson, une démence peut se développer, généralement dans les stades avancés. Les symptômes comprennent des troubles de la mémoire, de l'attention, du jugement et des difficultés à trouver des mots. Les symptômes moteurs de la maladie de Parkinson, tels que les tremblements, la rigidité et la lenteur des mouvements, sont également présents.

La différenciation avec la démence à corps de Lewy peut être délicate, mais elle repose souvent sur le délai d'apparition des symptômes cognitifs par rapport aux symptômes moteurs.

Maladie de Creutzfeldt-Jakob

La maladie de Creutzfeldt-Jakob est une forme rare et rapidement progressive de démence causée par des prions, des protéines infectieuses anormales. Les symptômes incluent une démence rapidement évolutive, des troubles moteurs, des myoclonies (secousses musculaires involontaires) et des changements visuels. La maladie est fatale, généralement en moins d'un an après l'apparition des symptômes.

Hydrocéphalie à pression normale

Cette condition est causée par une accumulation de liquide céphalo-rachidien dans les ventricules cérébraux, entraînant une pression sur le tissu cérébral. Les symptômes principaux sont une démarche instable, une incontinence urinaire et des troubles cognitifs. Un diagnostic précoce est crucial, car un traitement chirurgical (pose d'une dérivation) peut améliorer les symptômes.

Démence mixte

La démence mixte désigne la présence simultanée de plusieurs types de démence, souvent la maladie d'Alzheimer associée à une démence vasculaire. Les symptômes reflètent une combinaison des troubles présents dans chaque type, ce qui peut compliquer le diagnostic et la prise en charge.

Différenciation clinique et diagnostic

Pour différencier les types de démences, une évaluation complète est nécessaire :

- **Anamnèse détaillée** : Incluant les antécédents médicaux, familiaux et la chronologie des symptômes.
- **Examen neurologique** : Évaluation des fonctions cognitives, motrices et sensorielles.
- **Tests neuropsychologiques** : Pour identifier les profils cognitifs spécifiques.
- **Imagerie cérébrale** : IRM ou scanner pour détecter les anomalies structurelles.
- **Analyses biologiques** : Pour exclure les causes réversibles (carences vitaminiques, troubles thyroïdiens).
- **Ponction lombaire** : Dans certains cas, pour analyser le liquide céphalo-rachidien.

Importance de la différenciation

La distinction entre les différents types de démences est essentielle pour :

- **Adapter le traitement** : Certains médicaments sont spécifiques à certaines formes de démence.
- **Informer sur le pronostic** : L'évolution et l'espérance de vie varient selon le type.
- **Planifier les soins** : Anticiper les besoins en soutien et en assistance.
- **Conseiller les familles** : Notamment pour les formes héréditaires, comme certaines démences frontotemporales.

- Évolution des symptômes et stades de la maladie

La maladie d'Alzheimer et les autres formes de démence sont des affections neurodégénératives progressives qui entraînent une détérioration graduelle des fonctions cognitives, comportementales et physiques. Comprendre l'évolution des symptômes et les stades de la maladie est essentiel pour une prise en charge adaptée, permettant aux patients et à leurs proches de se préparer aux défis à venir et de mettre en place des stratégies de soutien efficaces.

Stade précoce (stade léger)

Au début de la maladie, les symptômes sont souvent subtils et peuvent être confondus avec les effets normaux du vieillissement ou le stress. Les personnes peuvent éprouver des difficultés à se souvenir des événements récents ou des informations nouvellement apprises. Par exemple, elles peuvent oublier des conversations récentes, égarer des objets courants comme les clés ou avoir du mal à se rappeler des rendez-vous.

Les troubles de l'attention et de la concentration deviennent plus apparents. La personne peut avoir du mal à suivre le fil d'une conversation ou d'une lecture. Des difficultés dans l'exécution de tâches familières commencent à apparaître, notamment celles qui nécessitent une planification ou une organisation, comme préparer un repas complexe ou gérer ses finances.

Sur le plan émotionnel, des changements peuvent survenir, tels qu'une irritabilité accrue, de l'anxiété ou une légère dépression. La conscience de ses propres difficultés peut engendrer de la frustration et de la gêne, poussant certains individus à se retirer socialement pour éviter de se sentir embarrassés.

Stade intermédiaire (stade modéré)

À mesure que la maladie progresse, les symptômes deviennent plus prononcés et commencent à interférer significativement avec la vie quotidienne. Les troubles de la mémoire s'aggravent, affectant non seulement les souvenirs récents, mais aussi les événements passés. La personne peut oublier des informations personnelles importantes, comme son adresse ou le nom de proches parents.

Les capacités linguistiques sont affectées. Des difficultés à trouver les mots justes, à suivre des conversations ou à comprendre des instructions complexes se manifestent. Cela peut entraîner une communication frustrante pour le patient et son entourage.

La désorientation dans le temps et l'espace devient plus fréquente. La personne peut se perdre dans des lieux familiers, ne pas reconnaître des endroits connus ou oublier la date et la saison. Les troubles du jugement et de la prise de décision s'intensifient, ce qui peut conduire à des comportements inappropriés ou dangereux, comme traverser la rue sans regarder ou gérer de l'argent de manière irresponsable.

Des changements de comportement et de personnalité sont courants à ce stade. L'individu peut présenter de l'agitation, de l'agressivité, de la méfiance ou des hallucinations. Il peut également développer des habitudes répétitives ou compulsives, comme ranger constamment des objets.

Les activités quotidiennes deviennent de plus en plus difficiles. S'habiller, se laver, préparer les repas ou gérer les tâches ménagères nécessitent souvent une assistance. La dépendance envers les aidants augmente, et le besoin de supervision constante devient apparent pour assurer la sécurité du patient.

Stade avancé (stade sévère)

Dans le stade final de la maladie, la détérioration cognitive et physique est profonde. La personne perd la capacité de communiquer de manière cohérente, avec une parole limitée à des mots ou des phrases simples, ou devient non verbale. La compréhension du langage est également sévèrement altérée.

La mémoire est gravement affectée. Le patient ne reconnaît plus les membres de sa famille, ses amis proches ou même son propre reflet dans le miroir. Les souvenirs personnels et les connaissances acquises au cours de la vie sont presque totalement perdus.

Les capacités motrices déclinent. La personne peut avoir des difficultés à marcher, à s'asseoir ou à maintenir l'équilibre. Dans les stades ultérieurs, elle devient souvent alitée ou en fauteuil roulant. La coordination et la motricité fine sont compromises, rendant impossible l'exécution de gestes simples comme tenir une cuillère.

Les fonctions corporelles sont perturbées. La personne peut perdre le contrôle de ses sphincters, nécessitant une assistance pour l'hygiène personnelle. Des problèmes de déglutition apparaissent, augmentant le risque de malnutrition et d'aspiration pulmonaire.

Le système immunitaire est affaibli, rendant le patient plus vulnérable aux infections, comme les pneumonies ou les infections urinaires. La fragilité générale de l'organisme conduit à une détérioration de l'état de santé global.

Considérations générales sur l'évolution de la maladie

Il est important de noter que l'évolution de la maladie et la progression des symptômes peuvent varier considérablement d'une personne à l'autre. Certains patients peuvent traverser les stades plus rapidement, tandis que d'autres peuvent maintenir un fonctionnement stable pendant plusieurs années. Les facteurs tels que l'âge, l'état de santé général, le niveau d'activité intellectuelle et sociale, ainsi que les interventions thérapeutiques, peuvent influencer le cours de la maladie.

Impact sur les proches et les aidants

La progression de la maladie a un impact significatif sur les proches et les aidants. Les exigences croissantes en matière de soins peuvent entraîner un stress physique et émotionnel, de la fatigue et un risque accru de dépression. Il est essentiel que les aidants bénéficient de soutien, qu'il s'agisse de ressources communautaires, de groupes de soutien ou de services de répit, pour préserver leur propre santé et bien-être.

Stratégies de prise en charge

Dans les stades précoces, des interventions non pharmacologiques peuvent être mises en place pour soutenir les capacités restantes du patient. Cela inclut des activités de stimulation cognitive, la mise en place de routines structurées et l'utilisation d'aides mnémotechniques, comme des agendas ou des rappels visuels.

Les traitements médicamenteux peuvent aider à atténuer certains symptômes cognitifs ou comportementaux, bien qu'ils ne puissent pas stopper la progression de la maladie. Une prise en charge multidisciplinaire, impliquant médecins, infirmières, ergothérapeutes et autres professionnels de santé, est recommandée pour répondre aux besoins complexes du patient.

L'adaptation de l'environnement est également cruciale pour assurer la sécurité et le confort du patient. Cela peut inclure l'élimination des obstacles à la mobilité, l'installation de dispositifs de sécurité et la simplification de l'espace de vie.

Préparation pour l'avenir

Dès les stades précoces, il est important de discuter des plans futurs avec le patient et la famille. Cela peut inclure des décisions sur les soins de fin de vie, les directives anticipées, les aspects juridiques et financiers. Aborder ces questions tôt permet de respecter les souhaits du patient et de réduire le stress pour les proches à mesure que la maladie progresse.

- Stratégies d'intervention adaptées

Les stratégies d'intervention adaptées sont des approches personnalisées mises en place pour répondre aux besoins spécifiques d'individus ou de groupes confrontés à des difficultés particulières. Elles sont essentielles dans divers domaines tels que l'éducation, la santé, le travail social et la psychologie. L'objectif principal de ces stratégies est d'offrir un soutien efficace en tenant compte des singularités de chaque situation, afin de favoriser le développement, le bien-être et l'autonomie des personnes concernées.

La nécessité d'adapter les interventions découle du constat que les méthodes standardisées ne sont pas toujours efficaces pour tous. Chaque individu possède des caractéristiques uniques, qu'il s'agisse de son histoire personnelle, de sa culture, de ses capacités ou de ses défis spécifiques. Par conséquent, une approche uniforme peut ne pas répondre adéquatement aux besoins de chacun, voire être contre-productive. Les stratégies d'intervention adaptées visent donc à personnaliser l'accompagnement, en modifiant les méthodes, les supports ou les environnements pour maximiser les chances de réussite.

Dans le domaine de l'éducation, par exemple, les enseignants sont souvent confrontés à des élèves ayant des styles d'apprentissage différents, des troubles d'apprentissage ou des handicaps. Une stratégie d'intervention adaptée pourrait consister à modifier les supports pédagogiques, en proposant des matériels visuels pour les apprenants visuels, ou en utilisant des technologies assistives pour les élèves ayant des difficultés motrices ou sensorielles. De plus, l'adaptation du rythme d'apprentissage et la mise en place d'un enseignement différencié permettent de mieux soutenir les élèves qui ont besoin de plus de temps ou d'explications supplémentaires.

En santé mentale, les professionnels doivent également adapter leurs interventions en fonction des besoins de leurs patients. Par exemple, dans le traitement de la dépression, certaines personnes répondent mieux à la thérapie cognitive-comportementale, tandis que d'autres bénéficient davantage de thérapies interpersonnelles ou psychodynamiques. Il est crucial d'évaluer attentivement les besoins, les préférences et les antécédents du patient pour choisir l'approche thérapeutique la plus appropriée.

Les stratégies d'intervention adaptées reposent sur plusieurs principes fondamentaux. Tout d'abord, elles nécessitent une évaluation approfondie et holistique de la situation. Cette évaluation permet de comprendre les forces, les défis, les ressources et les besoins de l'individu ou du groupe. Elle inclut souvent des entretiens, des observations, des tests ou des questionnaires, et peut impliquer différents professionnels pour obtenir une vision complète.

Ensuite, la collaboration est essentielle. Les interventions les plus efficaces sont souvent le fruit d'un travail d'équipe, impliquant le bénéficiaire, sa famille, les professionnels concernés et, le cas échéant, des institutions ou des organismes communautaires. Cette collaboration garantit que les différentes perspectives sont prises en compte et que les stratégies mises en place sont cohérentes et soutenues par tous les acteurs impliqués.

La flexibilité est également un élément clé. Les stratégies doivent pouvoir être ajustées en fonction de l'évolution de la situation. Il est important de suivre régulièrement les progrès et d'être prêt à modifier l'approche si les objectifs ne sont pas atteints ou si de nouveaux défis émergent. Cette adaptabilité garantit que l'intervention reste pertinente et efficace tout au long du processus.

Un autre aspect important est le respect de l'autonomie et de la dignité de la personne. Les stratégies d'intervention doivent être élaborées en partenariat avec les bénéficiaires, en respectant leurs choix, leurs valeurs et leurs aspirations. Cela favorise l'engagement et la motivation, essentiels pour la réussite de l'intervention.

La mise en œuvre de stratégies d'intervention adaptées présente toutefois des défis. Elle peut nécessiter des ressources supplémentaires, comme du temps, du personnel ou du matériel spécialisé. De plus, les professionnels doivent être formés pour développer des compétences en évaluation, en planification individualisée et en collaboration interdisciplinaire. Les contraintes institutionnelles ou systémiques peuvent également limiter la capacité à personnaliser les interventions, notamment en raison de politiques standardisées ou de financements insuffisants.

Malgré ces obstacles, les bénéfices des stratégies d'intervention adaptées sont nombreux. Elles permettent d'améliorer les résultats pour les individus, en augmentant l'efficacité des interventions et en réduisant les risques d'échec ou d'abandon. Elles contribuent également à une meilleure satisfaction des bénéficiaires et des professionnels, en créant des relations de confiance et en valorisant les compétences de chacun.

Dans le contexte actuel, marqué par une diversité croissante des populations et des besoins, les stratégies d'intervention adaptées sont plus pertinentes que jamais. Elles répondent aux exigences d'inclusion, d'équité et de justice sociale, en veillant à ce que chacun puisse accéder aux soutiens nécessaires pour s'épanouir pleinement.

Pour favoriser le développement et la mise en œuvre de ces stratégies, plusieurs actions peuvent être entreprises. La formation initiale et continue des professionnels doit intégrer des compétences en évaluation individualisée, en planification personnalisée et en collaboration interdisciplinaire. Les politiques et les pratiques institutionnelles doivent encourager la flexibilité et l'innovation, en offrant les ressources et le soutien nécessaires pour adapter les interventions.

La recherche joue également un rôle crucial, en fournissant des données probantes sur l'efficacité des différentes approches et en développant de nouvelles méthodes pour mieux répondre aux besoins spécifiques. Le partage des bonnes pratiques et des expériences entre professionnels et institutions peut contribuer à diffuser les stratégies efficaces et à stimuler l'amélioration continue.

Approches Non Pharmacologiques

- Thérapies de réminiscence

La thérapie de réminiscence est une approche thérapeutique qui mise sur le pouvoir des souvenirs pour améliorer le bien-être et la qualité de vie des individus, en particulier des personnes âgées. En se replongeant dans les expériences passées, les individus sont encouragés à revisiter des moments significatifs de leur existence, ce qui peut avoir des effets bénéfiques sur leur état émotionnel, cognitif et social. Cette méthode est particulièrement utilisée dans le cadre du traitement des démences, comme la maladie d'Alzheimer, où elle contribue à stimuler la mémoire et à renforcer le sentiment d'identité personnelle.

L'origine de la thérapie de réminiscence remonte aux travaux du psychiatre américain Robert Butler dans les années 1960. Butler a observé que les personnes âgées ont naturellement tendance à évoquer leur passé, un processus qu'il a nommé "réminiscence". Il a proposé que cette inclination n'est pas simplement un signe de déclin cognitif, mais plutôt un mécanisme adaptatif permettant aux individus de donner du sens à leur vie et de faire face aux défis du vieillissement.

La thérapie de réminiscence s'appuie sur ce principe en structurant des séances où les participants sont invités à partager des souvenirs de différentes périodes de leur vie. Ces séances peuvent être individuelles ou collectives, et utilisent souvent des stimuli pour déclencher les souvenirs. Il peut s'agir de photographies, de musiques, d'objets personnels, de films ou même de visites de lieux significatifs. L'objectif est de créer un environnement sécurisé et stimulant où les individus se sentent à l'aise pour exprimer leurs souvenirs et les émotions qui y sont associées.

Les bénéfices de la thérapie de réminiscence sont multiples. Sur le plan cognitif, elle aide à stimuler la mémoire à long terme, en renforçant les connexions neuronales associées aux souvenirs anciens. Cela peut également avoir un effet positif sur la mémoire à court terme, en améliorant la concentration et l'attention. Sur le plan émotionnel, revisiter des moments heureux ou significatifs peut apporter du réconfort, renforcer l'estime de soi et réduire les sentiments de dépression ou d'anxiété. Les participants peuvent éprouver un sentiment d'accomplissement en partageant leurs expériences et en se sentant valorisés.

Sur le plan social, la thérapie de réminiscence favorise les interactions et le partage entre les participants. Dans un contexte de groupe, elle peut aider à briser l'isolement souvent ressenti par les personnes âgées. Les échanges de souvenirs créent des liens, suscitent des discussions et renforcent le sentiment d'appartenance à une communauté. Pour les familles, cette thérapie offre également une occasion de mieux comprendre le vécu de leurs proches et de renforcer les relations intergénérationnelles.

La mise en œuvre de la thérapie de réminiscence nécessite une approche empathique et respectueuse. Les thérapeutes ou les animateurs doivent être formés pour guider les séances de manière sensible, en encourageant la participation sans forcer les individus à partager des souvenirs qu'ils préfèrent garder pour eux. Il est important de créer un cadre où chacun se sent en sécurité pour exprimer ses émotions, positives ou négatives, et où le partage est valorisé.

Des considérations éthiques sont également importantes. Le respect de la vie privée et de la dignité des participants doit être une priorité. Il est essentiel d'obtenir le consentement éclairé des personnes, en particulier lorsqu'il s'agit de patients atteints de démence qui peuvent avoir des capacités décisionnelles altérées. Les thérapeutes doivent être attentifs aux réactions émotionnelles potentiellement négatives que certains souvenirs peuvent déclencher et être prêts à offrir un soutien approprié.

La thérapie de réminiscence peut être intégrée dans divers contextes, tels que les établissements de soins de longue durée, les centres de jour, les hôpitaux ou même au domicile des patients. Elle peut être adaptée en fonction des besoins et des capacités des participants. Par exemple, pour les personnes présentant des troubles cognitifs sévères, des stimuli sensoriels comme la musique ou les odeurs peuvent être utilisés pour évoquer des souvenirs de manière non verbale.

Les avancées technologiques offrent également de nouvelles possibilités pour la thérapie de réminiscence. L'utilisation de tablettes, d'applications interactives, de réalité virtuelle ou augmentée permet de créer des expériences immersives qui peuvent enrichir les séances. Ces outils peuvent aider à surmonter certaines limitations, comme les difficultés de mobilité ou d'accès à certains stimuli.

- Stimulation sensorielle et cognitive

La stimulation sensorielle et cognitive joue un rôle essentiel dans le développement et le maintien des fonctions cérébrales tout au long de la vie. Elle consiste à solliciter les sens et les capacités intellectuelles pour renforcer les connexions neuronales, favoriser l'apprentissage, améliorer la mémoire et contribuer au bien-être général. Que ce soit chez les enfants en phase de développement, les adultes souhaitant entretenir leurs facultés cognitives ou les personnes âgées confrontées au déclin cognitif, la stimulation sensorielle et cognitive offre des bénéfices significatifs.

Les sens sont les portes d'entrée par lesquelles nous percevons le monde qui nous entoure. La vue, l'ouïe, le toucher, l'odorat et le goût nous permettent d'interagir avec notre environnement, d'apprendre et de nous adapter. En stimulant ces sens, nous activons différentes régions du cerveau, renforçant ainsi les circuits neuronaux. Par exemple, écouter de la musique peut non seulement procurer du plaisir, mais aussi améliorer la concentration et la mémoire. De même, l'exposition à des textures variées par le toucher peut développer la perception tactile et la coordination motrice.

La stimulation sensorielle est particulièrement importante chez les enfants, car elle contribue au développement neurologique. Les premières années de la vie sont cruciales pour établir les fondations des capacités cognitives et émotionnelles. Les jeux sensoriels, comme manipuler des objets de formes et de textures différentes, explorer des couleurs vives ou écouter des sons variés, favorisent l'éveil et l'apprentissage. Ces activités permettent aux enfants de découvrir le monde, de développer leur curiosité et de construire des bases solides pour les apprentissages futurs.

Chez les personnes atteintes de troubles du spectre autistique ou de handicaps sensoriels, la stimulation sensorielle peut aider à améliorer la communication, la socialisation et l'adaptation à l'environnement. Des techniques spécifiques, comme l'intégration sensorielle, sont utilisées pour aider ces individus à traiter les informations sensorielles de manière plus efficace, réduisant ainsi l'anxiété et les comportements inadaptés.

La stimulation cognitive, quant à elle, vise à solliciter les fonctions mentales supérieures telles que la mémoire, l'attention, le langage, le raisonnement et la résolution de problèmes. Elle est essentielle pour maintenir et améliorer les capacités intellectuelles à tous les âges. Les activités cognitives peuvent prendre de nombreuses formes, comme les jeux de société, les énigmes, la lecture, l'apprentissage d'une nouvelle langue ou d'un instrument de musique.

Chez les adultes, la stimulation cognitive est un moyen efficace de prévenir le déclin cognitif lié à l'âge. Des études ont montré que les personnes qui restent mentalement actives ont un risque réduit de développer des maladies neurodégénératives telles que la maladie d'Alzheimer. Participer à des activités intellectuellement stimulantes favorise la neuroplasticité, c'est-à-dire la capacité du cerveau à se réorganiser en créant de nouvelles connexions neuronales.

La combinaison de la stimulation sensorielle et cognitive peut avoir des effets synergétiques. Par exemple, l'art-thérapie utilise des médias artistiques pour stimuler les sens et l'expression créative, tout en engageant des processus cognitifs complexes. Cette approche peut être particulièrement bénéfique pour les personnes souffrant de troubles cognitifs, en améliorant leur communication, leur estime de soi et leur qualité de vie.

Dans les établissements de soins pour personnes âgées, des programmes de stimulation sensorielle et cognitive sont souvent mis en place pour soutenir les résidents. Des activités telles que le jardinage, la cuisine, la musicothérapie ou les ateliers de mémoire sont proposées pour maintenir l'engagement et favoriser le bien-être. Ces programmes peuvent réduire les symptômes dépressifs, améliorer l'orientation spatiale et temporelle, et renforcer les liens sociaux entre les résidents.

La technologie offre également de nouvelles opportunités pour la stimulation sensorielle et cognitive. Les applications mobiles, les jeux vidéo adaptés et les dispositifs de réalité virtuelle peuvent fournir des expériences immersives qui sollicitent intensément les sens et les fonctions cognitives. Par exemple, les jeux de réalité virtuelle peuvent être utilisés pour la rééducation après un accident vasculaire cérébral, en aidant les patients à retrouver des capacités motrices et cognitives.

Il est important de personnaliser les activités de stimulation en fonction des besoins et des préférences de chacun. Une approche individualisée maximise les bénéfices en tenant compte des capacités, des intérêts et des objectifs spécifiques de la personne. Les professionnels de la santé, les éducateurs et les thérapeutes jouent un rôle clé dans l'évaluation des besoins et la mise en place de programmes adaptés.

En outre, la stimulation sensorielle et cognitive n'est pas réservée aux contextes thérapeutiques ou éducatifs. Chacun peut intégrer des activités stimulantes dans sa vie quotidienne pour enrichir son expérience et préserver sa santé mentale. Prendre le temps d'explorer de nouveaux environnements, d'essayer de nouvelles activités ou simplement de prêter attention aux sensations peut avoir un impact positif sur le bien-être.

- Aménagement de l'environnement pour réduire l'anxiété

L'anxiété est un trouble qui touche un grand nombre de personnes, affectant leur bien-être et leur qualité de vie. Si les causes de l'anxiété sont multiples, l'environnement dans lequel nous évoluons joue un rôle crucial dans notre état émotionnel. Un aménagement réfléchi de notre espace de vie et de travail peut contribuer significativement à réduire les niveaux d'anxiété et à favoriser un sentiment de calme et de sécurité.

Un premier aspect à considérer est l'**organisation de l'espace**. Un environnement encombré ou désordonné peut accentuer le stress et la confusion mentale. Le désencombrement permet non seulement de clarifier l'espace physique, mais aussi de libérer l'esprit. En triant les objets, en jetant ou en donnant ceux qui ne sont plus utiles, on crée un espace plus ouvert et apaisant. Adopter des solutions de rangement efficaces aide à maintenir l'ordre et facilite la gestion quotidienne.

La **qualité de l'air** est également essentielle pour le bien-être. Une pièce bien aérée réduit la sensation d'étouffement et améliore la concentration. Ouvrir régulièrement les fenêtres pour renouveler l'air intérieur est une habitude simple mais bénéfique. De plus, l'introduction de plantes d'intérieur contribue non seulement à purifier l'air, mais aussi à apporter une touche de nature qui apaise l'esprit. Des plantes comme le lierre, la sansevière ou le ficus sont particulièrement efficaces pour filtrer les polluants atmosphériques.

L'**éclairage** influence grandement notre humeur. La lumière naturelle est idéale pour stimuler la production de sérotonine, l'hormone du bonheur. Il est donc recommandé de maximiser l'entrée de la lumière du jour en évitant de bloquer les fenêtres avec des meubles ou des rideaux épais. Dans les espaces où la lumière naturelle est insuffisante, l'utilisation de lampes à lumière douce ou de luminaires imitant la lumière du jour peut créer une atmosphère chaleureuse et réconfortante. Le soir, des éclairages tamisés aident à préparer le corps au repos.

Les **couleurs** utilisées dans la décoration ont un impact psychologique notable. Des teintes apaisantes comme les bleus doux, les verts pâles ou les tons neutres peuvent réduire l'excitation du système nerveux et favoriser la relaxation. À l'inverse, des couleurs vives ou agressives peuvent augmenter la tension et l'irritabilité. Peindre les murs avec des couleurs sereines, choisir des textiles aux nuances douces et harmoniser les accessoires décoratifs contribuent à créer un environnement propice au calme.

L'**acoustique** de l'espace est un autre facteur à ne pas négliger. Les bruits environnants, qu'ils proviennent de l'extérieur ou de l'intérieur, peuvent être sources d'agitation. Utiliser des matériaux absorbants comme des tapis, des rideaux épais ou des panneaux acoustiques peut aider à atténuer les sons indésirables. De plus, intégrer des éléments sonores apaisants, comme le chant des oiseaux, le bruit de l'eau ou une musique relaxante, peut favoriser une ambiance sereine.

Les **odeurs** ont un pouvoir évocateur sur nos émotions. L'aromathérapie utilise les huiles essentielles pour influencer positivement l'humeur. Diffuser des senteurs comme la lavande, la camomille ou le bois de santal peut réduire l'anxiété et induire un état de détente. Il est important de choisir des fragrances naturelles et non agressives, en veillant à ne pas surcharger l'air pour éviter les maux de tête ou les allergies.

L'**ergonomie** de l'espace doit également être pensée pour faciliter les mouvements et les activités quotidiennes. Un agencement fonctionnel, où chaque objet est à sa place et accessible, réduit la frustration et le stress. Par exemple, disposer les meubles de manière à circuler librement, organiser les zones de travail et de repos distinctement, et prévoir des espaces de rangement adaptés simplifient la vie et favorisent le bien-être.

Intégrer des éléments de **nature** dans l'environnement est bénéfique pour apaiser l'esprit. Au-delà des plantes, utiliser des matériaux naturels comme le bois, la pierre ou le lin dans la décoration crée une connexion avec la nature. Des images ou des photographies de paysages, des fontaines d'intérieur ou des aquariums peuvent également apporter une touche de sérénité.

La **personnalisation** de l'espace est essentielle pour se sentir en harmonie avec son environnement. Entourer son lieu de vie d'objets qui ont une signification personnelle, comme des souvenirs de voyage, des œuvres d'art ou des photographies de proches, renforce le sentiment d'appartenance et de sécurité. Ces éléments évoquent des émotions positives et peuvent servir de refuge en cas de stress.

La gestion de la **technologie** est un défi contemporain dans la quête de réduction de l'anxiété. Les appareils électroniques, bien qu'indispensables, peuvent être source de distraction et de surcharge d'informations. Créer des zones sans technologie, notamment dans les chambres à coucher, et instaurer des moments de déconnexion favorisent le repos mental. Établir des limites claires quant à l'utilisation des écrans aide à prévenir l'anxiété liée à l'hyperconnectivité.

Enfin, il est important de considérer l'**influence sociale** de l'environnement. Un espace accueillant et convivial encourage les interactions positives avec les autres. Organiser son intérieur pour faciliter les échanges, comme disposer les sièges de manière à favoriser la conversation, peut contribuer à réduire le sentiment d'isolement et à améliorer l'humeur.

Gestion des Troubles Psychologiques

- Reconnaissance de la dépression et de l'anxiété

La dépression et l'anxiété sont deux troubles mentaux courants qui affectent des millions de personnes à travers le monde. Bien qu'ils puissent se manifester différemment chez chacun, leur reconnaissance précoce est essentielle pour une prise en charge efficace et une amélioration significative de la qualité de vie.

Comprendre leurs symptômes, leurs causes potentielles et les moyens de les identifier est crucial pour aider ceux qui en souffrent à chercher de l'aide professionnelle et à entamer un processus de guérison.

La dépression est bien plus qu'un simple sentiment de tristesse passagère. Elle se caractérise par une humeur dépressive persistante, une perte d'intérêt ou de plaisir pour des activités autrefois appréciées, et peut s'accompagner de divers symptômes physiques et émotionnels. Parmi ceux-ci, on retrouve une fatigue constante, des troubles du sommeil, une perte ou un gain de poids significatif, des difficultés de concentration, des sentiments de dévalorisation ou de culpabilité excessive, et parfois des pensées récurrentes de mort ou de suicide.

L'anxiété, quant à elle, se manifeste par une inquiétude excessive et difficile à contrôler concernant divers aspects de la vie quotidienne. Elle peut entraîner des symptômes physiques tels que des palpitations, une respiration rapide, des tremblements, des sueurs, des tensions musculaires et des troubles du sommeil. L'anxiété peut prendre plusieurs formes, notamment le trouble anxieux généralisé, les phobies spécifiques, le trouble panique, et le trouble obsessionnel-compulsif.

Il est important de noter que la dépression et l'anxiété peuvent coexister, créant un cercle vicieux où l'un amplifie l'autre. Par exemple, une personne dépressive peut développer de l'anxiété face à l'avenir ou à sa capacité à accomplir des tâches quotidiennes, tandis qu'une personne anxieuse peut devenir dépressive en raison de l'épuisement mental et physique causé par une inquiétude constante.

La reconnaissance de ces troubles commence par l'observation attentive des changements dans le comportement, les émotions et les pensées. Si vous ou une personne de votre entourage présentez des signes tels qu'une tristesse persistante, un désintérêt pour les activités, une irritabilité accrue, des changements dans les habitudes alimentaires ou de sommeil, il est essentiel de considérer la possibilité d'une dépression. De même, si des inquiétudes excessives, des crises de panique, ou des comportements d'évitement entravent le fonctionnement quotidien, l'anxiété pourrait en être la cause.

Les causes de la dépression et de l'anxiété sont multifactoriales. Elles peuvent résulter d'une combinaison de facteurs génétiques, biologiques, environnementaux et psychologiques. Un antécédent familial de troubles mentaux, des déséquilibres chimiques dans le cerveau, des événements stressants de la vie comme la perte d'un emploi, la rupture d'une relation, ou le deuil peuvent tous contribuer à leur développement. Il est donc important de comprendre que ces troubles ne sont pas le résultat d'une faiblesse personnelle ou d'un manque de volonté, mais des conditions médicales nécessitant une attention professionnelle.

La stigmatisation associée aux troubles mentaux peut empêcher les individus de reconnaître leurs symptômes et de chercher de l'aide. Il est crucial de promouvoir une culture de compréhension et de soutien, où parler de santé mentale est encouragé et normalisé. Les proches peuvent jouer un rôle déterminant en offrant une écoute attentive, en exprimant leur préoccupation de manière non jugeante, et en encourageant la personne à consulter un professionnel de la santé.

Le diagnostic de la dépression ou de l'anxiété doit être posé par un professionnel qualifié, tel qu'un médecin généraliste, un psychiatre ou un psychologue. Ces experts utilisent des critères spécifiques et des outils d'évaluation pour déterminer la présence et la gravité du trouble. Un diagnostic précis est essentiel pour élaborer un plan de traitement adapté, qui peut inclure une psychothérapie, des médicaments, ou une combinaison des deux.

La psychothérapie, comme la thérapie cognitivo-comportementale, aide les individus à identifier et à modifier les schémas de pensée négatifs et les comportements inadaptés. Elle offre des stratégies pour gérer les symptômes, développer des compétences d'adaptation et améliorer la résilience. Les médicaments antidépresseurs ou anxiolytiques peuvent également être prescrits pour corriger les déséquilibres chimiques dans le cerveau, réduisant ainsi les symptômes et facilitant le rétablissement.

En plus du traitement professionnel, certaines mesures peuvent être prises pour soutenir le processus de guérison. Maintenir une routine quotidienne, pratiquer une activité physique régulière, adopter une alimentation équilibrée, et assurer un sommeil suffisant sont des éléments qui contribuent positivement à la santé mentale. Les techniques de relaxation, comme la méditation, le yoga ou la respiration profonde, peuvent aider à réduire le stress et l'anxiété.

Il est également bénéfique de renforcer les liens sociaux en passant du temps avec des amis et la famille, ou en rejoignant des groupes de soutien. Partager ses expériences avec d'autres personnes vivant des situations similaires peut apporter du réconfort et diminuer le sentiment d'isolement.

Il est important de reconnaître que la guérison de la dépression et de l'anxiété est un processus qui peut prendre du temps. Il peut y avoir des hauts et des bas, et il est normal de rencontrer des obstacles en cours de route. La patience, la persévérance et le soutien continu sont essentiels pour progresser vers le bien-être.

- Techniques de communication pour apaiser le patient

La communication est un outil fondamental dans la relation entre le soignant et le patient. Elle ne se limite pas à l'échange d'informations médicales, mais englobe également les dimensions émotionnelles, psychologiques et sociales de l'individu. Apaiser un patient nécessite une approche empathique, respectueuse et adaptée à ses besoins spécifiques. Les techniques de communication efficaces peuvent non seulement réduire l'anxiété et la peur, mais aussi renforcer la confiance, améliorer l'adhésion au traitement et contribuer à une meilleure expérience de soins.

L'une des premières étapes pour apaiser un patient est d'établir un contact visuel chaleureux et bienveillant. Le regard est un puissant vecteur de communication non verbale qui peut transmettre de la compassion et de l'attention. En maintenant un contact visuel approprié, le soignant montre qu'il est pleinement présent et attentif aux préoccupations du patient. Cela aide à créer un lien de confiance dès les premiers instants de l'interaction.

L'écoute active est une autre technique essentielle. Elle implique de prêter une attention totale aux paroles du patient, sans interrompre ni porter de jugement. Cela signifie aussi observer les signaux non verbaux, comme les expressions faciales, le ton de la voix et le langage corporel, qui peuvent révéler des émotions ou des inquiétudes non exprimées verbalement. En reformulant ou en résumant ce que le patient a dit, le soignant démontre qu'il a compris ses préoccupations, ce qui peut aider à atténuer l'anxiété.

L'empathie est au cœur de la communication apaisante. Elle consiste à se mettre à la place du patient pour comprendre ses sentiments et ses perspectives. En exprimant de l'empathie, le soignant valide les émotions du patient et lui fait sentir qu'il n'est pas seul dans son expérience. Des phrases comme "Je comprends que cela puisse être difficile pour vous" ou "Il est normal de se sentir inquiet dans cette situation" peuvent apporter un grand réconfort.

Le choix des mots est également crucial. Utiliser un langage clair, simple et adapté au niveau de compréhension du patient évite les malentendus et les frustrations. Éviter le jargon médical ou l'expliquer lorsqu'il est nécessaire permet au patient de mieux saisir les informations concernant sa santé. De plus, employer des expressions positives et rassurantes peut contribuer à créer un environnement plus serein.

La congruence entre la communication verbale et non verbale est importante pour instaurer la confiance. Les gestes, la posture et le ton de la voix doivent être en accord avec les paroles prononcées. Un ton calme et posé, une posture ouverte et des gestes lents peuvent aider à réduire le stress du patient. À l'inverse, une incohérence entre ce qui est dit et ce qui est exprimé non verbalement peut générer de la confusion ou de la méfiance.

Poser des questions ouvertes est une technique efficace pour encourager le patient à exprimer ses sentiments et ses préoccupations. Cela lui donne l'occasion de parler librement de ce qui le préoccupe, ce qui peut avoir un effet cathartique. Par exemple, demander "Comment vous sentez-vous à propos de ce traitement ?" plutôt que "Avez-vous des questions ?" invite à une réponse plus détaillée et personnelle.

Il est également essentiel de respecter les silences. Les moments de pause peuvent permettre au patient de réfléchir et de formuler ses pensées. Ne pas se précipiter pour combler les silences montre que le soignant est patient et prêt à écouter ce que le patient a à dire à son propre rythme.

L'humour, utilisé avec sensibilité, peut être un moyen de détendre l'atmosphère. Il peut aider à réduire la tension et à établir une connexion plus informelle. Toutefois, il est important de bien connaître le patient et de s'assurer que l'humour est approprié à la situation et respectueux de ses sentiments.

La validation des émotions est une autre technique pour apaiser le patient. En reconnaissant et en acceptant les sentiments exprimés, le soignant montre qu'il comprend et respecte l'expérience émotionnelle du patient. Par exemple, dire "Je vois que vous êtes inquiet à propos de l'opération" légitime le sentiment du patient et ouvre la porte à une discussion plus approfondie.

Offrir des informations claires et précises sur les procédures, les traitements et les attentes peut réduire l'incertitude et l'anxiété. Lorsque le patient comprend ce qui va se passer, il se sent plus en contrôle de la situation. Il est important de vérifier que le patient a bien compris en lui demandant de reformuler ou en posant des questions de compréhension.

La disponibilité et l'accessibilité du soignant contribuent également à apaiser le patient. En se montrant disponible pour répondre aux questions et en prenant le temps nécessaire avec chaque patient, le soignant renforce le sentiment de soutien et de sécurité. Même de courtes interactions peuvent avoir un impact significatif si le patient sent que le soignant est pleinement présent.

La personnalisation de la communication est également importante. Chaque patient est unique, avec ses propres expériences, croyances et préférences. Adapter son approche en fonction de ces facteurs montre au patient qu'il est considéré comme une personne à part entière. Cela peut inclure l'utilisation de son nom, le respect de ses valeurs culturelles ou religieuses, et la prise en compte de ses préférences en matière de communication.

Enfin, la collaboration avec le patient dans le processus de prise de décision peut renforcer son engagement et réduire l'anxiété. En impliquant le patient dans les choix concernant son traitement, en lui présentant les options disponibles et en discutant des avantages et des risques, le soignant encourage une relation partenariale. Cela donne au patient un sentiment d'autonomie et de maîtrise sur sa santé.

- Collaboration avec les psychologues et psychiatres

La collaboration entre les professionnels de la santé est essentielle pour offrir des soins complets et adaptés aux besoins complexes des patients. Parmi ces collaborations, celle avec les psychologues et les psychiatres revêt une importance particulière, car elle permet d'aborder les dimensions mentales et émotionnelles qui influencent profondément la santé physique et le bien-être général.

Les psychologues et les psychiatres jouent des rôles complémentaires dans le domaine de la santé mentale. Les psychologues, spécialisés en sciences du comportement, se concentrent sur l'évaluation psychologique, le diagnostic des troubles mentaux et la mise en œuvre de thérapies non médicamenteuses telles que la thérapie cognitive-comportementale. Ils aident les patients à comprendre leurs pensées, leurs émotions et leurs comportements, et à développer des stratégies pour surmonter les difficultés psychologiques.

Les psychiatres, en tant que médecins spécialisés, sont habilités à prescrire des médicaments psychotropes en plus de fournir une psychothérapie. Leur formation médicale leur permet de comprendre les interactions complexes entre les maladies physiques et mentales, ce qui est crucial pour les patients présentant des comorbidités. Ils jouent un rôle clé dans le diagnostic différentiel, la gestion des symptômes sévères et le suivi médical des traitements pharmacologiques.

La collaboration avec ces professionnels permet une approche holistique du patient. En travaillant ensemble, les médecins, les infirmiers, les psychologues et les psychiatres peuvent élaborer des plans de soins intégrés qui tiennent compte des aspects physiques, psychologiques et sociaux de la santé. Par exemple, un patient atteint d'une maladie chronique comme le diabète peut également souffrir de dépression, ce qui affecte son adhérence au traitement. Une prise en charge coordonnée entre le diabétologue et le psychologue peut améliorer significativement les résultats cliniques.

Cette collaboration favorise également la continuité des soins. Les échanges réguliers d'informations entre les professionnels permettent de suivre l'évolution du patient de manière cohérente. Les réunions interdisciplinaires, les dossiers partagés et les protocoles de communication facilitent cette coordination. Cela réduit le risque de redondance des interventions, évite les contradictions dans les messages transmis au patient et assure une prise en charge plus efficiente.

En outre, travailler avec des psychologues et des psychiatres enrichit les compétences des autres professionnels de la santé. Les infirmiers et les médecins généralistes peuvent acquérir une meilleure compréhension des signaux de détresse psychologique, des techniques de communication thérapeutique et des méthodes pour gérer les situations de crise. Cela renforce la capacité de l'équipe soignante à répondre aux besoins du patient de manière empathique et efficace.

Cependant, la collaboration interprofessionnelle nécessite une compréhension mutuelle des rôles et des compétences de chacun. Il est important de respecter les domaines d'expertise spécifiques et de reconnaître les limites professionnelles. Par exemple, un infirmier peut identifier des signes d'anxiété chez un patient, mais il orientera celui-ci vers un psychologue pour une évaluation approfondie et une intervention spécialisée.

Les défis organisationnels, tels que le manque de temps, les contraintes budgétaires ou les difficultés de communication, peuvent entraver la collaboration. Pour les surmonter, il est essentiel de promouvoir une culture de travail en équipe au sein des structures de santé. Cela peut inclure la mise en place de formations interprofessionnelles, la création d'espaces de discussion commune et l'élaboration de protocoles de collaboration clairs.

La confidentialité est un autre aspect crucial. Les informations partagées entre professionnels doivent être traitées avec le plus grand respect des règles déontologiques et légales. Le consentement éclairé du patient pour le partage d'informations sensibles est indispensable. Une communication transparente avec le patient sur l'importance de cette collaboration pour sa santé peut faciliter ce processus.

Enfin, la collaboration avec les psychologues et les psychiatres a un impact positif sur la satisfaction du patient. Se sentir écouté et compris dans toutes les dimensions de sa santé renforce la confiance envers l'équipe soignante. Cela peut améliorer l'adhésion au traitement, réduire l'anxiété liée aux soins et favoriser une meilleure qualité de vie.

Remerciements

- **À tous les professionnels dévoués qui œuvrent chaque jour auprès des personnes âgées.**

Chaque jour, des milliers de professionnels consacrent leur temps, leur énergie et leur compassion au service des personnes âgées. Leur engagement va bien au-delà de simples tâches professionnelles; il s'agit d'une vocation empreinte d'humanité, de patience et de respect. Ces femmes et ces hommes accompagnent nos aînés dans les moments de joie comme dans les épreuves, apportant soutien, réconfort et dignité à ceux qui ont tant contribué à notre société.

Leur rôle est essentiel dans un monde où le vieillissement de la population pose de nouveaux défis. Ils sont les piliers qui soutiennent non seulement les besoins physiques des personnes âgées, mais aussi leurs aspirations à une vie riche en relations sociales, en activités significatives et en bien-être émotionnel. Que ce soit dans les établissements de soins, à domicile ou au sein de communautés, ces professionnels créent des environnements chaleureux et sécurisants, favorisant l'autonomie et le respect de chacun.

Leur travail requiert une multitude de compétences: connaissances médicales, capacités relationnelles, adaptation aux nouvelles technologies, compréhension des enjeux éthiques et culturels. Ils font preuve d'une résilience remarquable face aux défis quotidiens, qu'il s'agisse de gérer des situations complexes, de faire face à des ressources limitées ou de naviguer dans des systèmes de santé en constante évolution.

Nous leur devons une profonde gratitude pour leur dévouement inlassable. Leur contribution ne se mesure pas seulement en termes de soins prodigués, mais aussi en impact sur la qualité de vie des personnes âgées et de leurs familles. Ils sont les gardiens de la dignité humaine, veillant à ce que chaque personne puisse vieillir avec respect, confort et joie.

En reconnaissant leur travail, nous soulignons l'importance de soutenir ces professionnels à travers des formations adéquates, des conditions de travail justes et une valorisation de leur rôle dans la société. Ils méritent notre respect, notre soutien et notre admiration pour tout ce qu'ils accomplissent.

À tous ces professionnels dévoués qui œuvrent chaque jour auprès des personnes âgées, nous adressons nos sincères remerciements. Votre engagement fait une différence inestimable dans la vie de tant de personnes, et votre compassion illumine notre monde.